민간건강보험제도

이미준 · 민인순 공저

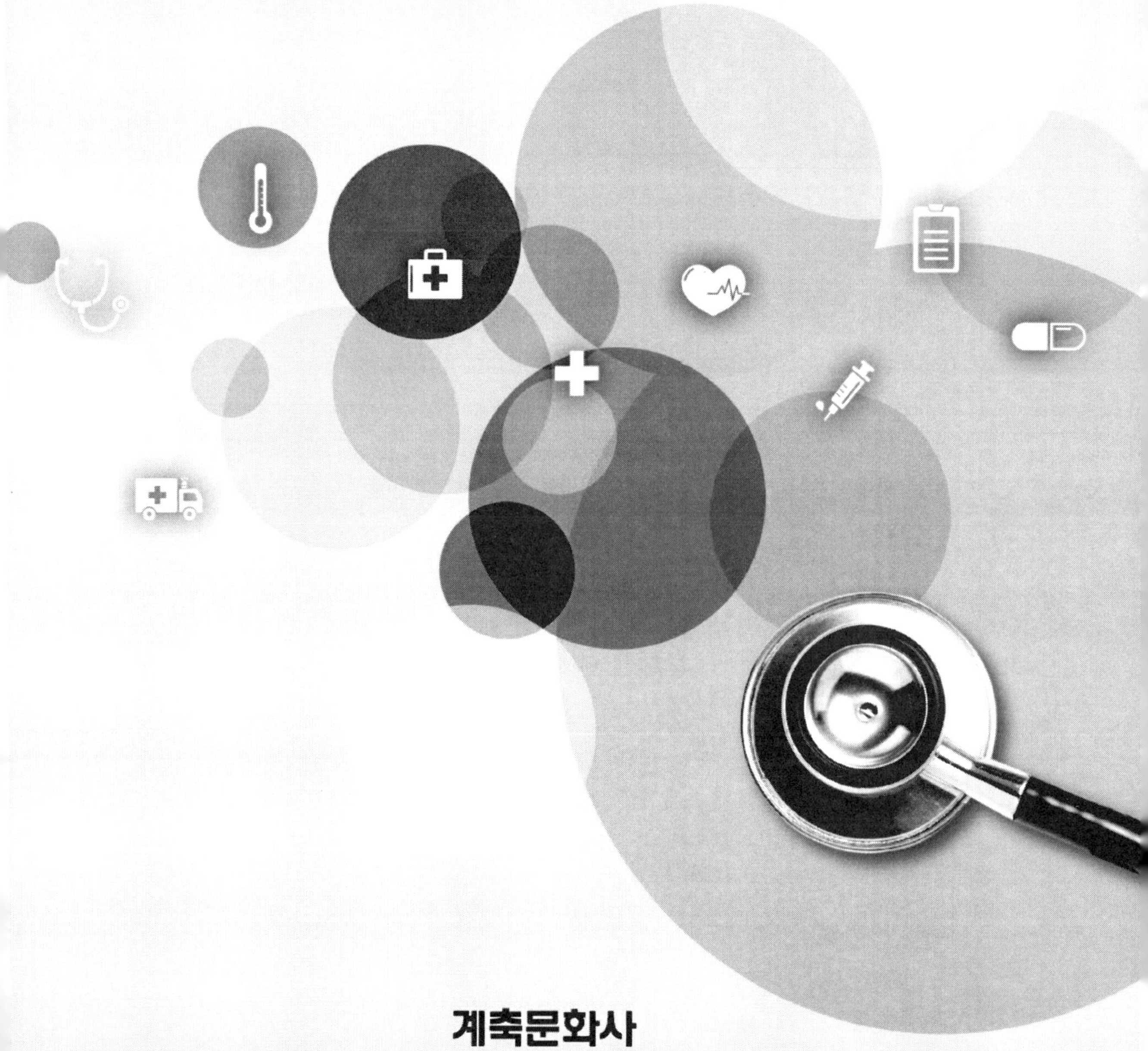

계축문화사

머 리 글

건강보장제도는 국민을 건강상의 위험과 그로 인한 경제적 위험에서 보호하기 위한 제도로서 국민이 적정한 경제적 부담으로 보건의료에 대한 접근성을 보장받을 수 있게 하는 기능을 수행한다. OECD는 건강보장 재원의 조달 방식에 따라 건강보장의 체계 유형을 국가공영체계, 사회보험, 민간보험으로 분류하고 있다. 우리나라는 공적건강보장체계로 전국민을 대상으로 하는 사회보험 방식의 국민건강보험제도를 갖고 있으며, 이 공적체계를 보완해주는 민간보험도 활발하게 그 역할을 담당하고 있다.

민간보험에서의 건강보장은 교통사고로 상해를 입었을 때 자동차보험에서 의료비를 보상하는 수준에 머물렀으나 2003년 보험업법의 전면개정을 계기로 상해, 질병 발생시 급부를 보장하는 제3보험으로 상해보험, 질병보험, 간병보험이 도입되었으며 보장하는 금액은 정액보상 또는 실손보상(예를 들어, 실제 수술비를 보상)으로 지급하고 있다. 이에 따라 민간보험사들의 보험금 지급 심사업무는 그 기능이 더욱 중요하게 되었고, 보험사는 능력있는 전문인재의 채용에서부터 내부 직원의 역량 강화를 위한 교육 등에 특별한 관심을 가지고 인적자원 개발에 힘쓰고 있다.

저자들은 민간건강보험분야로 진출하려는 전국 대학의 보건행정 또는 간호학 전공학생이나 의무기록사 또는 의료기관 종사자들을 위해서 이 책의 출판을 결심하였다. 물론 보험사 근무자들이나 공적보험 종사자들에게도 유용하게 활용될 수 있을 것으로 기대하고 있다.

이책은 민간건강보험제도의 내용이나 급부의 관리 및 심사제도에 관하여 실용적인 전문지식을 습득할 수 있도록 하는데 우선순위를 두고 실손보험과 자동차보험 업무를 중심으로 내용을 구성하였다.

제1장에서는 민간건강보험에 관한 기본적인 개념을 이해하고 제3보험인 실손보험의 심사방법과 청구서류 등에 대하여 기술하였으며, 제2장에서는 자동차보험의 기본적인 개념을 이해하고 2013. 7월부터 건강보험심사평가원으로 위탁된 심사 · 청구방법에 대해 기술하였다.

마지막 제3장에서는 보험사에서 의료전문인력의 근무영역과 자격증 제도에 관하여 기술함으로써 의료 전문인력의 민간보험사 진출에 도움이 되고자 하였다.

각장의 뒷부분에는 관련 법령과 고시내용을 삽입하여 제도의 법률적 근거 등과 연계한 체계적인 이해가 용이하도록 하였다. 다만, 각종 고시부분은 제도 변화에 따른 잦은 개정이 있을 수 있으므로 지속적인 보완이 요구된다.

아직 부족함이 많은 상태로 책을 내게 되어 아쉬움이 크지만, 앞으로 독자들의 의견에 귀를 기울여 더욱 유용한 도서로 거듭날 수 있도록 지속적으로 보완해 나갈 것임을 약속드린다.

2013년 12월

공저자

목 차

제1장 민간건강보험제도

제2장 자동차보험 제도

제 1 장

민간건강보험제도

제 1 절

민간보험의 개요

1. 민간보험의 개념과 기본원리

1) 민간보험이란?

동일 위험에 놓여 있는 사람들 간에 하나의 단체를 구성하여 통계로 산출된 보험료를 납부하여 공동의 보험기금을 마련하고 그 사람들 중에 우연히 사고를 당한 사람에게 그 기금으로 금전 및 기타의 재산적 급여를 지급함으로 경제생활의 불안을 없애거나 감소하도록 하는 제도로 인류가 발견한 위험을 대비하는 방법 중에서 가장 합리적인 제도이다.

2) 보험의 정의

(1) 개인적인 관점

위험이전의 한 방법으로 보험료를 통해 불의의 사고를 대체하는 역할을 한다.

(2) 사회 전체적 관점

다수의 위험 결합을 통해 위험을 감소시키는 역할을 한다.

(3) 경제적 측면

개별적 위험을 이전과 결합을 통해 재무적 손실에 대한 위험을 감소시킨다.

(4) 사회적 측면

사회의 구성원 중 소수에게 발생한 손실을 다수에게 분담하는 것이다.

(5) 법적 측면

보험회사와 보험계약자간의 재무적 손실의 전보를 목적으로 하는 법적 계약이다.

(6) 수리적 측면

특정 손인과 관련된 미래의 손실을 예측하여 보험계약자들이 부담을 공평히 배분하는 것으로 확률과 통계이론을 사용한다.

(7) 의학적 측면

언더라이팅이나 상해, 후유장해의 판정 등에 대한 필요가 늘어남에 따라 중요성이 부각되고 있다.

(8) 기술적 측면

손해보험의 보험가입 대상인 각종 산업시설의 보험인수와 관련하여 중요시 되고 있다.

3) 기본원리

(1) 보험의 개념

① 비슷한 위험에 처한 사람들이 발생 가능한 손실에 대해 일정 보험료를 지불하고 위험을 보험자(보험회사)에게 이전

② 상대적으로 적은 비용으로 불확실하고 큰 재무적 손실에 대처한다.

③ 동질적인 다수의 위험 결합을 통해 실제손실(actual loss)을 평균손실(average loss)로 대체(소수에게 발생한 손실을 다수에게 분담)

(2) 보험의 기본적 특성

① **위험의 이전**(risk transfer): 보험에서 일정한 비용을 부담하고 위험을 타인에게 완전히 이전시키는 것을 말하며 보험계약자로부터 재무적으로 우위에 있어 손실에 대한 지급이 가능한 보험회사로 위험이 전가된다.

② **우연한 사고**(불의의 손실): 어떤 사고에 있어 사고 발생 그 자체나 발생의 시기 또는 발생의 상태, 혹은 그것으로 입게 되는 경제적 불이익 중 우연성이 발견되는 경우, 그 발생 사고를 우연한 사고라 한다.

원인은 우연하거나 결과가 우연하거나 양자가 우연한 경우로 사고의 우연성의 여부 판단은 피보험자의 입장에 서서 주관적으로 하며 외부요인과 제3자의 인위적인 행위에

의한 경우도 우연성이 있다.

보험료 산정의 기본이 되는 대수의 법칙이 성립하는 기본을 전제로 한다.

③ **손실의 결합**(pooling of losses): 일부 사람에게 발생한 손실을 단체 전체로 분산하고 개별적으로 발생되는 현실적 손실은 평균적 손실의 형태로 대체된다. 단체에 대한 위험의 공유를 통해 장래손실을 예측하고 미래 예측이 정확할수록 객관적 위험이 적고 보험료가 적정해진다.

④ **손실보상**: 피보험자를 사고 발생 이전의 재무적 상태로 되돌려 놓는 것으로 손실보상은 일부 보험에서는 서비스로 지급되는 경우도 있으나 대부분은 금전으로 보상되는 대상은 재무적 손실로 국한된다.

(3) 부보 가능한 위험

① 충분히 많은 동질적 위험

㉠ 충분히 많은 동질적 위험이어야 한다.

㉡ 보험회사로 하여금 대수의 법칙에 따른 손실예측이 가능하게 하려는 목적이 있다.

② 우연하고 우발적인 손실

㉠ 손실은 보험가입자의 통제영역 밖에 있어 예상할 수 없어야 한다.

㉡ 고의성 손실에 대해서는 보상하지 않는다.

㉢ 우연하고 우발적이여야 하는 이유

- 의도적 손실에 보상하면 도덕적 위태가 증가한다.
- 고의로 야기한 손실은 무작위성을 근거로 하는 대수의 법칙에 위배된다.

③ 확실하고 측정 가능한 손실

㉠ 손실의 원인, 발생시간, 발생장소, 금액 등이 분명해야 한다.

㉡ 객관적으로 입증할 수 없는 손실이 보상되는 경우 보험이 악용될 수 있다.

㉢ 손실에 대한 객관적 자료가 없는 경우 보험요율의 산정이 어렵다.

④ 非大재해성

㉠ 다수의 손실이 동시에 발생하지 않아야 한다.

㉡ 대재해로 보험금 지급이 일시에 거액이 발생할 경우 보험사가 유동성 위험에 의한

파산 가능성이 있다.

㉢ 보험사가 재보험을 통하거나 가입자 및 재산의 지리적 분산을 통해 위험의 집중을 방지한다.

㉣ 大재해 펀드와 옵션 등의 금융수단으로 위험을 회피할 수 있다.

⑤ 손실발생확률의 계산 가능성

㉠ 장래손실의 평균빈도와 평균규모의 계산을 통해 적정보험료 산출이 가능하다.

㉡ 확률을 정확히 예측할 수 없거나 과거 경험 통계자료가 없는 손실은 과거 경험차에 의해 보험요율이 산정되기 보다는 재보험을 통해 암묵적으로 계산되기도 한다.

⑥ 경제적으로 적합한 보험료

㉠ 가입자가 경제적으로 보험료를 납입할 수 있는 규모이다.

㉡ 보험료가 보험가입 금액이나 지급보험금보다 크면 안된다.

㉢ 위험률이 상대적으로 낮아야 한다.

(4) 보험의 기본 원리

① 대수의 법칙(大數의 法則, Law Of Large Numbers)

㉠ 관찰횟수가 증가함에 따라서 표본 측정치가 모집단의 기대 결과에 근접해 진다.

㉡ 개인의 입장에서는 아주 우연한 사고이지만 이를 단체로 묶어 놓고 전체를 볼 때는 안정된 일정 확률로 나타나게 된다.

㉢ 일반적으로 대수의 법칙은 수학적인 개념으로서 어떤 사건이 발생하는 확률을 p라 하고, n회의 시행 중 그 사건이 발생하는 횟수가 많아질수록 1/n은 p에 접근한다.

㉣ 즉, 개개의 경제주체를 볼 때 우연의 사고는 발생의 유무, 발생 시기 등이 불확실하지만 이들 다수의 경제주체가 집단을 이루는 경우 대수법칙에 의하여 확률적으로 우연한 사고의 발생을 예측할 수 있다. 또한 개개의 우연적 사건의 통계를 통하여 필연적 사건으로 전환시켜 경제적 손실에 대한 준비를 가능하게 한다.

㉤ 보험에서는 다수의 가입자로 구성된 보험단체가 존재해야 하고 가입자의 수가 많으면 많을수록 안정성도 높아진다.

② 수지상등의 원칙(收支上等의 原則, Balance of Earning and Expenditure)

㉠ 보험계약자가 납입하는 보험료 총액과 보험회사가 지급하는 보험금 및 경비의 총액

이 같도록 보험료를 책정하는 원칙을 말한다.

＊가입자로보터의 순보험료 총액 = 보험사고로 지급하는 보험금 총액

＊구성원의 보험료 = 발생가능성×보험금액

ⓛ 보험료가 너무 비싸면 시장형성이 안되고 너무 싸면 제도의 존립이 안 되기 때문에 수지상등의 원칙이 필요하다.

ⓒ 보험사업의 안정성과 영속성이 보증을 받는 기술적 특성이 있다고 하겠다(보험가입자 전체에서 본 원칙: 보험료 총액 = 보험금 + 경비).

③ **급부 반대급부 균등의 원칙**(給付反對給付均等原則)

ⓐ 위험집단의 구성원 개개인의 입장에서 본 것이다.

ⓛ 각 가입자의 보험료는 위험정도(개별적 위험 발생 가능성) × 보험금액

ⓒ 각 구성원의 보험료 부담은 위험에 대응하여 공평해야 한다.(예를 들면 손해보험)

ⓔ 개별 보험계약별로 그 위험 수준의 차이에 따라 보험요율을 차별화해야 한다.

＊'수지상등의 원칙'은 위험집단 전체의 입장에서 본 것이지만 위험집단의 구성원 개개인의 입장에서 본다면 각자가 내는 보험료는 그가 지닌 위험정도(개별적인 위험발생 가능성)에 보험금액을 곱한 기댓값에 상응하지 않으면 안 되는데 이것을 급부 반대급부 균등의 원칙이라고 부르며, 일반적으로 생명보험이 연령별로 보험료가 다른 반면, 손해보험의 경우에는 각 위험의 특성에 따라 여러 가지로 분류된 위험의 등급에 따라 그 보험료가 다르다. 이 보험료 차이가 '급부 반대급부 균등의 원칙'이라 한다.

④ **생명표**(=사망표, 생명보험, 生命表, Life Table)

ⓐ 생명표는 사망표라고 부르기도 하며, 대수의 법칙에 의해서 사람의 연령별 생사잔존 상태를 나타낸 표인데, 어느 집단의 연령별·남녀별 생존율과 사망률·평균여명(平均餘命) 등을 연도별로 표시한 표로서, 사람의 수명은 개인의 입장에서 보면 예측할 수 없으나, 집단적으로 관찰해 보면 거기에는 매우 정연한 법칙이 지배하고 있음을 알 수 있다.

ⓛ 이 법칙은 관찰 대상인 집단을 확대하면 할수록 분명하게 되며 이러한 관점에서 사람의 수명 측정방법의 하나로서 동일연령자(보통 0세)의 한 집단(보통 10만 명)을 취하고, 그 후 각 연도 초의 생존수와 그 연도중의 사망수, 이것에서 산출되는 각 연도의 생존율·사망률 및 평균여명 등의 생명함수를 열기한 표가 만들어진다.

㉢ 이를 생명표·사망표·사망생존표라고 한다. 생명표는 사망통계·인구정태통계(人口靜態統計)·인구동태통계(人口動態統計) 및 국세조사(國勢調査)에 의존해 작성한다.

㉣ 생명표에는 국민을 대상으로 한 국민생명표와 생명보험의 피보험자집단을 대상으로 작성하는 경험생명표가 있으며, 현재는 지난 2012.4월부터 쓰인 제7회 경험생명표가 사용되고 있으며 경험생명표는 3년마다 변경된다.

- 국민생명표 : 국민 또는 특정지역의 인구를 대상으로 작성
- 경험생명표 : 생명보험사, 공제조합 등의 피보험자의 실제 사망 경험치를 근거로 작성

⑤ 이득금지의 원칙(손해보험, 利得禁止原則)

㉠ 손해보험은 일정위험에 따라 발생한 손해의 보상을 목적으로 하는 보험이기 때문에 손해보험의 목적은 정액보험과 달리 실제로 입은 손해를 보상하는데 있다, 즉 피보험자는 실 손해 이상으로 보상을 받을 수 없는 것이다.

㉡ 만일 보험에 가입한 피보험자가 사고발생전의 경제상태보다 좋은 상태로 이익을 얻는다면 보험가입에 의한 사고유발이 증가할 것이다. 이와 같은 도덕적 위험의 증가는 대수의 법칙이라는 우연성을 전제로 한 보험제도의 성립을 무너뜨리는 것이기 때문에 '이득금지의 원칙'이 손해보험의 재물보험에서는 대명제가 되고 있다. 즉, 사고발생으로 인하여 실제 발생한 손해이상의 이익이 돌아가지 않도록 하는 실손보상(實損補償)의 원리에 기초한 손해보험만의 원칙이다.

4) 위험관리와 보험설계

(1) 위험의 개념과 분류

① 위험(risk)의 개념

㉠ 기대하거나 바라는 바람직한 결과와 반대되는 결과가 발생할 수 있는 가능성

㉡ 손실발생에 대한 불확실성(Uncertainty concerning the occurrence of a loss)

㉢ 우연성의 요소 + 손실발생의 요소

② 위험의 분류

㉠ 객관적 위험 vs. 주관적 위험

- 객관적 위험(objective risk): 기대손실과 실제손실의 차이에 의한 위험

- 주관적 위험(subjective risk): 개인 판단, 주관적 특성이 반영된 위험

ⓒ 재무적 위험 vs. 비재무적 위험

- 재무적 위험(financial risk): 재무적 손실을 야기하는 위험
- 비재무적 위험(non-financial risk): 재무적 손실이 없는 위험

ⓒ 순수위험 vs. 투기적 위험

- 순수위험(pure risk): 손실의 가능성만 존재하는 위험
- 투기적 위험(speculative risk): 손실과 이익의 가능성이 함께 존재하는 위험

ⓡ 동태적 위험 vs. 정태적 위험

- 동태적 위험(dynamic risk): 시간의 흐름, 사회변화에 따라 그 성격이나 발생 정도가 달라지는 위험
- 정태적 위험(static risk): 시간의 흐름, 사회변화에 따라 크게 변화하지 않는 위험

ⓜ 근본적 위험 vs. 특정위험

- 근본적 위험(fundamental risk): 사회·경제 전반, 집단에 영향을 주는 위험
- 특정위험(specific risk): 손실의 원인과 발생범위가 개인에게 국한된 위험

③ 순수위험(pure risk)의 종류

㉠ 인적위험(personal risk)

- 개인 신체와 관련된 위험. 소득상실이나 이로 인한 추가비용이 발생할 가능성
- 조기사망위험, 장기생존위험(노령, 은퇴위험), 질병 또는 상해위험, 실업위험 등

㉡ 재산위험(property risk, 물적위험)

- 보유하고 있는 재산의 파괴 또는 손실의 위험
- 직접손실 (direct loss): 손상, 파괴, 도난 등 재산자체에 발생하는 물리적 손실
- 간접손실(indirect loss, consequential loss): 직접손실, 물리적 손상으로 인해 간접적으로 발생하는 금전적 손실

㉢ 배상책임위험(liability risk)

- 고의 또는 과실로 인한 불법행위나 채무불이행으로 타인의 신체나 재산에 손상을 입힐 경우, 그에 대한 법적 책임을 지게 되어 발생하는 경제적 손실
- 배상책임으로 인한 손해: 재산적 손해, 비재산적 손해, 기타비용

(2) 위험관리(Risk Management)

① 위험관리의 의의

㉠ 손실발생 가능성을 체계적으로 분석하여, 위험의 비용을 최소화(손실발생 최소화, 손실의 영향 최소화)할 수 있는 최적의 방안을 강구하는 합리적 활동

㉡ 손실빈도(loss frequency)와 손실강도(loss severity)로 위험 측정, 적절한 방법 적용

② 위험관리 방법

㉠ 위험통제

- 위험회피(risk avoidance): 미래의 불확실하게 실현되는 현금흐름 또는 부에 대해 객관적 평균으로 기대할 수 있는 기대가치와 어느 투자자에 의해 주관적으로 평가되는 확실성등가를 비교하여 확실성등가를 평균기대치보다 적게 평가하는 소비자는 위험회피형이라고 한다.
- 손실통제(loss control): 손실의 빈도를 줄이는 손실예방기법과 사고가 난 후의 손실의 심도를 줄이는 손실감소 기법을 포함하는 개념이다.
- 손실방지(loss prevention): 손실을 미연에 예방
- 손실축소(loss reduction), 손실최소화

㉡ 위험재무

- 위험보유(risk retention): 손실 강도가 작고 손실빈도가 낮아 위험을 가지고 있다.
- 위험이전(risk transfer): 손실 강도는 크나 손실빈도가 낮아 위험을 다른 곳으로 전가한다.

〈손실유형별 위험관리 방법〉

구 분		손실빈도 높다	손실빈도 낮다
손실강도	크다	위험회피 위험축소	위험이전(보험)
손실강도	작다	위험보유 위험축소	위험보유

(3) 역선택(Adverse Selection)과 도덕적 해이

① 역선택

㉠ 감추어진 특성의 상황에서 정보수준이 낮은 측이 사전적으로 바람직하지 못한 상대방과 거래를 할 가능성이 높아지는 현상

㉡ 예를 들면 보험에 가입하려는 사람은 보험사에 자신의 건강상태를 알려야 하나 가입자는 자신의 정확한 상태를 보고하지 않아 보험사는 건강한 사람과 건강하지 않은 사람을 구분할 수 없기 때문에 차등의 보험료를 부과할 수 없으며 건강이 나쁜 사람이 보험가입의 의향이 더 높아 보험회사 입장에서 보험료를 계속 인상해야 하는 정책은 결과적으로 최상의 선택을 이끌지 못한 실패가 되어 따라서 부족한 정보로 인해 최선의 선택을 하지 못한 것을 역선택이라고 한다.

㉢ 계약심사(언더라이팅)로 걸러지지 않으면 높은 사고확률을 가진 사람이 사고확률로 보험을 가입하려는 경향

㉣ 역선택은 완전히 제거할 수 없지만 계약심사 시에 주의 깊게 실행함으로 일부 통제를 가할 수 있다.

- 계약심사란 보험가입자를 선택하고 분류하는 과정

② 도덕적 해이(위험의 방기)

㉠ 감추어진 행동의 상황에서 어떤 계약이 이루어진 이후에 정보를 가진 측이 바람직하지 못한 행동을 하는 현상

㉡ 예를 들면 보험가입 이후 보험가입자의 태도가 바뀌어 사고발생 확률이 높아지는 것으로 이는 보험 가입후 심리적 안정에 따른 주의 태만으로 사고발생 가능성을 증가시킨다.

5) 보험계약의 이해

(1) 보험계약의 기본요소

① 보험계약 관계자

㉠ 보험계약자: 보험료 납입의 의무를 가진 사람

㉡ 피보험자: 보험의 대상이 되는 사람(인보험 vs. 손해보험)

㉢ 보험수익자: 보험금을 받는 사람으로 딱 한사람만 정하는 것이 아니라 사망, 입원, 장해, 만기 등 보험금을 받을 수 있는 상황별로 따로 지정이 가능하다.

㉣ 보험자: 보험 사업을 영위하는 자로 보험사고 발생시 보험금 지급의무를 진다.

② 보험의 목적과 보험사고

㉠ 보험의 목적: 보험가입대상, 보험사고가 발생할 수 있는 객체

㉡ 보험사고: 보험기간중에 발생한 것으로 고의나 중대한 과실이 아닌 우연한 원인으로 발생한 것이어야 한다.

③ 보험료와 보험금

㉠ 보험료(premium): 보험에 가입한 사람이 보험자에게 납부하는 일정한 금액으로 매월 납부하는 것과 1년치를 한 번에 납부하거나 여러번 분할해서 납부하는 등의 방법이 있으며 일정기간 보험료를 납부하지 않으면 보험계약이 효력을 상실하게 된다.

㉡ 보험금(cf. 보험(가입)금액): 보험사고가 발생하였을 경우 보험계약에 따라 보험회사에서 손해보험의 피보험자나 생명보험의 보험금 수취인에게 실제 지급한 비용

④ 보험기간과 보험료기간

㉠ 보험기간: 보험사고를 보장하는 기간

㉡ 보험료기간: 보험료를 산출하는 단위기간

(2) 보험계약의 성립

① 보험계약자의 보험계약 청약

㉠ 보험자의 약관 교부 및 설명, 계약자의 고지사항 이행

② 보험자의 승낙 또는 거절

㉠ 승낙: 낙성계약 (諾成契約) → 계약이 성립되면 보험증권 발행

㉡ 승낙거절: 보험료 반환

③ 청약의 철회

㉠ 보험계약자는 청약일 또는 1회 보험료 납입일로부터 15일 이내에 청약철회가 가능

하다.

㉡ 보험자는 납입한 보험료를 반환한다.

6) 보험의 사회적 효용성

(1) 안정적 경제활동의 가능

손실이 발생한 후 개인이나 가계를 이전의 재무적 상태로 복구함으로 재무적 안정성을 유지하도록 도와준다. 기업의 경우는 손실이 발생해도 원상회복할 수 있는 보험금이 보험을 통해 지급되면 지속적으로 운영이 가능해 진다. 따라서 가계나 기업의 안정적 유지와 성장은 사회의 안정성에 크게 기여한다.

(2) 근심과 두려움의 제거

미래의 불확실성을 제거 또는 감소시킴으로 근심과 두려움을 제거하도록 도와준다.

(3) 투자자금의 조달

보험료는 사고 이전에 징수되어 지급예상 비용외의 자금을 일반기업에 재투자로 이어져 이는 사회내 자본투입을 확대시키고 고용증대와 경제성장을 촉진시킨다.

(4) 손실방지활동의 조직화

보험회사에 의한 손실방지활동을 통해 손실발생의 빈도와 규모를 감소시킨다.

---

* **손실방지활동** : 고속도로안전점검 및 자동차사고의 감축
화재방지
산업재해예방
자동차 도난방지
방화의 예방 및 방화범 추적
고객에게 치명적인 해를 끼치는 상품생산 억제
보일러 폭발사고 예방 등

---

7) 보험의 사회적 비용

(1) 사업비용의 발생

① 보험회사의 일상적인 활동에 지출되는 비용을 충당하기 위해 보험료에는 순보험료 이외의 사업비 등의 추가 부담이 발생한다.

＊사업비는 모집수당, 일반관리비, 법인세, 계약심사비용, 우발적 손실과 일정수준의 이익 등이 포함된다.

② 사업비용의 정당성

㉠ 보험가입을 통해 손실담보에 따른 보험금 지급으로 볼확실성을 제거한다.

㉡ 보험회사가 손실방지를 위한 다양한 활동을 함으로 사업비용이 낭비적인 것은 아니다.

㉢ 보험산업이 수십만 명의 사람에게 일자리를 제공해 준다.

(2) 보험사기

보험사기나 보험범죄는 모든 보험가입자의 보험료를 높이게 된다.

① 보험사기의 정의

㉠ 사전적으로는 보험회사를 기망할 의도를 가지고 허위의 보험청구를 제시하는 모든 행위 또는 보험증권을 소지한 자가 다른 방법에 의해서는 지불되지 않을 보험청구에 대한 보험금을 얻기 위해 의도적으로 거짓말을 하거나 일정한 사실을 은폐하는 행위를 의미한다.

㉡ 보험사기가 성립되기 위해서는 형법상 사기죄(타인을 기망하여 재물의 교부를 받거나 재산상의 이익을 취둑하는 경우 및 제3자로 하여금 재물의 교부를 받거나 재산상의 이익을 취득하게 하는 죄)가 성립되어야 하며 그 구성요건으로는 보험회사에 대한 기망, 보험회사가 진정한 보험사고로 착오, 보험회사의 보험금 지급(처분행위)과 수령(재산상 이득), 진실한 사유없이 보험금을 편취하는 점에 대한 고의다.

② 보험사기의 유형

㉠ 사기적인 보험계약의 체결

보험계약자가 보험가입시 최대선의의 원칙을 어기는 행위로 보험계약시 허위고지, 대리진단 등을 통하여 중요한 사실을 은폐하는 행위 등이다.

㉡ 보험사고의 고의적 유발

고의적으로 사고를 조작해 부당하게 보험금을 청구하는 행위로 보험금 편취를 목적으로 고의적으로 살인 등의 사고를 유발하는 가장 악의적인 보험범죄 유형으로 다양한 범죄수단과 방법을 이용하여 최근에는 조직화 양상을 보이고 있다.

㉢ 보험사고의 위장 및 날조

보상되지 않는 사고에 대해 부당하게 보험금을 청구하는 행위로 전통적인 보험범죄 유형으로 보험사고 자체를 위장 날조하는 경우와 보험사고가 아닌 것을 보험사고로 조작하는 행위다.

㉣ 보험사고 발생시 범죄행위 자행

보험사고로 인해 입은 피해보다 많은 보험금을 받으려는 행위는 결국 다른 보험계약자의 보험료 인상으로 이어지며 보험사고로 인해 보험금을 많이 지급받으려고 사기적으로 보험금을 과다 청구하는 것으로 이는 보험에 의해 손실이 보상받을 수 있을 때 실제 재산상의 손실을 초과하여 보험금을 청구하는 행위이다.

2. 보험료와 보험상품

1) 보험료

(1) 수지상등의 원칙

보험료, 즉 생명보험계약의 순보험료는 수지상등의 원칙에 의하여 계산되는데, 보험계약자가 납입하는 보험료 총액과 보험회사가 지급하는 보험금 및 경비의 총액이 같도록 보험료를 책정하는 원칙을 말한다.

(2) 보험료 계산의 기초

① 예정위험(사망)률(Assumed Mortality Rate)

예정위험률은 한 개인이 사망하거나 질병에 걸리는 등의 일정한 보험사고가 발생할 확률을 대수의 법칙에 의해 예측한 것으로, 예정사망률은 특히 특정시점에 사망할 확률을 미리 예측해 적용한 사망률을 말하며, 현재 우리나라는 2012년 4월부터 제7회 경험생명표를 새로이 사용하고 있으며, 여기에 각 생명보험회사가 자사의 경험치를 기초로 하여 산출된 예정위험률을 사용한다.

② **예정이율**(Assumed Interest Rate)

예정이율은 계약자의 보험료납입과 보험회사가 장래에 지급할 보험금 간의 시간적 차이를 통해 적립금을 일정한 이율로 운용할 것을 전제로 하는데 이를 예정이율이라 한다(보험료는 미리 예정이율로 할인되어 있다). 보험료 가격자유화 진행에 따라 일정한 범위내의 예정이율을 사용하는 범위요율제를 거쳐 2004년 4월부터 자유화되어 각 보험회사별로 나름대로 책정하고 있다. 현재 공시이율(회사 자산운용수익률, 시중 주요금리로 산출)의 금리연동형 예정이율이 확대 적용 중에 있다.

③ **예정사업비율**(Assumed Expense Rate)

예정사업비율은 보험회사의 운영에 필요한 예상경비에 대한 보험료를 포함한 비율로서 예정신계약비 한도의 규제가 있었으나 2000년 4월부터 가격자유화에 따라 자유화되었고 보험업감독규정상 표준해약환급금 제도를 도입하여 계약자를 보호하고 있다.

(3) 보험료의 구성

일반적으로 보험료라 하면 영업보험료를 말하며 영업보험료는 순보험료와 부가보험료로 구분되며, 순보험료는 다시 위험보험료와 저축보험료로 나뉜다. 영업보험료는 보험계약자가 보험회사에 실제로 납입하는 보험료를 말하며 그 구성은 다음과 같다.

① **순보험료**(Net Premium)

㉠ 순보험료는 오직 보험금 지급에만 사용되는 돈으로 장래의 보험금 지급의 재원이 되는 보험료를 말하는데, 위험보험료와 저축보험료로 구성되어 있다. 또한 순보험료는 예정위험률과 예정이율에 의하여 계산된다.

㉡ **위험보험료** : 사망보험금, 장해급여금 등의 지급재원이 되는 보험료(예정위험률을 기초로 계산)

㉢ **저축보험료** : 만기보험금, 중도급부금 등의 지급재원이 되는 보험료(예정이율을 기초로 계산)

② **부가보험료(Loading)**

부가보험료는 생명보험사업에 필요한 경비, 즉 보험계약을 체결, 유지, 관리하기 위해 사용되는 경비로 예정사업비, 유지비, 수금비로 구성된다. 따라서 부가보험료는 예정사업비율을 기초로 계산한다.

㉠ 신계약비 : 보험설계사의 활동경비 및 급여, 점포운영비, 진단비, 광고선전비 등이 해당된다.

㉡ 유지비 : 신계약 체결 후 관리운용, 기타 계약에 관한 여러 가지 사무 처리를 하는데 필요한 사람과 물건 등에 필요한 경비를 말한다.

㉢ 수금비 : 제2회 이후의 보험료 수금에 필요한 비용을 말한다.

보험료의 구성

- **영업보험료**
  - 순보험료
    - 위험(사망)보험료(예정위험(사망)률)
    - 저축(적립)보험료(예정이율)
  - 부가보험료
    - 신계약비
    - 유지비
    - 수금비

2) 생명보험 상품

(1) 생명보험 상품의 특징

① **무형의 상품** : 형태가 보이지 않는 무형의 상품으로 구매에 따른 효과를 바로 느끼기 어렵다.

② **미래지향적 상품** : 사망, 상해, 질병, 만기, 노후 등 장래에 효용이 인식된다.

③ **장기효용성 상품** : 짧게는 수년, 길게는 종신동안 계약이 유지된다.

④ **청약과 승낙절차가 필요한 상품** : 설계절차 및 완전판매를 위한 고지, 진단심사 등 절차가 필요하다.

⑤ **종합생활설계 상품** : 계약자의 라이프사이클에 맞춰 필요한 위험보장 및 재정설계로 노후대비 및 가족의 안정된 미래설계가 가능하다.

(2) 생명보험 상품의 구성 및 종류

① 상품개발

㉠ 생명보험 상품은 대수의 법칙, 생명표, 수지상등의 원칙 등을 기초로 하여 과학적이고 합리적인 방법으로 개발한다.

㉡ 보험회사에서 새로운 보험상품을 판매하고자 할 때에는 사업방법서, 보험약관, 보험료 및 책임준비금 산출방법서 등의 기초서류를 작성하여 보험업감독규정에 정해진 바에 따라 금융감독위원회에 신고하거나 사후제출하여야 한다.

② 주계약과 특약

※ **생명보험 상품** = 주계약(주보험+의무부가특약) + 특약

㉠ 주계약 : 보험계약에 있어서 기본이 되는 중심적인 보장내용 부분이며 상품의 가장 큰 특징을 나타내는 부분이다. [주보험 + 의무부가특약]

㉡ 특약 : 특별보험약관의 준말로 주계약에 보험계약자가 필요로 하는 보장을 추가하거나 보험가입자 편의를 도모하기 위한 방법을 추가하는 것을 말하며 특약만의 상품판매는 불가능하다.

〈표 1〉 특약의 종류

구 분	특약종류
보장을 추가·확대 하기 위한 특약	• 암보장 특약, 성인병특약 등 질병관련 특약 • 재해사망특약, 휴일재해보장 특약 등 재해관련특약 • 기타 입원특약, 수술특약 등
가입자의 편의를 위한 제도성 특약	• 비흡연자할인 특약, 선지급서비스특약, 연금전환특약 등

(3) 상품 분류

① 생존/사망/생사혼합보험

㉠ 생존보험은 피보험자가 보험기간의 만기일까지 생존시에만 지급되는 상품으로 연금보험, 교육보험 등이 있다. 피보험자가 보험기간 중 사망시에는 보험금이 지급되지 않고 납입한 보험료도 환급되지 않는 것이 원칙이다. 그러나 현재 우리나라는 사망

보장도 부가하여 판매중이다.

㉡ 사망보험은 피보험자가 보험기간 중 사망했을 때 보험금이 지급되는 상품으로 보험기간 만료일까지 생존하는 경우에는 보험금이 지급되지 아니함은 물론이고 납입한 보험료도 환급되지 않는 것이 원칙이지만 현재 국내에서는 만기시 납입보험료 내 환급되는 상품을 판매하고 있다.

- 정기보험 : 보험기간을 미리 정해놓고 보험기간 내 사망시 보험금 지급한다.
- 종신보험 : 피보험자가 어느 때 사망하더라도 보험금을 지급한다.

㉢ 생사혼합보험은 양로보험이라고도 하며 생존보험과 사망보험의 장단점을 보완한 상품으로 사망보험의 보장기능과 생존보험의 저축기능을 겸비한 상품이다.

- 교육보험, 연금보험, 보장성보험을 제외한 보험을 생사혼합보험으로 분류하고 있다(대부분의 저축성보험이 해당되며 연금보험, 교육보험은 제외한다).

② **보장성/저축성 보험** : 보험가입 주목적에 따른 분류

㉠ 보장성보험은 기준연령에서 생존시 지급되는 보험금의 합계액이 이미 납입한 보험료를 초과하지 않는 보험이며, 보험 본래의 기능인 위험보장에 중점을 둔 보험으로 저렴한 보험료로 큰 보장을 받는다. 보장성보험의 종류로는 암보험, 종신보험, 상해보험 등이 있다.

- 순수보장성 보험 : 만기시 지급되는 급부금이 전혀 없다.
- 만기환급형 보험 : 만기시 기납입보험료 전액을 환급한다.

㉡ 저축성보험은 위험보장보다는 저축기능을 강화한 상품으로 중·단기간 목돈 마련 또는 노후대비로 개발된 상품이며 보장성보험을 제외한 상품으로 생존보험금>기납입보험료(연금, 교육보험, 재테크형 상품 등 금리연동형 상품)

※ **제3보험 상품** : 일반사망의 급부 없이 재해나 질병, 간병상태 발생시 고액의 급부를 보장하는 상품으로 상해보험, 질병보험, 장기간병보험 등을 말하며 생·손보사 모두 판매가 가능하다.

③ **개인보험과 단체보험** : 피보험자의 수에 따른 분류

㉠ 개인보험은 피보험자를 개인으로 한정하며 대부분의 보험계약이 이에 해당한다.

㉡ 단체보험은 계약자가 단체의 대표이며 동질의 위험대상 및 일괄납입 등으로 관리가 용이하다. 또한 보험료가 비교적 저렴한 편으로 단체보험의 종류에는 단체정기보험

과 퇴직보험이 있다

㉢ **예정이율/실적배당형 보험** : 장래 보험금 마련 준비금 부리체계에 따른 분류
- 예정이율형은 보험가입 후 보험료 적립금을 정해진 이율로 운용하는 보험으로 확정금리형과 금리연동형이 있다.
- 실적배당형은 보험료 적립금을 유가증권 등의 펀드에 투자하여 실적을 반영하는 보험이다.

㉣ **일반계정보험과 특별계정보험**
- 일반계정보험 : 대부분의 보험상품
- 특별계정보험 : 실적배당형 상품, 연금보험, 퇴직보험

㉤ **배당보험과 무배당보험** : 잉여금의 계약자 분배여부에 따른 분류
- 배당보험 : 상호회사에서 주로 판매
- 무배당보험 : 주식회사가 주로 판매하며 우리나라는 무배당 위주로 판매

㉥ **단생보험과 연생보험** : 피보험자의 수에 따른 분류
- 단생보험 : 특정한 1인을 피보험자로 지정
- 연생보험 : 2인 이상 피보험자가 존재(주피+종피)

㉦ **진단보험과 무진단보험** : 의사진단 필요여부
- 진단보험 : 사전에 건강진단(일정 연령 또는 일정가입금액 이상 계약)
- 무진단계약 : 건강진단 불필요

㉧ **어린이보험** : 기존 교육보험과 어린이 보장성보험이 혼합과 특화된 상품

(4) 주요 판매상품

① 연금보험은 소득이 있는 젊은 시절부터 일정액을 적립하여 노후의 안정적인 생활자금 마련을 목적으로 가입하는 보험이며 연금개시 전에는 주로 위험을 보장하고, 연금개시 후에는 연금을 지급하는 상품이다.

② 교육보험은 자녀의 교육자금 보장을 위한 상품으로 부모생존 시에는 교육자금이 부모 사망시에는 고액의 교육자금, 양육자금이 지급된다.

③ 종신보험은 보장기간이 종신인 상품으로 피보험자가 언제 사망하더라도 약정된 보험금이 지급되며, 계약자의 라이프사이클에 따라 맞춤설계가 가능한 상품으로 다양한 특약부가로 한건 가입으로 종합보장이 가능하다.

④ 변액보험은 고객이 납입한 보험료를 모아 기금을 구성한 후 주식, 채권 등 유가증권에 투자하여 발생한 이익을 배분해주는 실적배당형 보험상품으로 투신사의 수익증권과 유

사한 구조를 가지고 있고, 투자리스크는 계약자가 부담하므로 투자실적이 악화될 경우 환급금이 원금보다 적어질 수 있다.

㉠ 변액보험, 변액유니버셜보험, 변액연금 등이 있으며 2001년에 국내에 최초 도입되었고, 생보협회 주관 자격시험 합격자에 한하여 판매가 가능하다.

㉡ 일반상품과 달리 안전성 보다는 수익성을 중시하며 공평한 투자손익의 배분을 위해 특별계정으로 일반상품과는 분리하여 운용한다.

㉢ 변액보험의 사망보험금은 기본보험금(최저보장) + 변동보험금(투자실적에 따라 가산지급)에 따라 달라지며 변동보험금 추가지급시 보험료 추가납입은 없다.

⑤ 유니버설보험은 보험계약자의 수요변화에 따라 보험료 추가납입 및 보험금 중도인출이 자유로운 상품으로 공시이율로 부리 되어 추가 적립된 금액을 보험금으로 지급하는 상품이다. 변액보험과의 차이점은 일반계정으로 운용하며 운용리스크를 보험사에서 부담한다.

⑥ 퇴직보험은 1999년 도입된 상품으로 단체 또는 단체대표자가 단체구성원을 피보험자로 하여 퇴직시 연금 또는 일시금으로 퇴직금을 수령하는 상품이며, 매 5년마다 정기적으로 보험료를 재계산하며 특별계정에서 운용되며 예금자 보호법 적용을 받고, 기업연금제도의 도입이 가시화되는 경우 퇴직보험 + 노후보장이 가능하다.

3) 손해보험 상품

(1) 가입대상에 따른 분류

① 재물에 관한 보험(물보험)

재물에 관한 보험종류로는 건물, 선박, 화물 등 물건(재물)에 관한 보험을 말하며 구체적인 보험상품으로는 화재보험, 도난보험, 동산종합보험, 기계보험, 선박보험, 적하보험 등이 있다.

② 인신에 관한 보험(인보험)

인보험이란 사람의 신체상 상해, 질병 치료에 관한 보험을 말하는데, 구체적인 보험상품으로는 상해보험, 해외여행보험, 건강생활보험 등이 있다.

③ 책임에 관한 보험

책임보험은 제3자에 대하여 부담하여야 하는 법률상 배상책임에 관한 보험을 말하며 상품으로는 영업배상책임보험, 가스사고배상책임보험, 근로자재해보상책임보험, 자동차보험 중 배상책임(대인, 대물)담보를 말한다.

④ 이익에 관한 보험

이익에 관한 보험이란 보험사고로 인한 영업장의 가동중지로 상실된 영업이익에 관한 보험을 말하는데, 기업휴지보험이 대표적인 보험이다.

(2) 운영형태에 따른 분류

① 강제보험

강제보험은 각종 법에 의하여 보험의 가입이 강제화된 보험을 말하며 보험종류로는 자동차책임보험, 특수건물화재보험, 가스사고배상책임보험, 체육시설업자배상책임보험, 유・도선사업자배상책임보험, 원자력보험 등이 있다.

② 임의보험

임의보험은 보험계약자가 임의, 다시 말해서 자유의사에 의하여 보험에 가입하는 것을 말하며 기타 손해보험 전 종목을 들 수 있다.

(3) 보험료 납입주체에 따른 분류

① 가계보험

가계보험은 개인의 일상생활과 관련된 보험계약을 말한다.

② 기업(비가계)보험

비가계보험은 보험료를 기업이나 단체가 부담하는 보험계약을 말한다.

(4) 보험기간에 따른 분류

① 장기・단기

단기보험은 위험보장이 주목적인 보험으로 소멸성보험이며 보험기간이 대체로 1년 이하의 상품이다. 반면에 장기보험은 위험보장과 저축기능을 가진 보험으로 만기 및 해약환급금을 지급하며 보험기간이 1년을 초과하는 것을 말한다.

② 기간・구간

먼저 기간보험은 보험기간이 기간으로 정해지는 보험계약을 말하는데 화재보험, 자동차보험 등이 있고, 구간보험은 보험기간이 구간으로 정해지는 보험계약을 말하며 적하보험, 운송보험 등이 있다. 마지막으로 혼합보험은 보험기간이 기간과 구간으로 혼합되어 정해지는 보험계약을 말하며 조립보험, 건설공사보험, 해외여행자보험 등이 있다.

(5) 위험의 분담관계에 따른 분류

위험의 분담관계에 따른 분류방법에서 원보험은 보험회사와 보험계약자 사이의 보험계약을 말하며, 재보험은 원보험자가 부담하는 보험계약상 책임의 일부를 다시 다른 보험자(재보험자)에게 전가시키는 것을 말한다.

(6) 상법상의 분류

상법상으로 보험을 분류하는 방법으로는 손해보험과 인보험이 있는데, 손해보험의 대표상품으로는 화재보험, 운송보험, 해상보험, 책임보험, 자동차보험 등이 있고, 인보험의 상품으로는 생명보험과 상해보험 등이 있다.

(7) 실무상 분류

① 장기보험

손해보험에서 보험기간이 통상 1년 이내인 것을 일반손해보험이라 하고 보험기간이 3년 이상인 것을 장기손해보험이라 한다. 장기손해보험은 보험사고가 발생하여 손해를 입었을 경우 보험금을 지급받을 수 있는 일반손해보험의 장점과 만기시 만기환급금도 지급받을 수 있는 위험보장과 저축기능이 가미된 상품이며 장기보험의 종류로는 장기화재보험, 장기상해보험, 저축성보험, 암보험, 연금보험 등이 있다.

② 자동차보험

자동차보험이란 자동차를 소유, 사용 또는 관리하는 자가 그 자동차를 소유, 사용 또는 관리하는 과정에서 배상책임손해, 자기신체상해 또는 자기차량손해 등이 발생하였을 때 그 손해를 보상해 줄 것을 목적으로 하는 보험이며, 자동차보험의 종류로는 자동차손해배상책임보험(대인1), 개인용자동차보험, 업무용자동차보험, 영업용자동차보험, 운전자보험, 자동차취급업자보험, 운전면허교습생자동차보험, 외화표시자동차보험 등이 있다.

③ 일반보험

일반보험은 위에서 열거한 장기보험과 자동차보험을 제외한 화재보험, 특종보험 등을 말한다. 보통 보험기간은 1~3년 이내의 단기상품으로 구성되어 있는데, 일반보험의 종류로는 화재보험, 특종보험이 있는데 특종보험에는 책임보험, 상해보험, 여행자보험, 재물보험, 기술보험, 기계보험, 건설공사보험, 재산종합보험, 도난보험, 골프보험, 근로자재해보장책임보험, 동산종합보험, 교육기관종합보험 등 무수히 많은 종류의 보험이 있다.

4) 제3보험 상품

제3보험이란 2003년 5월 보험업법의 전면개정을 통하여 새로이 정의된 보험업의 한 종류이다. 기존에 보험업은 크게 생명보험과 손해보험으로 구분되었으나 생명보험과 손해보험으로 구분이 어려운 보험종목에 한해 제3보험으로 분류하였다. 제3보험은 사람이 질병에 걸리거나 재해로 인해 상해를 당했을 때 또는 질병이나 상해가 원인이 되어 간병이 필요한 상태를 보장하는 보험이다.

(1) 제3보험 상품의 종류

① 상해보험은 우연하고 급격한 외래의 사고로 인한 상해의 치료 등에 소요되는 비용을 보장하는 보험이다.

② 질병보험은 질병에 걸리거나 질병으로 인해 발생되는 입원, 수술, 통원 등을 보장하는 보험이다.

③ 간병보험은 상해, 질병으로 인한 활동불능 또는 인식불능 등 타인의 간병을 필요로 하는 상태를 보장하는 보험이다.

(2) 제3보험 상품의 내용

① 제3보험 상품의 설계기준

보험상품을 저축성과 보장성으로 구분할 때 보장성 보험에 속하는 상품이며, 주보험에 사망보장이 없으므로 약관상 보장하지 아니하는 원인으로 사망시에는 책임준비금을 지급하고 계약이 소멸한다. 또한 제3보험 상품은 약관상 보장하는 금액, 예를 들어 수술비를 수술 1회당 정액으로 지급할 수도 있고 실제 수술비(실손보상)를 기준으로 지급할 수도 있다. 즉 제3보험 상품중 실손보상 급부가 있는 계약은 중복보상에 따른 초과이익 방지를 위해 보험가입 내역을 교환하여 비례보상을 해야 한다.

② 제3보험 상품 중 실손보상 급부의 중복보상

손실을 담보하는 계약을 다수 체결하는 경우에는 상법의 실손보상 원칙에 따라 보험사고시 각 각의 보험계약에서 지급하는 보험금액은 가입보험금액에 비례하여 지급하게 된다.

〈표 2〉 입원의료비 보장비용의 보험금 지급예시

A, B, C사에 동일한 입원의료비를 보장하는 보험계약에 중복 가입한 경우로 계약보험가입금액은 각각 200만원, 300만원, 1,000만원이고 입원의료비보장 비용은 500만원이 발생한 경우

구 분	가입금액	보장비용	보상책임한도	지급보험금
A 사	200만원	500만원	200만원	100만원
B 사	300만원		300만원	150만원
C 사	1,000만원		500만원	250만원

- A사: 100만원[=500*(200/1000(200+300+500))만원]을 입원의료비 보장급여금으로 지급
- B사: 150만원[=500*(200/1000(200+300+500))만원]을 입원의료비 보장급여금으로 지급
- C사: 250만원[=500*(200/1000(200+300+500))만원]을 입원의료비 보장급여금으로 지급

〈표 3〉 보험의 구분

구 분	생명보험	제3보험	손해보험
보험사고	사람의 생존 또는 사망	신체의 상해, 질병, 간병	재산상의 손해
피보험이익	원칙적으로 없음	원칙적으로 없음	존재
중복보험 (보험가액 초과)	없음	실손보상	존재
보험금방법 (지급보상)	정액보상	정액보상, 실손보상	실손보상
피보험자	보험사고의 대상	생명보험과 동일	피보험자는 손해의 보상을 받을 권리가 있는 자
보험기간	장기	장기	단기

제 2 절

민간건강보험의 이해

1. 민간건강보험의 개요

1) 민간건강보험의 정의

(1) 보험회사 등 사적기관(보험회사, 공제조합 등)에서 의료비 비용을 보장하는 보험(보건의료학계)

(2) 의료비 보장뿐만 아니라 장기간병보험과 소득보상보험을 광범위하게 포함하여 민간건강보험이라는 용어로 주로 사용(보험학계)

① 협의의 의료보험 : 의료비보장보험

② 광의의 의료보험 : 의료비보장보험+장기간병보험+소득보상보험

※ 의료보험을 '건강위험에 대한 보상'이라고 정의하는 경우 광의의 보험을 지칭함이 적절하다는 것이 중론임

2) 건강보험과 민간 개인의료보험의 비교

구분	공적 의료보험	민간의료보험
제도의 목적	기본적 보장	개인적 필요에 따른 보장
보험 가입	강제	임의
국가부양성	있음	없음
소득재분배 효과	있음	없음
수급권	법적 수급권	계약적 수급권

구분	공적 의료보험	민간의료보험
운영주체	국가/공공기관	민간보험회사
운영방식	독점	자유경쟁
급여종류	균등급여	차등급여
보험료대비 보험급 지급률	급여율 109.5% ('05년 국민건강보험 통계연보)	지급률 63.6% (생명보험통계연보, FY2005)
보험료 산정	능력비례 - 소득과 재산을 기준	위험률 비례 - 질병과 의료이용 가능성을 기준
보험료 부담	공동부담의 원칙	본인부담 위주

2. 보험의 분류

1) 상법

보험을 손해보험과 인보험으로 구분하고, 인보험은 다시 생명보험 · 질병보험 · 상해보험으로 구분한다.

2) 보험업법

보험업을 생명보험업 · 손해보험업 · 제3보험업으로 분류한다.

(1) **생명보험업** : 사람의 생존 또는 사망에 관하여 약정한 급여의 제공을 약속하고 금전을 수수하는 것을 업으로 행하는 것이다.

(2) **손해보험업** : 우연한 사고로 인하여 발생하는 손해의 보상을 약속하고 금전을 수수하는 것을 업으로 행하는 것이다.

(3) **제3보험업** : 사람의 질병, 상해 또는 이로 인한 간병에 관하여 약정한 급여를 제공하거나 손해의 보상을 약속하고 금전을 수수하는 것을 업으로 행하는 것이다.

※ 제3보험업의 보험종목은 상해보험, 질병보험, 간병보험, 그 밖에 대통령령이 정하는 보험종목으로 제3보험이 민간의료보험에 해당한다.

3. 민간건강보험의 유형

1) 보험금 지급방식에 따른 분류

(1) 정액형 보험

사고발생시 치료여부를 불문하고 약정한 금액을 보상으로 사망/후유장애, 암진단금/치료비, 수술비, 소득보상금 일당 등이 있으며 초과 피보험이익이 발생할 가능성이 커서 Moral Hazard 관리가 필요하다.

(2) 실손형 보험

의료비 등 실제 소요된 비용을 보상으로 통원의료비, 입원의료비, 상해의료비 등이 있다.

① 생보사의 경우는 2000년도 초반에는 순수정액보험만을 판매하였으나 2003년 단체실손을 판매할 수 있게 되었다.

② 손보사의 경우는 2000년도 초반에 정액과 실손 담보를 혼합하여 상품을 구성하여 종합형으로 판매하였다.

2) 기능에 따른 분류

(1) 중복형(duplicate)

공보험을 적용하지만 특정서비스에 대해서는 민간보험을 적용(영국)한다.

(2) 대체형(substitute)

특정 계층에 대해 공적 의료보험제도를 적용하지 않거나 탈퇴할 수 있도록 하는 방식으로 독일에서 허용한다.

(3) 본인부담보충형(complementary)

보충적 민간의료보험의 한 유형으로서 공적 의료보험제도의 법정본인부담금을 보장하는 방식으로 프랑스가 대표적이다.

(4) 부가급여보충형(supplementary)

공적 의료보장제도에서 제공하지 않는 고급 부가서비스, 혁신의료서비스 비용을 보장하는 유형으로 대부분의 국가에서 채용하고 있는 보충적 민간보험 방식이다.

4. 민간건강보험의 종류

1) 질병보험

신체 기능의 장애 또는 건강하지 않은 이상 상태를 보험사고로 하여 일정 금액의 급부 또는 실제 소요된 비용 보상을 약속하는 보험이다.

(1) 암보험

① 우리나라 사망원인 1위를 차지하는 암이라는 단일 질병을 보장하며, 보장급부로 암진단자금, 암입원비, 암수술비, 암요양비 및 암통원비 등이다.
② 보험기간은 60세, 70세, 80세 만기를 선택할 수 있는 경우가 많으며, 보험료는 납입기간동안 평준보험료를 납부하는 것이 일반적이지만 일부 보험은 연령이 높아질수록 보험료도 증가하는 형태도 있다.
③ 역선택을 방지하기 위하여 통상 90일의 대기기간을 두고 있다.

(2) 특정질병보험

① 암 이외의 특정질환을 보장하는 상품을 많이 판매하고 있다.
㉠ **3대 질병보장** : 암, 뇌혈관질환, 허혈성질환
㉡ **7대 질병보장** : 심장질환, 뇌혈관질환, 간질환, 고혈압, 당뇨병, 만성 호흡기질환, 위궤양 및 십이지장궤양
㉢ **치명적 질병보험**(Critical Illness : CI)
- 중대한 암, 뇌졸중, 심근경색 등 고액의 치료비가 요구되는 질병에 대해서 보장금액의 일부 또는 일정 금액을 생전에 지급하고 나머지 금액은 사망시 지급하는 상품이다.

㉣ 실손보장형 질병보험

• 실손보상형 상품은 발생한 의료비용을 실비기준으로 경제적 손실만큼 보상하는 보험으로 보험료는 변동된 의료수가에 따라 매년 갱신되며 보험기간은 3년, 5년, 10년 등이 가능하다.

(3) 상해보험

피보험자가 우연한 사고로 인하여 신체의 손상을 입은 경우 피보험자 또는 그 상속인에게 일정한 보험금액 또는 기타의 급여를 지급하는 보험으로서, 상해의 치료를 위한 비용이나 상해로 인한 후유장애 사망시 경제적 손실을 보상하는 것을 목적으로 하는 보험이다.

(4) 간병보험

신경계통의 기능, 정신 또는 신체에 현저한 장애가 남아 항시 타인의 보살핌을 필요로 하는 경우에, 이를 보험사고로 보험금을 지급하는 보험으로, 간병상태의 사망 또는 간병상태가 발생한 경우 약정보험금을 지급하는 순수한 정액보험과 간병기간에 따라 간병연금 등의 간호비용을 지급하는 실손형 보험이 있다.

(5) 소득보상보험

질병이나 상해로 인해 취업불능 상태로 판정되었을 경우에 상실소득의 일정 금액을 보장해 주는 상품으로서, 현재 우리나라에서 독립적으로 판매되는 상품은 없으며, 특약형태로 가입자의 소득수준과 무관하게 정액급부만을 지급하는 상품만 일부 존재한다.

5. 민간건강보험의 보험금 심사 절차

1) 보험금 심사의 개요

(1) 심사업무의 본질

보험계약의 기능은 보험사고가 발생하고 보험금이 지급됨으로 현실화 되며 보험금이 보험수익자에게 지급되기까지의 제과정이 보험업무의 핵심으로 이를 보험금 심사(손보사는 손해사정)라 한다. 즉 보험금심사란 보험금 청구에서 종결에 이르기까지 이루어지는 일련의 업무를 말한다.

보험금 청구의 접수, 보험금 지급여부의 적정성, 보험사고조사, 조사건 심사, 수익자 확정, 보험금 지급업무와 리스크 항목에 대한 관리 등이 있다.

(2) 심사업무의 목적

심사업무는 각종 보험금의 지급에 앞서 지급 가능한 청구건에 대하여는 가급적 빠른 시일 내에 지급사유를 검토하여 질병 및 상해사고에 대해 지급 보험금의 적정성여부를 판단하여 지급을 결정하는데 그 목적이 있다.

또한 조사가 필요한 경우에는 직접 또는 조사를 의뢰하여 부지급 계약에 대해서는 부지급 사유를 명백히 조사한 근거를 통해 선의의 보험계약자 보호를 위한 역선택의 방지, 부실계약의 근절 및 예방, 건전한 보험풍토 조성, 보험회사의 사차익 실현을 통한 다수 계약자의 이익 추구에 그 목적이 있다.

(3) 심사업무의 특징

심사업무는 크게 보험금 적정성에 대한 심사, 사고조사(survey), 보험금 결정업무로 분류하며 대부분이 사고조사와 보험금 결정업무가 주를 이룬다.

다만, 제3보험의 개인민간의료보험인 실손보험에서 의료비 담보는 병원 치료에 실제 소요된 입원의료비, 통원의료비, 처방조제비 등에 대한 적정성 여부를 판단하고 보험금 지급결정의 근거 확인 및 보험금 지급액 산출 업무 등을 수행한다.

고객이 보험금을 청구하는 경우에 보험계약의 유효성, 보험사고 발생사실 확인 및 보험가입자의 책임여부, 검토 등에 따라 합리적 보험금 심사가 이루어질 수 있어야 하며 크게 보험사고의 종류에 따라서 사망, 장해, 진단, 수술, 입원, 통원급부금과 의료비 심사 등으로 구분할 수 있다.

2) 보험금 심사의 절차

(1) 일반(정액) 심사업무 FLOW

사고접수	• 계약자, 피보험자로부터 사고접수 (통지방법은 구두, 유선, 서면통보 등) • 대중매체를 통한 사고처리 확인
계약내용확인	• 계약사항(타보험사항 포함) • 보험료 납입여부 확인 • 배서사항 확인 • 특약사항 및 배서사항 확인 * 배서(변경) : 유효한 보험계약 내용을 변경하는 것
보상내용 및 서류안내	• 사고일시, 사고내용 등의 확인 • 담보 계약 사항 확인 • 보험금 청구서류 안내
사고보험금 조사	• 사고일시, 사고내용 등의 확인 • 담보 계약 사항 확인 • 보험금 청구서류 안내
보험금 결정	• 면부책 판단 • 부책 : 보험금 결정 및 지급 • 면책 : 면책통보(내용 증명) • 보험금추징/미납보험료 추징 • 약관대출 공제(계약소멸시 상환기일에 상관없이 지급금액에서 원리금 공제)
변경과 등록	• 직업급수 착오시 급수변경 등의 계약사항 변경 • 불안전 계약자 등록

(2) 일반(정액) 심사업무 절차

① 사고접수는 사고발생의 통지방법은 서면, 구두 등 어떤 것이나 상관하지 않고 보험계약자 또는 피보험자, 보험수익자로 하여금 보험사고의 발생을 안 때는 지체 없이 보험자에 통지하도록 규정하고 있다(상법 제657조).

② 사고발생 통지의 접수(사고 가접수)

㉠ 사고발생 통지 접수시 확인하여야 할 사항

ⓐ 계약내용에 관한 사항
- 보험종목, 보험증권번호
- 보험계약자 및 피보험자(성명, 주민번호)
- 보험기간(보험계약 정상유지 여부)
- 보험가입금액
- 보험계약 유지 및 실효(보험료 미납해지)상태
- 담보의 범위
- 계약자 및 피보험자 연락처
- 사고통보자(성명, 관계)

ⓑ 사고내용에 관한 사항
- 사고일시
- 사고장소
- 사고경위
- 손해발생내용

ⓒ 신체상해에 관한 사항
- 상해부위 및 상병명
- 치료를 받은 병원
- 치료기간(입원 또는 통원)

ⓛ 사고발생 통지시 사고 통보자에게 안내하여야 할 사항

☞ 사고통보자에게 보험계약내용과 사고내용을 확인하고 손해발생 내용에 따라 다음 사항을 안내하여야 한다.

ⓐ 사고관련 보상하는 손해

ⓑ 보험금 청구서류 구비 및 사고접수 안내
신속한 서류접수를 안내하고, 2년내에 보험금청구를 해야 보험금 청구권이 상실되지 않음을 추가로 안내(약관 청구권의 소멸시효, 상법 제662조)

3) 보험금 심사업무와 조직

(1) 언더라이팅간의 협력관계 증진

① 정확한 보험금 심사업무처리는 계약자와 보험사를 부적절한 보험금지급으로 인해 야기되는 위험으로부터 보호하는 역할로 효과적인 보험금심사 업무를 통하여

㉠ 모든 정당한 보험금을 즉시 정확하게 지급하고
㉡ 보장대상에 포함되지 않거나 사기에 해당하는 보험금청구는 거절해야 하는 피보험자에 대한 책임을 완수할 수 있다.

② 보험금심사를 수행하는 사람들은 청약당시 고지했던 정보나 언더라이팅 당시의 정보를 검증하기 위해 언더라이터들과 긴밀한 협조관계를 유지해야 한다. 보험금 심사업무와 언더라이팅간의 관계는 매우 중요한 것으로 많은 보험사들이 이들 두 업무간의 긴밀한 관계형성에 역점을 두고 있다.

③ 보험금심사 업무를 위해 보험사의 의료 및 법률담당 직원, 모집인 또는 보험금심사와 관련된 정보를 입수하고 확인해 주는 전문업체들과의 협조가 필요하다.
보험금심사 업무로 작성된 통계정보는 보험계리사들이 기존 또는 신규 상품에 대한 보험료율을 설정하는 경우에 사용될 뿐 아니라 보험사의 다양한 상품에서의 보험금 청구유형, 규모 및 빈도를 조사하여 언더라이팅 결정의 전반적 정확도를 확인하고 보험사의 상품개발 직원들 역시 신상품 개발을 위해 보험금심사 정보를 이용한다.

(2) 보험금심사 원칙과 실무

① 보험금심사 원칙은 주로 신속하고 공정하며 합당한 지급심사업무를 수행하는 것에 초점을 두며 보험금실무규정이란 일상의 보험심사처리업무에 대한 지침을 제공하기 위한 내용이 포함된다.
㉠ 보험청구 건을 기간 내에 처리하고 지급심사 결정에 필요한 정보 수집을 위해 기간을 연장해야 하는 경우 보험금청구자에게 이를 통보한다.
㉡ 보험약관을 일관성 있게 적용한다.
㉢ 보험금심사 담당인력의 교육을 통해 전문적이며 정확한 업무수행 및 적절한 심사 처리문서의 작성을 도모한다.
㉣ 문제성 있는 보험청구 건을 철저히 조사한다.
㉤ 보험금심사 결정에 필요시 신뢰할 수 있는 의료 및 법적 자문을 확보한다.
㉥ 보험금 지급이 불가능하거나 제한되는 보험금청구건의 경우 보험금 청구자에게 그 내용에 대하여 빠른 기일 내에 적합한 형식을 갖추어 빠짐없이 통보한다.
㉦ 청구 건이 거절되거나 제한된 경우 보험금청구자가 추가적인 근거정보를 제시할 수 있도록 허용한다.
㉧ 거절된 청구건에 대해 이용 가능한 항소방법을 알려준다.

(3) 보험금 심사자

① 보험금심사 업무의 중심은 보험금 심사자로서 이들이 보험청구건의 정당성을 평가하여 결정을 내리며 보험금 심사자는 다양한 활동을 수행하게 되는데 계약조항과 의료용어에 관한 폭넓은 교육을 받으며 지급심사에 영향을 미치는 법적사항에 대해서도 정확한 지식을 구축해야 한다.

② 많은 보험사들이 전자시스템을 통해 일상적인 심사건을 평가하고 특히 건강보험의 경우에 이 시스템을 주로 사용하며 이러한 시스템은 전자식 정보를 입수하여 심사 결정을 내리며 급부지급을 허가하고 전자시스템에 설정된 기준과 정확히 일치하지 않는 특수한 상황의 심사건은 심사자에게 할당된다.

(4) 보험금 심사관리자

① 보험금 심사관리자는 여러 지급심사자와 지원인력의 작업을 감독하고 효과적 심사 처리절차를 수립한다. 보험금심사 관리자는 다수의 까다로운 고액 심사건을 처리할 뿐 아니라 지급심사자의 경력과 지식에 따라 작업을 할당하는 일도 담당한다.

② 보험금 심사관리자는 보통 심사자 각각이 필요로 하는 교육을 받을 수 있도록 조치하며 금감원 불만신고를 담당하며 지급심사 감사시 담당계리사에게 협조하고 상품에 대한 기록을 유지 관리하며 심사자의 심사 결정유형과 질적 수준을 보여주는 정기적인 작업보고서를 작성한다.

③ 마지막으로 보험금 심사관리자는 보험사의 심사의 및 법무담당직원들과 연락하여 지급심사자들이 결정을 내리기 위해 필요한 정보를 확보한다.

(5) 보험금 심사 지원인력

① 보험금이 서류나 전자형식을 통해 청구되면 지원인력은 지급심사 결정에 필요한 정보를 요청하고 파일을 관리하며 심사건에 파일 번호를 부여하고 보험사의 다른 부서와 정보를 교환하며 의사결정과정을 촉진시키기 위해 마련된 기타 일상적인 활동들을 수행한다.

② 청구건이 승인되면 지원인력은 급부 수령자인 개인이나 법인으로 심사 결정금액을 은행으로 입금하고 일부 보험사의 지원인력은 고객이나 모집인의 전화나 전자메일 등을 접수하고 SNS로 안내하기도 한다.

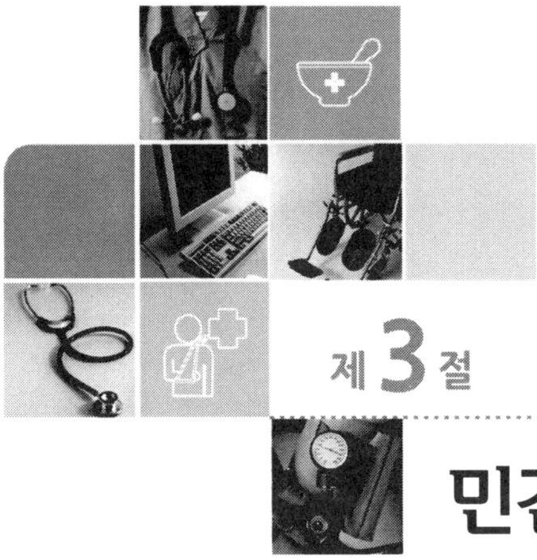

제 3 절

민간건강보험의 현황과 종류

1. 민간건강보험의 현황과 문제점

건강부문 민간보험은 1980년대 초에 개발된 암보험을 중심의 정액형 상품으로 발달해 왔으며 1990년대 후반부터는 보충보험성격의 의료비보장보험이 도입되는 추세에 있다.

의료비보장보험은 입원의료비, 통원의료비, 질병치료비 등을 제공하며, 현행 건강보험 적용대상에서 제외되는 MRI, 초음파, 상급병실 이용료, 특진료 등의 의료비용을 보상하고 있다.

※ 민간보험을 공보험이 아닌 건강보험으로 광의적 의미로 정의한다(민간건강보험포함).

* 이책에서는 민영이라는 용어가 마치 민영화의 용어와 혼선이 있을 수 있어 민간으로 통일해서 사용함

건강부문 민간보험시장의 규모는 보험료를 기준으로 2000년에는 3조 816억원으로 매년 꾸준히 신장하는 추세를 보이고 있으나 현행 민간보험은 소비자 보호장치가 미흡할 뿐 아니라 제도적 뒷받침이 없어 보험사도 국민이 필요로 하는 다양한 상품을 개발하여 제공하는 데 많은 어려움이 있다.

의료보장 차원에서 민간건강보험을 접근할 경우 적절한 소비자 보호장치가 마련되어야 하는데, 민간보험에 특화된 정보공시 등이 아직 미흡한 실정으로 가격이 자유화된 상황에서 소비자들의 상품 및 가격비교 능력이 부족한데도 불구하고 이를 보완할 장치가 미흡하다.

질병위험률에 관한 정보가 체계적으로 축적되어 있지 않아 상품개발에 많은 애로를 겪고 있으며, 가입자의 병력 등에 관한 정보를 충분히 축적하고 있지 못해 역선택으로 인해 보험회사의 재무상태가 급격히 악화될 우려가 있다.

민간보험의 활성화가 국민건강보험을 보완하여 사회보장제도를 충실히 하기 위한 차원의 조

치라면 현행 보장성보험에 한하여 부여되는 연 100만원 한도의 소득공제 혜택은 미흡하다.

2. 선진국의 의료개혁에 대한 경험

자본주의체제 하의 선진국 정부가 복지지향형 의료체계(NHI), 또는 포괄적 서비스형 의료체계(NHS)를 채택하여 의료시장에 개입하게 된 것은 19세기 후반에 형성되기 시작한 복지국가 이념 형성에 기인한 것이다.

1) 미국

미국은 전체 의료비의 1/3이 민간보험에서 충당되고 있으며, 주정부는 보험사가 최소 범위의 급여(GHCP:Guaranteed Health Care Package)를 포함하여야 할 것을 규제한다. 고용주의 보험료 부담 전액은 면세된다.

※ **메디케어**(MEDICARE: 노인) – 사회보험 성격으로 65세 이상의 노인 대상

※ **메디케이드**(MEDICAID: 장애인) – 65세 미만의 저소득자, 신체장애자대상

※ **메디겝**(MEDIGAP)– 보충형 /MEDICARE나 MEDICAID에 대한 보충형 보험으로 우리나라의 실손보험과 비슷한 형태이다.

※ **미국의 예방서비스 조항** : '11년 3월에 발표한 오바마 개혁안(Affordable Care Act)에 따르면, 보험사는 공제금, 자기부담금 등 인상 없이 반드시 예방서비스를 제공해야 함을 명시하여 보험사의 질병 예방과 건강증진에 대한 사회적 책임을 다하도록 하고 있다.

2) 독일

독일은 고소득층의 공보험 가입을 의무화하지는 않았으며 민영보험의 보험료 산정에 연방보험당국이 규제하고 있다. 따라서 상위 10%는 민간보험에 가입되어 있고 나머지 소득의 90%는 공보험에 가입이 되어 있다.

3) 프랑스

프랑스는 인구의 80% 이상이 본인부담분에 대한 민간보충보험에 가입하고 있으며 보험료에 대해서는 과세상의 소득공제 혜택을 부여하고 있다.

4) 네델란드

네델란드의 경우 2006년에 보건의료제도를 관리경쟁체제로 전환하였다. 특히 민간보험과 공보험 간에 경쟁을 유도하여 공보험과 민간보험간에 합병 및 협력이 이루어지고 있으며 공보험 운영을 민간보험에 위탁하여 운영하도록 제도를 변경하였다.

5) 스페인

스페인은 공공부문 종사자들에게 공보험과 사보험중에서 자율적으로 선택을 허용하였으며, 이중 85%가 민간보험을 선택하였다. 특이하게도 대부분의 보험회사가 의사들이 소유하는 순수 지방회사들이며 미국의 HMO와 유사하게 운영되어 있다. 공보험은 총액예산제로 운영되고 있어 공보험 혜택을 받기 위해 너무 오랜 시간을 기다려야 하기 때문에 민간보험이 발달되어 있다.

6) 영국

영국의 민간보험은 NHS의료서비스의 보충적 역할을 하고 있으며 판매중인 민간보험은 Private Medical Insurance(PMI:급성질환에 대한 보상), Private Health Insurance (PHI:질병에 따른 소득손실 보상), Critical Illness Insurance(CII:치명적 질환에 따른 일시불 보상), Long Term Care Insurance(LTCI:노후의 장기치료비 보상) 등 4종류이다.

7) 일본

일본은 공보험에 정책적 우선순위를 두어 민간보험의 역할은 다른 선진국에 비해 소극적인 편이다. 가입자와 피부양자의 자격에 따라 본인부담률을 다르게 책정하고 있으며 특히, 약제에 대해서는 외래 내복약과 외용약에 따라 본인부담금이 다르다. 또한 일본은 나이에 따라 본인부담차등제를 도입하였는데 취학전 아동은 20%, 69세까지는 30%, 70세 이상의 노인인 경우는 소득수준에 따라 10~30%이다.

8) 호주

호주는 건강보험체계를 전국민 의무가입 형태의 공적보험과 임의가입형태인 사적보험으로 구성되어 우리나라와 유사한 체계를 가지며 공적보험은 세금으로, 사적보험은 납부보험료를 통해 재원을 마련하고 있다. 공적보험을 통해 모든 국민은 기본적인 의료서비스를 이용한다. 일반의(GP)는 진료과정에서 문지기(gate keeper) 역할을 수행하고 있으며 공공병원은 입원, 수술, 응급치료를 담당하며 응급치료를 제외하고는 일반의(GP)의 1차 진료를 담당한다.

독일을 시초로 하여 대다수 유럽국가들은 19세기말과 20세기초 사회보험으로서의 의료보험제도를 시행하였고 영국은 1948년에 정부기능을 더욱 강화한 국가보건서비스로 전환했다. 미국은 1965년 노인인구를 대상으로 한 메디케어와 일종의 의료보호 사업인 메디케이드 제도를 시작하였으며, 우리나라도 1977년에 공적 의료보험을 처음 도입한 후 1989년에 전국민을 대상으로 확대하였다.

선진국에서는 당초 국민의료보장을 목적으로 정부가 의료시장에 적극 개입하였으나 정부재정 부담 과중, 경기침체, 개인의 건강향상 역할 중시 등으로 인하여 복지부문을 민영화하기 시작하였고 1980년대 중반 이후부터는 정부기능을 축소하는 의료개혁을 진행하고 있다.

개혁의 방향은 정부기능의 축소와 소비자 선택권 강화, 시장기능의 강화로 요약할 수 있는데, NHI나 NHS를 택한 나라들이 모두 공공부문과 함께 민간보험과 민간의료시장을 인정하는 복층구조(two-tiered system)를 갖고 있어 공급자나 소비자 모두가 선택할 권리가 있다.

두 유형 모두 공적체계(공급과 재정조달) 내부는 정부가 관리하나 사적 부문에 대해서는 계약에 의한 사적 자치를 보장하고 있다.

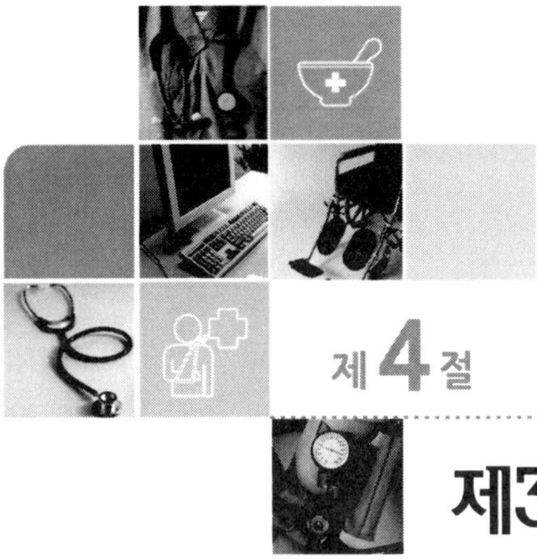

제4절

제3보험(실손보험:의료비보장보험)의 이해

1. 제3보험의 의의

제3보험이란 "생명보험"의 정액보험적 특성과 "손해보험"의 실손보상적 특징을 동시에 가지는 보험을 말하며 생명보험이나 손해보험 두 분야 중 어느 하나에 전속되지 않으며, 분업주의 하에서도 생명보험회사와 손해보험회사에서 상호겸업이 가능한 제3분야(Gray Zone)의 보험을 말하며 구체적인 보험종목에는 상해보험, 질병보험, 간병보험이 있다.

제3보험이하는 용어는 1995년 일본인 교수에 의해 "상법상의 상해보험의 지위"라는 논문에서 처음 사용되었는데 생명보험의 정액보상과 손해보험의 실손보상의 성격이 혼합되어 있다는 의미로 "제3분야" 보험이라는 용어가 사용되게 되었다.

2. 제3보험의 분류(보험업법 감독규정 별제 제1호)

1) 상해보험은 우연한 외래의 사고로 인한 사람의 신체에 입은 상해에 대하여 치료에 소요되는 비용 및 상해의 결과에 기인한 사망 등의 위험을 담보하는 보험을 말한다.
2) 질병보험은 질병에 걸리거나 질병으로 인한 입원, 수술 등의 위험(질병으로 인한 사망은 제외)을 담보하는 보험을 말한다.
3) 간병보험은 장기간병생태의 활동불능 또는 인식불명 등 타인의 간병을 필요로 하는 위험을 담보하는 보험을 말한다.

3. 생명보험형 의료비 실손보험의 이해

1) 상품개발배경은 생명보험회사는 2005년 8월 이후부터 개인을 대상으로 의료비 실손보장보험의 상품 판매가 가능해졌으나 현재는 회사 부담형 단체보험으로 개발되어 주로 직원의 복리후생제도를 위한 전용상품으로 개발되었다.
2) 보험기간은 1년으로 하되 특약으로 담보된 경우 주계약이 자동 갱신되더라도 의료실비보상특약은 갱신되지 않도록 하였으나 갱신제도의 문제점이 발견되어 갱신이란 용어대신 재계약으로 변경되었다.
3) 가입대상은 단체 또는 단체의 대표자가 보험료 전액을 부담하고 가입인원 50인 이상인 단체(국민건강보험법의 적용을 받는 단체로서 동일한 회사, 사업장, 관공서, 국영기업, 조합 등 내에 국민건강보험에서 정한 5인 이상의 근로자를 고용하고 있는 집단만 해당)이다.
4) 기업주 부담 비율은 0~100%까지 자유롭게 선택할 수 있도록 설계되었고 건강보험에서 부담하는 본인부담금과 비급여중 약관에서 보장하지 않는 경우를 제외하고 모두 지급한다.
5) 손해보험사의 실손보험에 자기부담이 없는 것을 2009년 10월 1일부터 의료실손보험상품 표준화를 하도록 금감원이 지시(금융위의 개인의료보험제도 개선방안)하였다.
   (1) 실손 의료보험상품 표준화는 개정된 감독규정을 반영하여 보장비율을 현행 100%에서 90%로 축소하였다.
   (2) 그 구성이 복잡하고 회사마다 제각각인 상품을 단순화하여 소비자의 이해도를 제고하고, 다수 보험에 중복 가입하는 문제를 최소화 하는데 중점을 두었다.

   (3) 표준화 내용
   ① (유형) 상해(입/통원)형, 질병(입/통원)형, 종합(입/통원)형 등 3개 유형으로 대분류하고 총 6종류의 상품별 조합이 가능
   ② 자기부담금 100%→90% 축소(손보) 80%→90% 확대(생보)로 통일하고 병원급별 공제금액 제도를 도입하였다.

구 분		현 행	개 정
입 원		전액 보장	90% 보장 (10% 공제)
	자기부담한도	없 음	연간 200만원 (초과시 전액 보장)
	보장 제외	항문질환, 치과 등	항문질환, 치매 보장
외래 (1회당/1일당)		5천원 ~ 1만원 공제 (보험사 자율)	• 의원 : 1만원, 병원 : 1.5만원, 종합병원급 이상 : 2만원 공제
약 제 비(1건당)			• 8천원 공제

③ (입원)최고 5천만원보장한도내에서 사고(질병)당 연간 한도방식

구 분	현 행		표준안
	손 보	생 보	
보장한도	1천만원~1억원	3백만원~5천만원	5천만원

④ 국민건강보험 미적용 치료비 담보

※ 피보험자(보험대상자)가 국민건강보험법을 적용받지 못하는 경우(국민건강보험법에서 정한 요양급여절차를 거치지 아니한 경우도 포함)에는 입원의료비 중 본인이 실제로 부담한 금액의 40% 해당액을 한도로 보상한다. 이는 자동차사고나 산업재해로 병원에서 치료받게 되는 경우 건강보험(공보험) 혜택을 받지 못하는 자기 부담금의 경우(예를 들면 상급병실, 선택진료 등)를 구제해 주기 위함이었다.

⑤ 회사는 입원의료비를 최초 입원일로부터 365일까지(최초 입원일을 포함) 보상 다만, 최초 입원일로부터 365일을 넘어 입원할 경우는 90일간의 보상제외 기간이 지나야 새로운 상해 또는 질병으로 보아 다시 보상

※ 피보험자(보험대상자)가 입원하여 치료를 받던 중 보험기간이 만료되더라도 그 계속 중인 입원에 대하여는 보험기간종료일로부터 180일까지(보험기간종료일 제외) 보상하고 위 항의 적용을 받지 않는다.

⑥ 동일한 질병이란 발생 원인이 동일한 질병(의학상 중요한 관련이 있는 질병을 포함)을 말하며, 질병의 치료 중에 발생된 합병증 또는 새로이 발견된 질병의 치료가 병행되거나 의학상 관련이 없는 여러 종류의 질병을 갖고 있는 상태에서 입원한 때에는 동일한 질병으로 간주한다.

⑦ (통원)최고 일당 30만원보장한도내에서 외래는 연간 180회(방문)까지, 약제비는 건당 180회(처방전)까지 보장한다.

㉠ 외래 및 처방조제비는 회(건)당 합산하여 30만원을 최고한도로 보상(외래진료 20만원, 처방조제비 10만원)

㉡ 보험기간 중 발생한 사고에 대하여는 피보험자(보험대상자)가 통원하여 치료를 받던 중 보험기간이 만료되더라도 그 계속 중인 통원치료에 대하여는 보험기간 만료일로부터 180일 이내에 외래는 방문 90회, 처방조제비는 처방전 90건을 한도로 보상한다.

㉢ 피보험자(보험대상자)가 병원의 직원복리후생제도에 의하여 납부할 의료비를 감면받은 경우에는 그 감면 전 의료비를 기준으로 계산한다.

⑧ 보상하지 않는 사항에 대한 포지티브 방식

㉠ 수익자의 고의. 다만, 그 수익자가 보험금의 일부 수익자인 경우에는 그 수익자에 해당하는 보험금을 제외한 나머지 보험금을 다른 수익자에게 지급

㉡ 계약자의 고의

㉢ 피보험자(보험대상자)의 고의. 다만, 심신상실 등으로 자유로운 의사결정을 할 수 없는 상태에서 자신을 해친 사실이 증명된 경우에는 보상

㉣ 피보험자(보험대상자)가 정당한 이유없이 입원(통원)기간 중 의사의 지시를 따르지 아니한 때에 회사는 그로 인해 악화된 부분은 보상하지 않는다.

⑨ 보상 불가 질병

㉠ 정신과질환 및 행동장애(F04~F99)

㉡ 여성생식기의 비염증성 장애로 인한 습관성 유산, 불임 및 인공수정관련 합병증(N96~N98)

㉢ 피보험자(보험대상자)의 임신, 출산(제왕절개를 포함), 산후기로 입원한 경우(O00~O99)

㉣ 선천성 뇌질환(Q00~Q04)

㉤ 비만(E66)

㉥ 비뇨기계 장애(N39, R32)

㉦ 직장 또는 항문질환 중 국민건강보험법상 요양급여에 해당하지 않는 부분(I84, K60~K62)

⑩ 입원의료비(통원의료비) 보상 불가

㉠ 치과치료 및 한방치료에서 발생한 국민건강보험법상 요양급여에 해당하지 않는 비급여 의료비

㉡ 국민건강보험법상 요양급여 중 본인부담금의 경우 국민건강보험 관련 법령에 의해 국민건강보험공단으로부터 사전 또는 사후 환급이 가능한 금액

㉢ 건강검진, 예방접종, 인공유산. 다만, 회사가 보상하는 질병 치료를 목적으로 하는 경우에는 보상

㉣ 영양제, 종합비타민제, 호르몬 투여, 보신용 투약, 친자 확인을 위한 진단, 불임검사, 불임수술, 불임복원술, 보조생식술(체내, 체외 인공수정을 포함) 성장촉진과 관련된 비용 등에 소요된 비용. 다만, 회사가 보상하는 질병 치료를 목적으로 하는 경

우에는 보상

ⓜ 아래에 열거된 치료로 인하여 발생한 의료비는 보상 불가

ⓐ 단순한 피로 또는 권태

ⓑ 주근깨, 다모, 무모, 백모증, 딸기코(주사비), 점(모반), 사마귀, 여드름, 노화현상으로 인한 탈모 등 피부질환

ⓒ 발기부전(impotence), 불감증, 단순 코골음, 단순포경(phimosis), 검열반 등 안과질환

ⓑ 의치, 의수족, 의안, 안경, 콘택트렌즈, 보청기, 목발, 팔걸이(Arm Sling), 보조기 등 진료재료의 구입 및 대체비용(다만, 인공장기나 부분 의치 등 신체에 이식되어 그 기능을 대신할 경우는 제외)

ⓢ 외모개선 목적의 치료로 인하여 발생한 의료비

ⓐ 쌍꺼풀수술(이중검수술), 코성형수술(융비술), 유방확대・축소술, 지방흡입술, 주름살제거술 등

ⓑ 사시교정, 안와격리증의 교정 등 시각계 수술로써 시력개선 목적이 아닌 외모개선 목적의 수술

ⓒ 안경, 콘텍트렌즈 등을 대체하기 위한 시력교정술

ⓓ 외모개선 목적의 다리정맥류 수술

ⓞ 진료와 무관한 제비용(TV시청료, 전화료, 제증명료 등), 의사의 임상적 소견과 관련이 없는 검사비용

ⓙ 산재보험에서 보상받는 의료비. 다만, 본인부담의료비는 제3조(담보종목별 보장내용)에 따라 보상

ⓒ 인간면역바이러스(HIV)감염으로 인한 치료비(다만, 의료법에서 정한 의료인의 진료상 또는 치료중 혈액에 의한 HIV감염은 해당진료기록을 통해 객관적으로 확인되는 경우는 제외)

ⓚ 국민건강보험법 제40조의 요양기관이 아닌 해외 소재 의료기관에서 발생한 의료비

⑪ 다수보험의 처리

㉠ 다수보험의 경우 각 계약의 보상대상의료비 및 보상책임액에 따라 계산된 각 계약의 비례분담액을 보상책임액으로 지급한다.

㉡ 비례분담하여 지급된 각 계약의 보상책임액합계액은 각 계약의 보상대상 의료비중 최고액을 보상최고한도로 한다.

㉢ 각 계약의 보상책임액합계액이 각 계약의 보상대상의료비 중 최고액을 초과한 다수보험은 각 계약의 보상책임액을 비례분담하여 지급하며, 다수보험 비례분담액 산출방식으로 계산한다.
(이 경우 입원, 외래, 처방조제를 각각 구분하여 계산)

$$\text{각 계약별 비례분담액 계약의 보상대상 의료비 중 최고액} \times \frac{\text{각 계약별 보상책임액}}{\text{각 계약별 보상책임액의 합계액}}$$

⑫ 연대책임

㉠ 2009년 10월 1일 이후에 신규로 체결된 수익자가 동일한 다수보험의 경우 수익자는 보험금 전부 또는 일부의 지급을 다수계약이 체결되어 있는 회사 중 한 회사에 청구할 수 있고 청구를 받은 회사는 해당 보험금을 이 계약의 보험가입금액 한도내에서 지급한다.

㉡ 제1항에 의하여 보험금을 지급한 회사는 수익자가 다른 회사에 대하여 가지는 해당 보험금 청구권을 취득한다. 다만, 회사가 보상한 금액이 수익자가 다른 회사에 청구할 수 있는 보험금의 일부인 경우에는 해당 수익자의 청구권을 침해하지 않는 범위 내에서 그 권리를 취득한다.

4. 국민건강보험과 실손보험의 이해

1) 건강보험 살펴보기

(1) 건강보험의 이해

건강보험이란 질병이 발생하거나 다쳐서 치료를 받는 경우 경제적인 어려움을 덜어주고 환자의 건강을 회복시켜 주기 위한 보험제도로 우리나라의 건강보험은 전 국민이 의무적으로 가입하는 '국민건강보험'과 개인의 선택에 의해 가입하는 '민간건강보험'으로 크게 나눌 수 있다.

(2) 우리나라 건강보험 체계

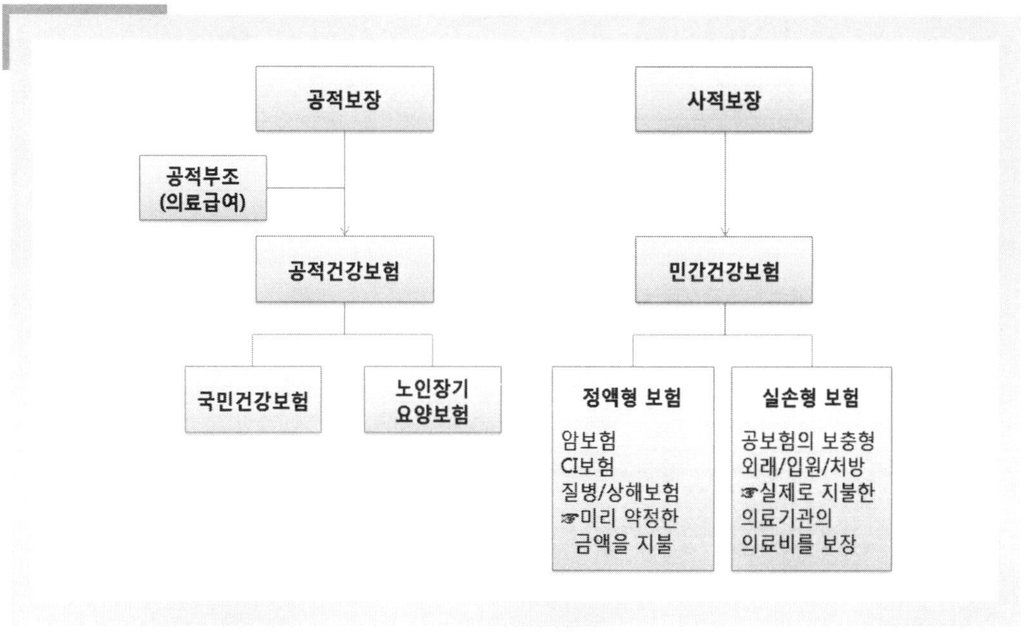

① 국민건강보험은 전 국민이 의무적으로 가입하며, 국민건강보험법 등의 법률로 정한 요양급여대상 항목(법정급여)을 보장하는 보험이다.

② 민간건강보험은 선택적으로 가입하며, 실손형 보험은 국민건강보험의 급여 본인부담금과 국민건강보험에서 보장하지 않는 비급여 항목을 보장하고 정액형은 미리 약정한 금액을 보장하는 보험이다.

(3) 민간건강보험의 보장 부분

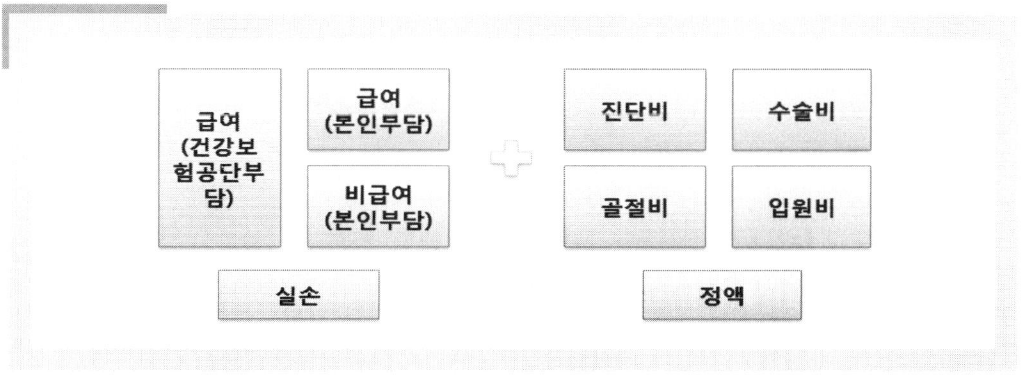

(4) 실손형과 정액형 보험의 차이

민간건강보험은 보장의 형태에 따라 '실손형 보험'과 '정액형 보험'으로 구분한다.

① 실손형 보험

질병・상해로 병의원에 입원하거나 통원하여 치료를 받은 경우, 실제로 본인이 지출한 의료비(급여 본인부담금 + 비급여)를 보장내용에 따라 보험가입금액 한도 내에서 보장하는 보험이다.

㉠ 입원비
- 진찰료, 입원료, 식대 등
- 검사료, 방사선료, 투약 및 처방료 등
- 수술료, 마취료, 수술재료대 등
- 실제 사용병실과 건강보험 적용 병실료 차액의 50%

㉡ 통원비
- 진찰료, 검사료, 방사선료, 투약 및 처방료 등

㉢ 처방조제료
- 의약분업에 의해 의사 처방전에 따라 조제되는 약의 약제비 및 약사 조제료, 복약 조제료 등

② 정액형 보험

의료비 규모에 상관없이 약정한 금액을 보험금으로 지급하는 보험으로 치료비 외에 간병비, 생활자금 등 치료와 수반되는 여러 비용 지출에 활용할 수 있다.

㉠ 암진단비: 실제 진단비용과 관계없이 진단자금으로 일정금액을 지급한다.
㉡ 수술비: 실제 수술비용과 관계없이 수술비용으로 일정금액을 지급한다.
㉢ 입원비: 사용병실 금액과 상관없이 입원비용으로 1일당 일정금액을 지급한다.

2) 의료비의 이해

(1) 의료비 구성

① 국민건강보험법에 근거하여 급여부분과 비급여로 구분되며, 급여는 공단부담과 본인부담으로 구성되고 비급여는 모두 본인부담이다.

② 즉, 의료기관을 방문해서 실제로 지불하는 비용은 급여의 본인부담금과 비급여 부분의

합계 금액이 되는 것이며 이 금액이 실손형 보험의 보장대상이다.

의료비		
급여부분		비급여 부분
공단부담	본인부담	본인부담
국민건강보험	실손형 의료보험(일부사유제외)	

(2) 의료기관 구분에 따른 의료비 산출

의료비용은 진료형태와 의료기관의 종류에 따라 다르게 산출된다.

① 입원 진료

구분	급여부분		비급여 부분
	공단부담	본인부담	
모든 의료기관	급여부분 80%	급여부분 20%	본인부담 100%

※ 급여부분에서 본인부담률이 20%가 아닌 항목

㉠ 식대: 총액의 50% 적용

㉡ 고가특수의료장비검사(CT, MRI, PET): 병원구분 외래부담률 적용

㉢ 6세 미만 아동(신생아제외): 급여부분 총액의 10% 적용

㉣ 자연분만, 신생아(28일 이내): 급여부분 총액의 0% 적용

㉤ 4대 중중질환(암, 뇌졸중, 심장질환, 희귀난치성질환): 급여부분 총액의 5% 적용

② 외래 진료

외래 진료의 급여 본인부담률은 병원구분별 소재지별, 환자특성 및 진료비 총액에 따라 30~60%까지 차등 부담하게 된다.

㉠ 상급종합병원

소재지	환자구분	본인부담액
모든지역	일반환자	진찰료 총액 + (요양급여비총액 − 진찰료총액) × 60/100

※ 6세미만 아동의 본인부담액: 상기 본인부담률의 70% 적용

㉡ 종합병원

소재지	환자구분	본인부담액
동지역	일반환자	요양급여비총액 × 50/100
동지역	일반환자	요양급여비총액 × 45/100

※ 6세미만 아동의 본인부담액: 상기 본인부담률의 70% 적용

㉢ 병원급(병원, 치과병원, 한방병원, 요양병원)

소재지	환자구분	본인부담액
동지역	일반환자	요양급여비총액 × 40/100
읍면지역	일반환자	요양급여비총액 × 35/100

※ 6세미만 아동의 본인부담액: 상기 본인부담률의 70% 적용

㉣ 의원급(의원, 치과의원, 한의원 및 보건의료원)

소재지	환자구분	본인부담액
모든지역	65세 미만 또는 65세 이상으로 15,000원 초과	요양급여비총액 × 30/100
	65세 이상으로 15,000원 이하	1,500원

※ 6세미만 아동의 본인부담액: 상기 본인부담률의 70% 적용

③ 약국에서 처방조제로 받은 경우

소재지	환자구분	본인부담액
모든지역	10,000원 초과 또는 65세 미만으로 10,000원 이하	요양급여비총액 × 30/100
	65세이상으로 10,000원 이하	1,200원

※ 6세미만 아동의 본인부담액: 상기 본인부담률의 70% 적용

④ 증증질환자 진료의 경우

국민건강보험공단에 등록한 중증질환자의 경우 입원, 외래, 병원구분에 상관없이 급여부분의 본인부담률을 다르게 적용한다.

㉠ 등록한 4대 중증(암, 뇌졸중, 심장질환, 희귀난치성 질환)의 급여부분 본인부담 5% 적용한다.

㉡ 중증 화상환자의 급여부분 본인부담 5% 적용한다.

※ 중증질환자란?
국민건강보험공단에서 치료비가 많이 들어가는 질환(암, 뇌혈관질환, 심장질환, 희귀난치성질환, 중증화상) 등록을 받은 환자로 중증환자 혜택을 받으려면 진료받고 있는 병원에서 '건강보험 산정특례 등록신청서'를 발급받아 공단에 신청하면 된다.

3) 의료비 산출의 기초가 되는 의료수가

의료수가란 병원에서 행하는 모든 의료행위(진료, 입원, 수술 등)에 대한 가격을 말하며 의료비 지불 방법에 따라 행위별 수가제와 포괄수가제로 나뉘어져 있다.

(1) 행위별 수가제(Fee For Service)

의료인이 제공하는 진료 행위마다 가격을 책정하고 진료에 소요되는 약제 또는 재료비를 별도로 산정해 진료비를 지급하는 제도이다.

(2) 질병군별 포괄수가제(DRG : Diagnosis Related Group)

환자가 병원에 입원하여 퇴원할 때까지 진료받은 모든 의료행위(진찰, 검사, 주사제, 수술 등)에 대해 진료 종류나 양에 관계없이 병원별로 입원일수에 따라 질병군별로 미리 정해진 일정 진료비만 부담한다.

※ DRG 적용대상 질병군
현재 우리나라는 4개 진료과에 7개 질병군에 대한 입원치료에 적용하며 '13년 7월부터 모든 의료기관에 확대했다.
- 안과 : 수정체 추출(백내장 수술)
- 이비인후과 : 편도 및 아데노이드 수술
- 일반외과 : 항문/항문주위수술(치질), 서혜 및 대퇴부 탈장수술, 충수절제술(맹장수술)
- 산부인과 : 자궁 및 자궁부속기 수술, 제왕절개 분만

5. 실손의료비 보장 특약(생 · 손보 표준화 상품)

1) 실손 특약의 종류

(1) 종합입원형/종합통원형 : 질병, 상해로 인한 입원/ 통원 의료비 보장

(2) 질병입원형/질병통원형 : 질병으로 인한 입원/ 통원 의료비 보장

(3) 상해입원형/상해통원형 : 상해로 인한 입원/ 통원 의료비 보장

2) 실손의료비 보장내역

(1) 종합입원형

지급사유	지급사유 질병 또는 상해로 인하여 병원에 입원하여 치료를 받는 경우
지급금액	[입원실료 / 입원제비용 / 입원수술비] 요양급여 또는 의료급여 중 '본인부담금'과 '비급여(입원시 실제 사용병실과 기준병실과의 병실료 차액 제외)부분'의 합계액 중 90% 해당액을 보상(단, 10% 해당액이 계약일 또는 매년 계약해당일로부터 연간 200만원 초과하는 경우 그 초과금액은 보상) [상급병실료 차액] 입원시 실제 사용병실과 기준병실과의 병실료 차액 중 50%를 공제한 후의 금액을 1일 평균금액 10만원 한도로 보상
보상한도	하나의 질병 또는 하나의 상해로 최초 입원한 날로부터 365일까지 5,000만원 한도로 보상 (단, 최초 입원일로부터 365일을 넘어 입원시 90일간의 보상 제외기간이 지나야 새로운 질병 또는 상해로 간주)

용어 정리

- 상급병실 : 해당 요양기관의 건강보험급여대상 기준 병실보다 상위
  예) A병원의 기준병실이 6인실이라면 상급병실은 1~5인실을 말함
- 1일 평균금액 : 입원기간동안 상급병실료 차액 중 50%를 총 입원일수로 나누어 산출한 금액
- 하나의 질병 또는 상해 : 발생 원인이 동일한 질병 또는 상해로 질병 또는 상해 치료중에 발생된 합병증 또는 새로이 발견되어 치료가 병행되거나 의학상 관련이 없는 여러 종류의 질병을 갖고 있는 상태에서 입원한 때에도 하나의 질병 또는 상해로 간주한다.

예시 1) 입원의료비 지급금액 산출

○○○씨는 대장암 수술을 받고 회복관리중에 뇌경색이 발생하여 수 차례 입원치료를 받았다. 입원의료비 지급금액의 산출은?

[의료비 발생 내역]

- 2012.4.1~4.10 : 대장암으로 입원 1,000만원

- 2012.7.1~7.10 : 대장암으로 입원 4,000만원
- 2012.11.1~11.10 : 뇌경색으로 입원 500만원
- 2013.2.1~2.10 : 뇌경색으로 입원 1,000만원

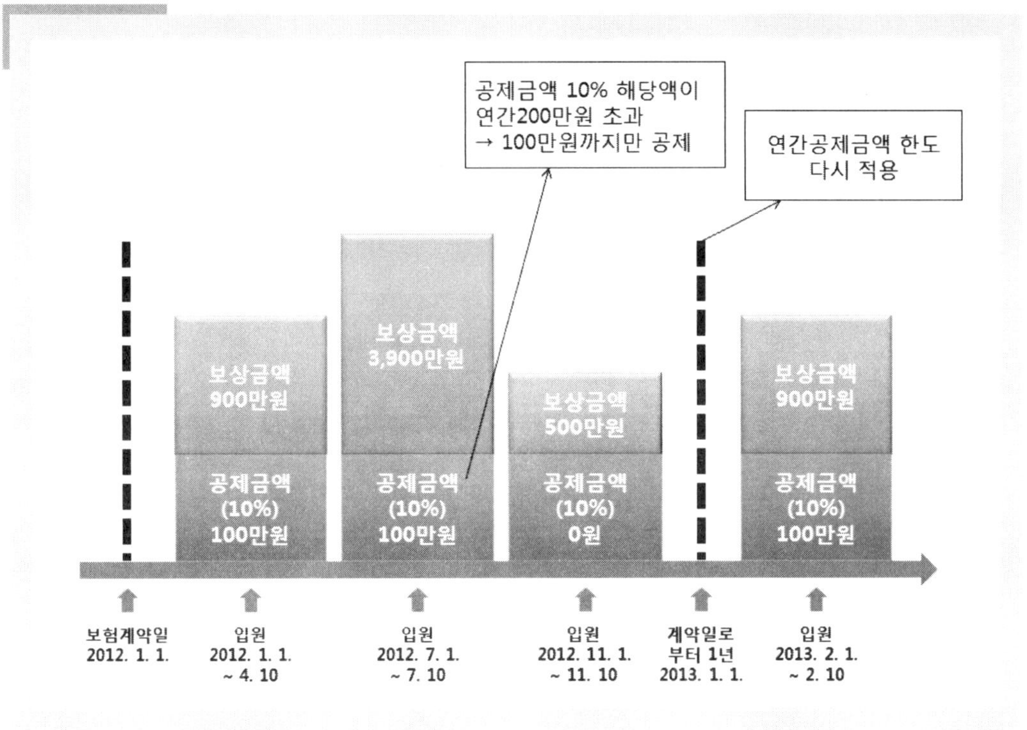

※ 입원의료비 지급금액 = 총 본인부담금의 90% 해당액
- 질병별 5천만원 한도 적용
- 공제금액 10% 해당액이 연간 200만원 초과시 초과금액 보장

예시 2) 상급병실료 차액

○○○씨는 총 10일 입원(상급병실 5일 사용+기준병실 5일 사용)한 후 퇴원하였고, 입원비 영수증이 아래와 같다면 상급병실료 차액에 대한 보상금액은?

소재지	급여	비급여
본인부담금	4만원	100만원
공단부담액	16만원	-
입원료	20만원	100만원

※ 입원료(급여) : 2만원(1일) × 10일 = 20만원

상급병실료 차액 보상금액 계산 Flow	계산
1.상급병실과 기준병실과의 병실료 차액	100만원(입원비영수증에 제시된 비급여입원비)
2.상급병실료 차액 1일 평균금액	(100만원 × 50%)(주1) / 입원입수(주2) 10일 = 5만원
3.상급병실료 차액(보상금액)	1일 평균금액 5만원 × 입원일수(10일) = 50만원

(주 1) 상금병실료 차액은 입원시 실제 사용병실과 기준병실과의 병실료 차액 중 50%를 공제한 금액을 말합니다.

(주 2) 입원일수 계산시 상급병실 뿐만 아니라 일반병실 입원일수를 합산하여 계산하며, 이때 퇴원일은 포함하지 않습니다.

예시 3) 입원의료비 보상한도

53세 ○○○씨는 뇌졸중으로 쓰러져 수술 및 약물치료, 재활치료 등을 받으며 500일간 입원하다가 최근에 퇴원했습니다. 장기간의 입원의료비를 모두 보상받을 수 있을까요?

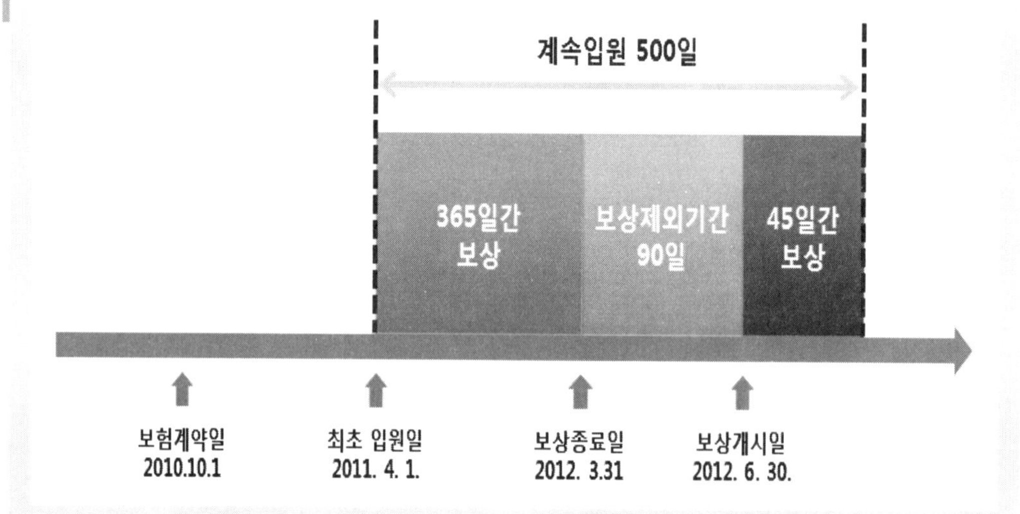

※ 보상기간
- 하나의 질병 또는 하나의 상해로 최초 입원일로부터 365일간 보상하고, 90일간의 보상제외기간 이후 나머지 45일간 보상

※ 계속 입원중 보험기간 만료시 보장기준
- 보험기간 종료일로부터 180일까지 보장

보상기준 Q&A

▶ 해외진료비 : 모두 보장하지 않음
- 국민건강보험의 보충형이어서 해외 소재 의료기관에서 발생한 의료비는 제외됩니다.

▶ 치과치료, 한방치료 : 비급여 의료비는 보장하지 않음
- 비급여 항목은 직접적인 치료보다 예방과 보신(보양)의 목적이 더 커서 제외됩니다. (단, 급여부분 본인부담금의 90% 보장)

▶ 성병은 본인부담 총액의 90% 보장
- 단, HIV감염으로 인한 치료비는 보장하지 않으나 의료인이 진료상 또는 치료 중 혈액에 의해 감염된 경우 이를 객관적으로 확인하도록 해당기록 제출시 보장됩니다.

▶ 직장 또는 항문관련 질환(치질포함) : 비급여 의료비는 보장하지 않는다.
- 단, 급여부분 본인부담금의 90% 보장

▶ 일반처리(건강보험 미적용), 자동차보험 및 산재보험 적용을 받은 경우 : 본인부담금의 40% 보장
- 단, 통원의료비의 경우 공제금을 제외하고 본인부담금의 40%를 보장하되, 외래는 1회당 20만원, 처방조제비는 1건당 10만원 한도

▶ 다음 항목은 보장에서 제외됩니다.
- 외모개선 목적의 치료로 인하여 발생한 의료비
- 예방접종 및 건강검진, 인공유산, 불임수술, 보조생식술 등
- 안경, 콘텍트렌즈 등 구입비용 및 이를 대체하기 위한 시력교정술
- 보조기(목발, 팔걸이 등)
- 영양제, 종합비타민, 호르몬제 등
- 진료와 무관한 제비용(제증명료 등)

(2) 종합통원형

① 외래

지급 사유	질병 또는 상해로 인하여 병원에 통원하여 치료를 받을 경우
지급 금액	방문 1회당 요양급여 또는 의료급여 중 '본인부담금'과 '비급여 부분'의 합계액에서 병원급별 공제금액을 차감한 금액 ※ 병원 구분별 공제금액 : 의원급(1만원), 종합병원 및 병원급(1.5만원), 상급종합병원(2만원)
보상 한도	방문 1회당 최고 20만원까지 매년 계약 해당일로부터 1년간 180회 한도

용어 정리

- 방문 1회 : 하나의 질병 또는 하나의 상해로 인해 하루에 같은 치료를 목적으로 의료기관에 2회 이상 통원 치료시 1회의 방문으로 간주.
  이 경우 공제금액은 2회 이상 방문한 병원급별 공제금액 중 더 큰 금액을 적용.

예시 1) 통원의료비 지급금액

40세의 ○○○씨는 평소 속이 좋지 않아 동네의원의 A내과에서 내시경을 한 결과 위암이 의심된다는 의사의 소견에 따라 B상급종합병원을 방문하여 당일에 아래와 같은 진료를 받았습니다. 이때 홍길동씨가 받을 수 있는 보상금액은 얼마일까요?

	진료과	진료항목	급여 본인 부담	비급여
A내과의원	내과	진찰료	1만원	-
		수면내시경	3만원	4만원
B내과의원	외과	진찰료	2만원	-
		MRI 촬영	-	60만원
		계	6만원	64만원

▶ 지급 예시

구분	세부 내용
급여본인부담 / 비급여	70만원 (6만원+ 64만원)
계산방법	당일에 같은 치료를 목적으로 진료를 받았기 때문에 1회의 외래로 간주한다. 70만원 - 2만원 (병원급별 공제금액 중 가장 큰 금액) = 68만원
실제보상금액	20만원 (1회 20만원 한도)

예시 2) 통원의료비 보상한도

63세 ○○○씨는 만성 관절염으로 진단받은 후 2년여에 걸쳐서 400회 통원치료를 받았습니다. 장기간의 통원의료비를 모두 보장받을 수 있을까요?

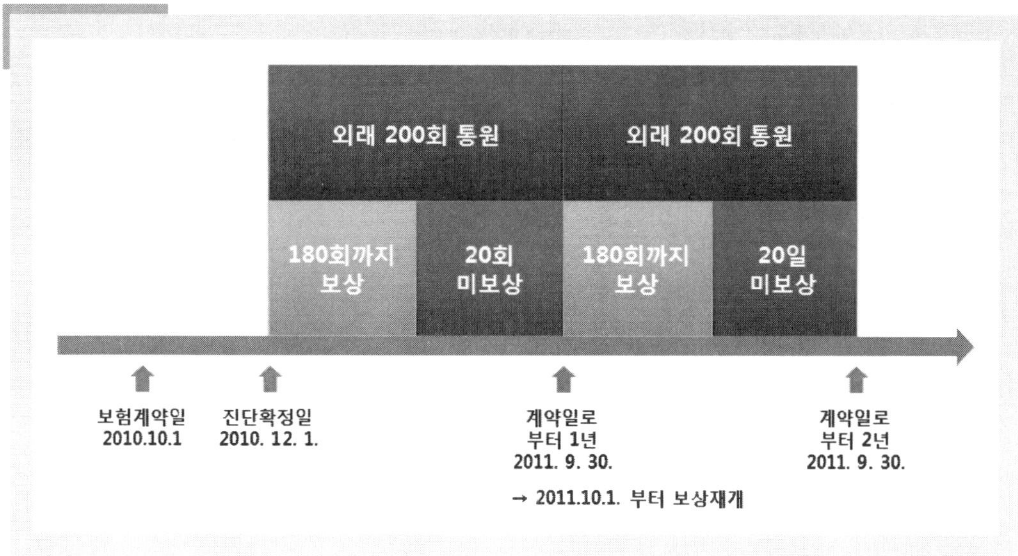

※ 보상한도 : 매년 계약일로부터 1년간 방문 180회 한도

※ 통원 치료중 보험기간 만료시 보장한도 : 보험기간 만료일로부터 180일 이내

- 왜래(통원) : 방문 90회 한도
- 처방조제비 : 처방전 90건 한도

② 처방조제비

지급 사유	질병 또는 상해로 인하여 병원에 통원하여 처방조제를 받은 경우
지급 금액	처방전 1건당 '요양급여 중 본인부담금'과 '비급여 부분'의 합계액에서 8,000원을 차감한 금액
보상 한도	처방전 1건당 최고 10만원까지 매년 계약해당일로부터 1년간 180건 한도

용어 정리

- 처방전 1건 : 하나의 질병 또는 하나의 상해로 인해 하루에 같은 치료를 목적으로 약국을 통한 2회 이상의 처방조제시 1건의 처방전으로 간주

▶ **질병 입원·통원에서 보상하지 아니하는 대상 질병**
- 정신과질환 및 행동장애(F04~F99)
- 여성생식관의 비염증성 장애로 인한 습관성 유산, 불임 및 인공수정관련 합병증(N96~N98)
- 임신, 출산(제왕절개를 포함), 산후기(O00~O99)
- 선천성 뇌질환(Q00~Q04)
- 비만(E66)
- 비뇨기계 장애(N39, R32)
- 직장 또는 항문질환 중 국민건강보험법상 요양급여에 해당하지 않는 부분(I84, K60~K62)

6. 실손보험 심사시 확인 사항

1) 다수보험 가입시 '비례분담'제도

실손의료보장 중복가입시에는 비례 분담제도가 적용됩니다. 실손보험을 여러 건 가입했다 하더라도 보험금의 지급은 보험 건별로 비례 분담하므로 실손보험 가입시 주의해야 한다.

※ 다수보험 가입시 비례보상 산출 예시

[입원의료비 보상책임액 지급 예시]

당사와 B사에 실손의료비를 보장하는 보험 중복 가입후 입원으로 인하여 1,000만원의 의료비가 발생한 경우

구분	가입 금액	회사 부담률	발생 의료비	보상제외 의료비	보상대상 의료비	보상 책임액	비례 분담액
A사	5,000만원	90%	1,000만원	100만원	900만원	810만원	476.5만원
B사	1,000만원	90%		200만원	800만원	720만원	423.5만원

각 계약별 비례부담액

$$= \text{각 계약의 보상대상의료비 중 최고액} \times \frac{\text{각 계약별 보상책임액}}{\text{각 계약별 보상책임액의 합계}}$$

A사 비례부담액 : 900×810 / (810+720) = 476.5만원
B사 비례부담액 : 900×720 / (810+720) = 423.5만원

2) 본인부담금 상한 운영

입원의료비 보상에 있어 '급여부분 본인부담금'과 '비급여(입원시 실제 사용병실과 기준병

실과의 병실료 차액 제외)부분'의 합계액 중 본인이 부담하는 10% 해당액이 계약일 또는 매년 계약해당일로부터 연간 200만원 초과하는 경우 그 초과금액은 보상한다.

3) 3년 갱신형

실손보험은 3년 만기 갱신형이며, 최고 100세까지 보장이 가능합니다. 갱신계약에 대하여 갱신일 현재의 보험료율을 적용하며, 그 보험요율은 나이의 증가, 의료수가의 변동, 위험률의 변동 등의 사유로 인하여 변동될 수 있다.

4) 주보험 보험료납입이 면제되었더라도 실손특약은 면제되지 않는다.

실손보험의 입원, 통원의료비는 향후 의료비용의 증가, 의료수가의 변동 등 보험료 변동요인이 크므로 보험료 납입면제가 적용되지 않습니다. 이는 국민건강보험 및 손해보험의 경우에도 동일하다.

5) 실손보험의 중복 가입 방지를 위해서는 고객의 동의를 얻은 후, 보험계약 정보의 조회가 필요하다.

6) 실손 특약의 소멸

일반적으로 생명보험은 사망 또는 80% 이상 장해시 계약이 소멸되나 실손보장특약의 경우 사망시에만 계약이 소멸되므로 중증장해시에도 보상이 가능하다.

7) 실손보험금 청구시 준비 서류

구분	발급서류	발급처	비고
공통 서류	• 보험금청구서	보험사	수익자가 작성
	• 개인신용정보 제공 및 활용동의서	보험사	타사 가입내역 및 병원확인 등을 위해 반드시 필요하므로 반드시 피보험자, 수익자가 직접 서명
	• 수익자 통장 사본	-	
	• 가족관계증명서 또는 주민등록등본	동사무소	배우자, 자녀 의료비 신청시 주 피보험자와의 관계확인 위해 필요

구분	발급서류	발급처	비고
입원	• 진단서 • 진료비계산서 • 진료비세부내역서	해당 의료기관	20만원 미만시 병명 있는 입·퇴원확인서 등으로 대체가능
외래	• 진료비계산서 · 영수증 (일자별/진료과별 구분)		※ 복사본 가능 ※ 청구서에 병명만 기재 (진단서 대체)
처방 조제	• 약제비계산서 · 영수증 (일자별/진료과별 구분)		

참고사항: 보험사별로 서류나 비용의 차이가 있을 수 있음

※ 실손보험 용어의 정리

용어	정의
의사	의료법 제2조(의료인)에서 정한 의사, 한의사 및 치과의사의 자격을 가진 사람
약사	약사법 제2조(정의)에서 정한 약사 및 한약사의 자격을 가진 사람
의료기관	의료법 제3조(의료기관) 제2항에서 정하는 의료기관이며 종합병원, 병원, 치과병원, 한방병원, 요양병원, 의원, 치과의원, 한의원 및 조산원으로 구분됨
약국	약사법 제2조 제3항 규정에 의한 장소로서, 약사가 수여할 목적으로 의약품 조제업무를 하는 장소를 말하며, 의료기관의 조제실은 제외
병원	국민건강보험법 제40조(요양기관)에서 정하는 국내의 병원 또는 의원(조산원은 제외)
입원	의사가 보험대상자의 질병 또는 상해로 인하여 치료가 필요하다고 인정한 경우로서 자택 등에서 치료가 곤란하여 병원, 의료기관 또는 이와 동등하다고 인정되는 의료기관에 입실하여 의사의 관리를 받으며 치료에 전념하는 것
입원의 정의 중 이와 동등하다고 인정되는 의료기관	보건소, 보건의료원 및 보건지소 등 의료법 제3조(의료기관) 제2항에서 정한 의료기관에 준하는 의료기관으로서 군의무대, 치매요양원, 노인요양원 등에 속해 있는 요양원, 요양시설, 복지시설 등과 같이 의료기관이 아닌 곳은 이에 해당되지 않음
기준병실	병원에서 국민건강보험 환자의 입원시 적용하는 기준이 되는 병실
입원실료	입원치료 중 발생한 기준병실 사용료, 환자관리료, 식대 등을 말함
입원제비용	입원치료 중 발생한 진찰료, 검사료, 방사선료, 투약 및 처방료, 주사료, 이학요법(물리치료, 재활치료)료, 정신요법료, 처치료, 재료대, 캐스트료, 지정진료비 등을 말함
입원의료비	입원실료, 입원제비용, 입원수술비, 상급병실료 차액으로 구성됨
입원수술비	입원치료 중 발생한 수술료, 마취료, 수술재료비 등을 말함

용어	정의
통원	의사가 피보험자(보험대상자)의 질병 또는 상해로 인하여 치료가 필요하다고 인정하는 경우로서, 병원에 입원하지 않고 병원을 방문하여 의사의 관리하에 치료에 전념하는 것
처방조제	의사 및 약사가 피보험자(보험대상자)의 질병 또는 상해로 인하여 치료가 필요하다고 인정하는 경우로서 통원으로 인하여 발행된 의사의 처방전으로 약국의 약사가 조제하는 것을 말함(국민건강보험법 제40조 제1항 제3호에 의한 한국희귀의약품 센터에서의 처방조제 및 의약분업예외지역에서 약사의 직접조제 포함)
외래제비용	통원치료 중 발생한 진찰료, 검사료, 방사선료, 투약 및 처방료, 주사료, 이학요법(물리치료, 재활치료)료, 정신요법료, 처치료, 재료대, 캐스트료, 지정 진료비 등을 말함
외래수술비	통원치료 중 발생한 수술료, 마취료, 수술재료비 등을 말함
처방조제비	병원 의사의 처방전에 따라 조제되는 약국의 처방조제비 및 약사의 직접조제비를 말함
통원의료비	외래제비용, 외래수술비, 처방조제비로 구성됨
요양급여	국민건강보험법 제39조(요양급여)에 의한 가입자 및 피부양자의 질병·부상 등에 대한 다음 각호의 요양급여를 말함 1. 진찰·검사 2.약제·치료재료의 지급 3. 처치·수술 기타의 치료 4. 예방·재활 5.입원 6.간호 7.이송
본인부담금 상한제	국민건강보험법상 요양급여중 연간 본인부담금 총액이 국민건강보험법시행령 별표3에서 정하는 금액을 넘는 경우에 그 초과한 금액을 공단에서 부담하고 있는 제도를 말하며, 국민건강보험관련법령의 변경에 따라 환급기준이 변경될 경우에는 회사는 변경되는 기준에 따름
보상대상의료비	실제 부담액 - 보상제외금액
보상책임액	(실제 부담액 - 보상제외금액) × 회사부담비율
다수보험	실손 의료보험계약(우체국보험, 각종 공제, 상해, 질병·간병보험 등 제3보험, 개인연금·퇴직보험 등 의료비를 실손으로 보상하는 보험·공제계약을 포함)이 동시에 순차적으로 2개 이상 체결되었고, 그 계약이 동일한 보험사고에 대하여 각 계약별 보상책임액이 있는 다수의 실손 의료보험계약을 말함

① 보험금 청구서

■ 피보험자(보험대상자)인적사항

성 명		주민등록번호	
직 장 명		하시는 일	

■ 수익자 정보(예금주/안내대상자) 및 안내 방법 선택

성 명		주민등록번호	
송금계좌정보	• 은행명	• 예금주	• 계좌번호
피보험자와의 관계		안내받으실 e-mail	
연락받으실 휴대전화		자택전화	직장전화
주소(우편수령지)			
문자메시지 안내	☐ 신청 ☐ 미신청	※ 지급심사 단계별 진행사항을 휴대전화 문자로 안내해 드립니다.	
지급지면 안내	☐ 신청 ☐ 미신청	※ '신청' 하신 경우에는 보험업법에 따라 수익자 연락처로 전화를 드리고 '미신청' 하신 경우에는 지급기준에 따라 e-mail 또는 우편으로 안내해 드립니다.	
지급내역 안내	☐ e-mail ☐ 우편 ☐ 전화	※ e-mail 및 전화를 신청하신 경우라도 회사의 사정 등으로 우편 안내로 대신할 수 있음을 알려 드립니다.	

■ 청구세부내용

청구사유(중복선택가능)	☐ 사망 ☐ 장해 ☐ 진단 ☐ 수술 ☐ 입원 ☐ 통원 ☐ 골절 ☐ 기타 ( )	
발 생 원 인	☐ 질병 ☐ 재해 ☐ 기타 ( )	
사 고 내 용	• 사고일시 년 월 일 시 • 사고장소 • 사고경위 • 교통사고 차종 본인차량 상대차량	• 의료실손 청구시 작성 병명 ※외래의료 처방조제비 청구에 한하여 치료병명이 2개 이상인 경우 영수증 상단에도 각각 병명을 기재해 주시기 바랍니다.
타사가입여부	• 보험회사 • 가입건수	• 건 (실손 가입여부 ☐ 예 ☐ 아니오)

20 년 월 일　　　수익자(대리청구시 대리인) : ______________________ (인)

피보험자와의 관계 :

② 진단서

진 단 서

원부대조필 인

병록번호

연번호 주민등록번호

환자의 성명		성별	남·여	생년월일	년 월 일	연령	만 세
환자의 주소					전화 :		
병명 □임상적추정 □최종진단	무릎뼈의 기타 이상 (오스굳씨 병)					한국질병 분류번호 M223	
발 병 일	년 월 일		진 단 일		년 월 일		
향후치료의견	상기병으로 수술을 시행하였으며 수술 후 약 4주간의 안정가료를 요하며, 미발견 증상이나 합병증, 후유증 발생시 추가진단이 가능함						
비 고			용 도				

위와 같이 진단함

발행일 :

의료기관명 :

주소 및 명칭 :

전화 및 FAX :

면허번호 제 호 의사성명 (인)

▶ 진단명, 질병분류코드, 치료내용 등이 확인될 수 있도록 해야 한다. 의사의 면허번호나 의사확인이 정확히 기입되어야 한다.

③ 진료비 계산서 · 영수증

실손의료비는 실제 병원에 지불한 진료비용을 보장하기 때문에 진료비 계산서(영수증)가 필요합니다. 영수증은 금액을 확인할 뿐 아니라 보험 처리 여부(일반, 자동차보험, 산재보험 등), 의료수가 산정방법(행위별, 포괄수가제 등) 등을 자세히 알 수 있으므로 반드시 필요한 서류이다.

[ ]외래 [ ]입원 [( )퇴원( )중간] 진료비 계산서·영수증

환자등록번호	환자성명	진료기간			야간(공휴일)진료
		부터		까지	[ ]야간 [ ]공휴일
진료과목	질병군(DRG)번호	병실	환자구분	영수증번호(연월-일련번호)	

항목			급여: 일부 본인부담 - 본인부담금	급여: 일부 본인부담 - 공단부담금	급여: 전액 본인부담	비급여: 선택 진료료	비급여: 선택진료료 이외	금액산정내용	
기본항목	진찰료							⑦진료비 총액 (①+②+③+④+⑤)	
	입원료							⑧환자부담 총액 (①−⑥)+③+④+⑤	
	식대							⑨이미 납부한 금액	
	투약 및 조제료	행위료							
		약품비						⑩납부할 금액(⑧−⑨)	
	주사료	행위료							
		약품비						⑪납부한 금액: 카드	
	마취료							⑪납부한 금액: 현금영수증	
	처치 및 수술료							⑪납부한 금액: 현금	
	검사료							⑪납부한 금액: 합계	
	영상진단료							납부하지 않은 금액(⑩−⑪)	
	방사선치료료							현금영수증 ( )	
	치료재료대							신분확인번호	
	재활 및 물리치료료							현금승인번호	
	정신요법료								
	전혈 및 혈액성분제제료								
선택항목	CT진단료								
	MRI진단료								
	PET진단료								
	초음파진단료								
	보철·교정료								
65세 이상 등 정액									
정액수가(요양병원)									
포괄수가진료비									
합계			①	②	③	④	⑤		
상한액 초과금			⑥					선택진료 신청	[ ]유 [ ]무

요양기관 종류	[ ]	[ ]	[ ]	[ ]
사업자등록번호		상호		전화번호
사업장 소재지			대표자	[인]

년 월 일

▶ 외래 진료비 계산서의 경우 1일당 요양기관 종별 공제금액과 한도금액이 있기 때문에 합산되어 발급한 영수증인 경우 실손의료비 계산이 불가하다. 반드시 일자별/진료과별 영수증이 필요하다.

④ 진료비 세부내역서

진료비 세부내역서는 진료비가 산정된 구체적인 내용을 기록한 서류로 의료기관은 관련 규정에 따라 환자가 요구하면 최근 5년내 기록에 대해 발급해 주도록 되어 있다. 따라서 보험금 청구한도가 2년이기 때문에 이 기간내 병원에 요청하면 발급이 가능하다.

진료비 상세내역 (전체)

(계산기간 : 2011-11-02 - 2011-11-04)　　출력일자 : 2011/11/04 13:27:56
Page : 1

입원일자 : 2011-11-02　퇴원일자 : 2011-11-04　급여유형 : B0-000　병동 : 036-01

EDI코드	수가코드	수가명	From-To	기본단가	수량	횟수	보험	계산금액	선택진료료
진 찰 료									
AH100	AH100	협의진찰료-외과, 치과	2011-11-03 - 2011-11-04	4,520	1	2	급여	9,040	2,490
총계								9,040	2,490
입 원 료									
AB201	AB203	종합병원1등급간호관리료	2011-11-02 - 2011-11-03	50,990	1	2	급여	101,980	12,120
		1인실	2011-11-02 - 2011-11-03	200,000	1	2	비급여	400,000	0
총계								501,980	12,120
식 대									
Y0000	Y0000	일반식(1식당)	2011-11-02 - 2011-11-04	3,390	1	5	급여	16,960	0
Y1110	Y1110	일반식 영양사, 조리사	2011-11-02 - 2011-11-04	1,670	1	5	급여	8,350	0
	BODJA	보호자식	2011-11-02 - 2011-11-04	5,500	1	2	비급여	11,000	0

▶ 의료비 보상대상 확인 및 약관상 보장하지 않는 항목에 대한 정확한 지급 심사를 하기 위해 필요한 자료이다.

▶ 진료비 계산서에서 질병군(DRG) 번호가 명시되어 포괄수가제로 진료비가 산정된 경우에는 급여항목에 대한 진료비 세부내역이 존재하지 않으므로 비급여 항목에 대한 내역서만 제출하면 된다.

⑤ 입 · 퇴원 확인서

입 · 퇴원확인서

원부대조필 인

병록번호

연번호 주민등록번호

환자의 성명		성별	남	생년월일	1982	연령	28
환자의 주소	경상남도			전 화 : (056)			
입원과	내과	입원기간	2010년 05월 03일 ~2010년 05월 08일 (6 일간)				
병명 □임상적추정 □최종진단	장염 역류성 식도염 십이지장 궤양						
향후치료의견	상기환자는 장염으로 2010.5.3일부터 2010.5.8일까지 본원에서 입원치료함.						
비 고		용 도	보험사제출용				

위 환자는 상기 병명으로 본 병원에 입원하였음을 확인합니다.

발 행 일 : 2010년 05월 08일
의 료 기 관 : 병원
주 소 : 경남
전화 및 FAX :
면 허 번 호 제 호 의사성명 확인

병원장

※본원의 직인이 없으면 무효임

▶ 입원치료를 받을 경우 진단명과 입원기간 등이 확인되는 서류이다.

▶ 진료비 총액이 00만원 미만일 경우에는 진단서 제출 대신에 입 · 퇴원확인서로 대체 가능하다. 단, 금액 및 제출서류는 보험사별로 차이가 있을 수 있다.

⑥ 약제비 계산서 · 영수증

외래에서 진료 후, 약을 처방받았을 경우 약제비가 발생한다.

실손의료비 청구를 위해서는 약국에서 약제비 계산서를 받아 제출하여야 한다.

약제비 계산서·영수증

영수증번호(연월-일련번호)			
환자성명	조제일	투약일수	야간(공휴일)조제
			[ ]야간 [ ]공휴일

항목	급여			비급여
	일부 본인부담		전액 본인부담	
	본인부담금	공단부담금		
약품비				
조제기본료				
복약지도료				
조제료				
관리료				
65세 이상 등 정액				
합계	①	②	③	④

⑤약제비 총액 (①+②+③+④)		납부한 금액	카드	
			현금영수증	
⑥환자부담 총액 (⑤-②)			현금	
			합계	

현금영수증 ( )		*요양기관 임의활용공간
신분확인번호		
현금승인번호		

처방한 요양기관	[ ]의원급 · 보건기관 [ ]병원급 [ ]종합병원 [ ]상급종합병원		
사업자등록번호		상 호	
사업장 소재지			
전화번호		대표자	(인)
년 월 일			

항목별 설명	일반사항 안내
1.일부 본인부담 : 일반적으로 본인부담금은 요양기관의 종별에 따라 30%~50%(의료급여 500원)이나, 환자자격 등에 따라 달라질 수 있습니다. 2.전액 본인부담 : 국민건강보험법 시행규칙 별표 5 또는 의료급여법 시행규칙 별표 1의2에 따라 적용되는 항목으로 건강보험에서 금액을 정하고 있으나 진료비 전액을 환자 본인이 부담합니다.	1.이 계산서 · 영수증에 대한 세부내용은 요양기관에 요구하여 제공받을 수 있습니다. 2.국민건강보험법 제 43조의2 또는 의료급여법 제11조의3에 따라 환자가 전액 부담한 비용과 비급여로 부담한 비용의 타당성 여부를 건강보험심사평가원(1644-2000, 홈페이지:www.nira.or.kr)에 확인 요청하실 수 있습니다. 3.계산서 · 영수증은 소득세법에 따라 의료비 공제신청 또는 조세특례제한법에 따라 현금영수증 공제신청(현금영수증 승인번호가 적힌 경우만 해당합니다)에 사용할 수 있습니다. 다만, 지출증빙용으로 발급된 "현금영수증(지출증빙)"은 공제신청에 사용할 수 없습니다. (현금영수증 문의 126 인터넷 홈페이지: http://현금영수증.kr)

▶ 처방조제비의 경우 1건당 공제금액과 한도금액이 있기 때문에 합산 영수증을 제출할 경우 실손의료비 계산이 불가하다. 반드시 일자별/진료과별 영수증이 필요하다.

제 5 절

민간보험 관련 법령 및 고시

1. 보험계약법(상법 제4편 보험편 총칙/인보험)

1) 통칙

제638조(의의) 보험계약은 당사자 일방이 약정한 보험료를 지급하고 상대방이 재산 또는 생명이나 신체에 관하여 불확정한 사고가 생길 경우에 일정한 보험금액 기타의 급여를 지급할 것을 약정함으로써 효력이 생긴다.

제638조의2(보험계약의 성립) ① 보험자가 보험계약자로부터 보험계약의 청약과 함께 보험료 상당액의 전부 또는 일부의 지급을 받은 때에는 다른 약정이 없으면 30일내에 그 상대방에 대하여 낙부의 통지를 발송하여야 한다. 그러나 인보험계약의 피보험자가 신체검사를 받아야 하는 경우에는 그 기간은 신체검사를 받은 날부터 기산한다.

② 보험자가 제1항의 규정에 의한 기간내에 낙부의 통지를 해태한 때에는 승낙한 것으로 본다.

③ 보험자가 보험계약자로부터 보험계약의 청약과 함께 보험료 상당액의 전부 또는 일부를 받은 경우에 그 청약을 승낙하기 전에 보험계약에서 정한 보험사고가 생긴 때에는 그 청약을 거절할 사유가 없는 한 보험자는 보험계약상의 책임을 진다. 그러나 인보험계약의 피보험자가 신체검사를 받아야 하는 경우에 그 검사를 받지 아니 한 때에는 그러하지 아니하다.

[본조신설 1991.12.31]

제638조의3(보험약관의 교부·명시의무) ① 보험자는 보험계약을 체결할 때에 보험계약자에게 보험약관을 교부하고 그 약관의 중요한 내용을 알려주어야 한다.

② 보험자가 제1항의 규정에 위반한 때에는 보험계약자는 보험계약이 성립한 날부터 1월내에 그 계약을 취소할 수 있다.

[본조신설 1991.12.31]

제639조(타인을 위한 보험) ① 보험계약자는 위임을 받거나 위임을 받지 아니하고 특정 또는 불특정의 타인을 위하여 보험계약을 체결할 수 있다. 그러나 손해보험계약의 경우에 그 타인의 위임이 없는 때에는 보험계약자는 이를 보험자에게 고지하여야 하고, 그 고지가 없는 때에는 타인이 그 보험계약이 체결된 사실을 알지 못하였다는 사유로 보험자에게 대항하지 못한다. 〈개정 1991.12.31〉

② 제1항의 경우에는 그 타인은 당연히 그 계약의 이익을 받는다. 그러나, 손해보험계약의 경우에 보험계약자가 그 타인에게 보험사고의 발생으로 생긴 손해의 배상을 한 때에는 보험계약자는 그 타인의 권리를 해하지 아니하는 범위안에서 보험자에게 보험금액의 지급을 청구할 수 있다. 〈신설 1991.12.31〉

③ 제1항의 경우에는 보험계약자는 보험자에 대하여 보험료를 지급할 의무가 있다. 그러나 보험계약자가 파산선고를 받거나 보험료의 지급을 지체한 때에는 그 타인이 그 권리를 포기하지 아니하는 한 그 타인도 보험료를 지급할 의무가 있다. 〈개정 1991.12.31〉

제640조(보험증권의 교부) ① 보험자는 보험계약이 성립한 때에는 지체없이 보험증권을 작성하여 보험계약자에게 교부하여야 한다. 그러나 보험계약자가 보험료의 전부 또는 최초의 보험료를 지급하지 아니한 때에는 그러하지 아니하다. 〈개정 1991.12.31〉

② 기존의 보험계약을 연장하거나 변경한 경우에는 보험자는 그 보험증권에 그 사실을 기재함으로써 보험증권의 교부에 갈음할 수 있다. 〈신설 1991.12.31〉

제641조(증권에 관한 이의약관의 효력) 보험계약의 당사자는 보험증권의 교부가 있은 날로부터 일정한 기간내에 한하여 그 증권내용의 정부에 관한 이의를 할 수 있음을 약정할 수 있다. 이 기간은 1월을 내리지 못한다.

제642조(증권의 재교부청구) 보험증권을 멸실 또는 현저하게 훼손한 때에는 보험계약자는 보험자에 대하여 증권의 재교부를 청구할 수 있다. 그 증권작성의 비용은 보험계약자의 부담으로 한다.

제643조(소급보험) 보험계약은 그 계약전의 어느 시기를 보험기간의 시기로 할 수 있다.

제644조(보험사고의 객관적 확정의 효과) 보험계약당시에 보험사고가 이미 발생하였거나 또는 발생할 수 없는 것 인때에는 그 계약은 무효로 한다. 그러나 당사자 쌍방과 피보험자가 이를 알지 못한 때에는 그러하지 아니하다.

제645조 삭제 〈1991.12.31〉

제646조(대리인이 안것의 효과) 대리인에 의하여 보험계약을 체결한 경우에 대리인이 안 사유는 그 본인이 안 것과 동일한 것으로 한다.

제647조(특별위험의 소멸로 인한 보험료의 감액청구) 보험계약의 당사자가 특별한 위험을 예

기하여 보험료의 액을 정한 경우에 보험기간중 그 예기한 위험이 소멸한 때에는 보험계약자는 그 후의 보험료의 감액을 청구할 수 있다.

제648조(보험계약의 무효로 인한 보험료반환청구) 보험계약의 전부 또는 일부가 무효인 경우에 보험계약자와 피보험자가 선의이며 중대한 과실이 없는 때에는 보험자에 대하여 보험료의 전부 또는 일부의 반환을 청구할 수 있다. 보험계약자와 보험수익자가 선의이며 중대한 과실이 없는 때에도 같다.

제649조(사고발생전의 임의해지) ① 보험사고가 발생하기 전에는 보험계약자는 언제든지 계약의 전부 또는 일부를 해지할 수 있다. 그러나 제639조의 보험계약의 경우에는 보험계약자는 그 타인의 동의를 얻지 아니하거나 보험증권을 소지하지 아니하면 그 계약을 해지하지 못한다. 〈개정 1991.12.31〉

② 보험사고의 발생으로 보험자가 보험금액을 지급한 때에도 보험금액이 감액되지 아니하는 보험의 경우에는 보험계약자는 그 사고발생후에도 보험계약을 해지할 수 있다. 〈신설 1991.12.31〉

③ 제1항의 경우에는 보험계약자는 당사자간에 다른 약정이 없으면 미경과보험료의 반환을 청구할 수 있다. 〈개정 1991.12.31〉

제650조(보험료의 지급과 지체의 효과) ① 보험계약자는 계약체결후 지체없이 보험료의 전부 또는 제1회 보험료를 지급하여야 하며, 보험계약자가 이를 지급하지 아니하는 경우에는 다른 약정이 없는 한 계약성립후 2월이 경과하면 그 계약은 해제된 것으로 본다.

② 계속보험료가 약정한 시기에 지급되지 아니한 때에는 보험자는 상당한 기간을 정하여 보험계약자에게 최고하고 그 기간내에 지급되지 아니한 때에는 그 계약을 해지할 수 있다.

③ 특정한 타인을 위한 보험의 경우에 보험계약자가 보험료의 지급을 지체한 때에는 보험자는 그 타인에게도 상당한 기간을 정하여 보험료의 지급을 최고한 후가 아니면 그 계약을 해제 또는 해지하지 못한다.

[전문개정 1991.12.31]

제650조의2(보험계약의 부활) 제650조제2항에 따라 보험계약이 해지되고 해지환급금이 지급되지 아니한 경우에 보험계약자는 일정한 기간내에 연체보험료에 약정이자를 붙여 보험자에게 지급하고 그 계약의 부활을 청구할 수 있다. 제638조의2의 규정은 이 경우에 준용한다.

[본조신설 1991.12.31]

제651조(고지의무위반으로 인한 계약해지) 보험계약당시에 보험계약자 또는 피보험자가 고의 또는 중대한 과실로 인하여 중요한 사항을 고지하지 아니하거나 부실의 고지를 한 때에는 보험자는 그 사실을 안 날로부터 1월내에, 계약을 체결한 날로부터 3년내에 한하여 계약을 해지할 수 있다. 그러나 보험자가 계약당시에 그 사실을 알았거나 중대한 과실로 인하여 알지

못한 때에는 그러하지 아니하다. 〈개정 1991.12.31〉

제651조의2(서면에 의한 질문의 효력) 보험자가 서면으로 질문한 사항은 중요한 사항으로 추정한다.

[본조신설 1991.12.31]

제652조(위험변경증가의 통지와 계약해지) ① 보험기간중에 보험계약자 또는 피보험자가 사고발생의 위험이 현저하게 변경 또는 증가된 사실을 안 때에는 지체없이 보험자에게 통지하여야 한다. 이를 해태한 때에는 보험자는 그 사실을 안 날로부터 1월내에 한하여 계약을 해지할 수 있다.

② 보험자가 제1항의 위험변경증가의 통지를 받은 때에는 1월내에 보험료의 증액을 청구하거나 계약을 해지할 수 있다. 〈신설 1991.12.31〉

제653조(보험계약자등의 고의나 중과실로 인한 위험증가와 계약해지) 보험기간중에 보험계약자, 피보험자 또는 보험수익자의 고의 또는 중대한 과실로 인하여 사고발생의 위험이 현저하게 변경 또는 증가된 때에는 보험자는 그 사실을 안 날부터 1월내에 보험료의 증액을 청구하거나 계약을 해지할 수 있다. 〈개정 1991.12.31〉

제654조(보험자의 파산선고와 계약해지) ① 보험자가 파산의 선고를 받은 때에는 보험계약자는 계약을 해지할 수 있다.

② 제1항의 규정에 의하여 해지하지 아니한 보험계약은 파산선고 후 3월을 경과한 때에는 그 효력을 잃는다. 〈개정 1991.12.31〉

제655조(계약해지와 보험금액청구권) 보험사고가 발생한 후에도 보험자가 제650조, 제651조, 제652조와 제653조의 규정에 의하여 계약을 해지한 때에는 보험금액을 지급할 책임이 없고 이미 지급한 보험금액의 반환을 청구할 수 있다. 그러나 고지의무에 위반한 사실 또는 위험의 현저한 변경이나 증가된 사실이 보험사고의 발생에 영향을 미치지 아니하였음이 증명된 때에는 그러하지 아니하다. 〈개정 1962.12.12, 1991.12.31〉

제656조(보험료의 지급과 보험자의 책임개시) 보험자의 책임은 당사자간에 다른 약정이 없으면 최초의 보험료의 지급을 받은 때로부터 개시한다.

제657조(보험사고발생의 통지의무) ① 보험계약자 또는 피보험자나 보험수익자는 보험사고의 발생을 안 때에는 지체없이 보험자에게 그 통지를 발송하여야 한다.

② 보험계약자 또는 피보험자나 보험수익자가 제1항의 통지의무를 해태함으로 인하여 손해가 증가된 때에는 보험자는 그 증가된 손해를 보상할 책임이 없다. 〈신설 1991.12.31〉

제658조(보험금액의 지급) 보험자는 보험금액의 지급에 관하여 약정기간이 있는 경우에는 그 기간내에 약정기간이 없는 경우에는 제657조제1항의 통지를 받은 후 지체없이 지급할 보험

금액을 정하고 그 정하여진 날부터 10일내에 피보험자 또는 보험수익자에게 보험금액을 지급하여야 한다.
[전문개정 1991.12.31]
제659조(보험자의 면책사유) ① 보험사고가 보험계약자 또는 피보험자나 보험수익자의 고의 또는 중대한 과실로 인하여 생긴 때에는 보험자는 보험금액을 지급할 책임이 없다.
② 삭제 〈1991.12.31〉
제660조(전쟁위험등으로 인한 면책) 보험사고가 전쟁 기타의 변란으로 인하여 생긴 때에는 당사자간에 다른 약정이 없으면 보험자는 보험금액을 지급할 책임이 없다.
제661조(재보험) 보험자는 보험사고로 인하여 부담할 책임에 대하여 다른 보험자와 재보험계약을 체결할 수 있다. 이 재보험계약은 원보험계약의 효력에 영향을 미치지 아니한다.
제662조(소멸시효) 보험금액의 청구권과 보험료 또는 적립금의 반환청구권은 2년간, 보험료의 청구권은 1년간 행사하지 아니하면 소멸시효가 완성한다.
제663조(보험계약자등의 불이익변경금지) 이 편의 규정은 당사자간의 특약으로 보험계약자 또는 피보험자나 보험수익자의 불이익으로 변경하지 못한다. 그러나 재보험 및 해상보험 기타 이와 유사한 보험의 경우에는 그러하지 아니하다. 〈개정 1991.12.31〉
제664조(상호보험에의 준용) 이 편의 규정은 그 성질이 상반되지 아니하는 한도에서 상호보험에 준용한다. 〈개정 1991.12.31〉
(손해보험, 해상보험, 운송보험, 책임보험 생략)

2) 인보험

(1) 통칙

제727조(인보험자의 책임) 인보험계약의 보험자는 생명 또는 신체에 관하여 보험사고가 생길 경우에 보험계약의 정하는 바에 따라 보험금액 기타의 급여를 할 책임이 있다.
제728조(인보험증권) 인보험증권에는 제666조에 게기한 사항외에 다음의 사항을 기재하여야 한다. 〈개정 1991.12.31〉
1. 보험계약의 종류
2. 피보험자의 주소·성명 및 생년월일
3. 보험수익자를 정한 때에는 그 주소·성명 및 생년월일
제729조(제3자에 대한 보험대위의 금지) 보험자는 보험사고로 인하여 생긴 보험계약자 또는 보험수익자의 제3자에 대한 권리를 대위하여 행사하지 못한다. 그러나 상해보험계약의 경우

에 당사자간에 다른 약정이 있는 때에는 보험자는 피보험자의 권리를 해하지 아니하는 범위 안에서 그 권리를 대위하여 행사할 수 있다. 〈개정 1991.12.31〉

(2) 생명보험

제730조(생명보험자의 책임) 생명보험계약의 보험자는 피보험자의 생명에 관한 보험사고가 생길 경우에 약정한 보험금액을 지급할 책임이 있다.

제731조(타인의 생명의 보험) ① 타인의 사망을 보험사고로 하는 보험계약에는 보험계약 체결시에 그 타인의 서면에 의한 동의를 얻어야 한다. 〈개정 1991.12.31〉

② 보험계약으로 인하여 생긴 권리를 피보험자가 아닌 자에게 양도하는 경우에도 제1항과 같다. 〈개정 1991.12.31〉

제732조(15세미만자등에 대한 계약의 금지) 15세미만자, 심신상실자 또는 심신박약자의 사망을 보험사고로 한 보험계약은 무효로 한다. 〈개정 1991.12.31〉

제732조의2(중과실로 인한 보험사고) 사망을 보험사고로 한 보험계약에는 사고가 보험계약자 또는 피보험자나 보험수익자의 중대한 과실로 인하여 생긴 경우에도 보험자는 보험금액을 지급할 책임을 면하지 못한다.

[본조신설 1991.12.31]

제733조(보험수익자의 지정 또는 변경의 권리) ① 보험계약자는 보험수익자를 지정 또는 변경할 권리가 있다.

② 보험계약자가 제1항의 지정권을 행사하지 아니하고 사망한 때에는 피보험자를 보험수익자로 하고 보험계약자가 제1항의 변경권을 행사하지 아니하고 사망한 때에는 보험수익자의 권리가 확정된다. 그러나 보험계약자가 사망한 경우에는 그 승계인이 제1항의 권리를 행사할 수 있다는 약정이 있는 때에는 그러하지 아니하다. 〈개정 1991.12.31〉

③ 보험수익자가 보험존속중에 사망한 때에는 보험계약자는 다시 보험수익자를 지정할 수 있다. 이 경우에 보험계약자가 지정권을 행사하지 아니하고 사망한 때에는 보험수익자의 상속인을 보험수익자로 한다.

④ 보험계약자가 제2항과 제3항의 지정권을 행사하기 전에 보험사고가 생긴 경우에는 피보험자 또는 보험수익자의 상속인을 보험수익자로 한다. 〈신설 1991.12.31〉

제734조(보험수익자지정권등의 통지) ① 보험계약자가 계약체결 후에 보험수익자를 지정 또는 변경할 때에는 보험자에 대하여 그 통지를 하지 아니하면 이로써 보험자에게 대항하지 못한다.

② 제731조제1항의 규정은 제1항의 지정 또는 변경에 준용한다. 〈개정 1962.12.12, 1991.12.31〉

제735조(양로보험) 피보험자의 사망을 보험사고로 한 보험계약에는 사고의 발생없이 보험기간이 종료한때에도 보험금액을 지급할 것을 약정할 수 있다.

제735조의2(연금보험) 생명보험계약의 보험자는 피보험자의 생명에 관한 보험사고가 생긴 때에 약정에 따라 보험금액을 연금으로 분할하여 지급할 수 있다.

[본조신설 1991.12.31]

제735조의3(단체보험) ① 단체가 규약에 따라 구성원의 전부 또는 일부를 피보험자로 하는 생명보험계약을 체결하는 경우에는 제731조를 적용하지 아니한다.

② 제1항의 보험계약이 체결된 때에는 보험자는 보험계약자에 대하여서만 보험증권을 교부한다.

[본조신설 1991.12.31]

제736조(보험적립금반환의무등) ① 제649조, 제650조, 제651조 및 제652조 내지 제655조의 규정에 의하여 보험계약이 해지된 때, 제659조와 제660조의 규정에 의하여 보험금액의 지급책임이 면제된 때에는 보험자는 보험수익자를 위하여 적립한 금액을 보험계약자에게 지급하여야 한다. 그러나 다른 약정이 없으면 제659조제1항의 보험사고가 보험계약자에 의하여 생긴 경우에는 그러하지 아니하다. 〈개정 1991.12.31〉

② 삭제 〈1991.12.31〉

(3) 상해보험

제737조(상해보험자의 책임) 상해보험계약의 보험자는 신체의 상해에 관한 보험사고가 생길 경우에 보험금액 기타의 급여를 할 책임이 있다.

제738조(상해보험증권) 상해보험의 경우에 피보험자와 보험계약자가 동일인이 아닐 때에는 그 보험증권기재사항중 제728조제2호에 게기한 사항에 갈음하여 피보험자의 직무 또는 직위만을 기재할 수 있다.

제739조(준용규정) 상해보험에 관하여는 제732조를 제외하고 생명보험에 관한 규정을 준용한다.

2. 실손 의료보험 표준화 방안

(금융감독원 보험계리연금실 손해보험팀 · 생명보험팀) http://www.fss.or.kr

1) 개 요

(1) 금감원은 실손 의료보험상품*을 표준화하여 오는 '09년 10월 1일부터 시행하기로 하

였음

＊가입자가 상해 또는 질병으로 입원이나 통원시 부담한 의료비를 보험회사가 보상

① 이는 지난 7월 22일 보험업감독규정이 개정되어 실손 의료보험에 자기부담금 제도가 도입됨에 따라 그 후속조치로 이루어지는 것임(☞ 〈참고 1〉 금융위의 개인의료보험제도 개선방안)

(2) 실손 의료보험상품 표준화는 개정된 감독규정을 반영하여 보장비율을 현행 100%에서 90%로 축소하는 대신

① 구성이 복잡하고 회사마다 제각각인 상품을 단순화하여 소비자의 이해도를 제고하고, 다수 보험에 중복 가입하는 문제를 최소화 하는데 중점을 두었음

② 또한, 종전까지 보장하지 않았던 치질(급여부분) 등 직장・항문 관련 질환 및 치매*를 보장하도록 보험혜택을 확대하는 등의 특징이 있으며 주요 내용은 다음과 같음

＊상해, 질환 등으로 인해 발생한 치매(노화로 인한 자연적 치매는 제외)를 말하며 현행 일부 손보사에서는 보장하고 있음

2) 주요 내용(☞ 〈참고 2〉 현행 실손 의료보험상품 손・생보 비교표)

(1) **(유형)** 상해(입/통원)형, 질병(입/통원)형, 종합(입/통원)형 등 3개 유형으로 대분류하고 총 6종류의 상품별 조합이 가능

(2) **(입원)** 최고 5천만원 보장한도 이내에서 사고(질병)당 연간 한도방식*으로 운영(☞ 〈참고 3〉 입원/통원 보장한도 설정 이유 참조)

＊사고(질병)일로부터 365일을 연단위로 설정하여 자기부담금 공제

(3) **(통원)** 최고 일당 30만원 보장한도* 이내에서 외래는 연간 180회(방문)까지, 약제비는 건당 180회(처방전)까지 보장**

＊ 보장한도는 회당 외래비와 건당 약제비를 합산하여 계산

＊＊ 보험기간 중 발생한 사고에 대하여는 보험기간 종료 후 180일 이내에 외래는 회당 90회, 약제비는 건당 90회 보장

① 다만, 입원 및 통원의 최고 보장한도를 초과하는 상품은 신고상품으로 운영 가능(☞ 〈참고 3〉 최고 보장한도 설정이유)

(4) **(상급병실료 차액)** 기준 병실과 관계없이 50% 보장하되 최대 1일 평균입원일당 10만원 한도 적용

(5) **(해외 진료비)** 해외 진료비는 별도 특약으로 개발하여 보장

(6) **(상해/재해)** 용어를 '상해'로 일원화하고 보장범위 및 요건을 통일하며 상해등급(직업)

별 기준을 적용

(7) **(면책범위)** 치질(급여부분) 등 직장·항문 질환 의료비, 치매* 등을 보장손해로 확대하고 구체적 열거방식으로 일원화

* 노화로 인해 자연적으로 발생한 치매를 제외하고 상해, 질환 등으로 인해 발생한 치매는 모두 보장

(8) **(특정담보)** 면책사항을 별도의 특약 형태로 보장하는 상품은 자율적으로 개발하여 운영할 수 있음

(9) **(명칭/공시)** 실손 의료보험상품에는 '실손 의료비'를 반드시 명기하고, 회사별 비교를 위해 별도 공시기준을 마련

(10) **(보험료)** 회사별 경험통계가 다르고 상품별로 보험개발원의 참조순보험요율의 차이가 있지만

① 보장비율 축소 및 자기부담금 적용 등으로 인해 대략 10% 내외의 보험료가 인하되는 효과가 발생할 것으로 예측됨

3) 기대 효과

(1) 이번 표준화 방안으로 소비자는 보험상품을 쉽게 이해하여 비슷한 담보의 여러 보험에 다수 가입하던 문제를 최소화할 수 있게 되는 한편

① 그 밖에 보장한도 확대 경쟁에 따른 피해를 예방하고 의료이용 과다로 인한 공보험(건강보험) 및 민영보험의 재정건전성 악화 가능성을 차단하는 긍정적인 효과를 기대함

4) 향후 계획

(1) 의견수렴 절차를 거쳐 실손 의료보험 표준약관* 제정 등의 준비작업을 조속히 마무리하여 오는 10월부터 모든 회사가 표준상품을 판매하는데 지장이 없도록 할 계획임

* 보험업감독업무시행세칙의 별표 내용으로서 보험회사는 상품을 개발할 경우 표준약관을 준용하여야 하며, 표준약관과 다른 내용(예컨대, 입원 보장한도의 상향)이 포함될 경우에는 금감원에 신고하여 운영이 가능함

〈참고 1〉

금융위의 개인의료보험제도 개선 방안

1 **(원칙)** 실손 의료보험에 자기부담금 제도 도입 (감독규정 중「보험상품 제출기준*」편을 개정)

☞ 7.16 금융위 의결

ㅇ 일정 수준 이상의 자기부담금이 포함되지 않는 상품은 신고상품*으로 분류하여 금감원 사전 심사를 통해 엄격 운용

* 제출상품 : 판매 후 제출, 신고상품 : 판매 전 신고

〈자기부담금 제도 비교표〉

구 분	현 행	개 정
입 원	전액 보장	90% 보장(10% 공제)
자기부담한도	없 음	연간 200만원(초과시 전액 보장)
보장 제외	항문질환, 치과 등	항문질환, 치매 보장
외 래 (1회당/1일당)	5천원~1만원 공제 (보험사 자율)	• 의원 : 1만원, 병원 : 1.5만원, 종합전문병원 : 2만원 공제
약 제 비 (1건당)		• 8천원 공제

ㅇ 개정 규정은 8.1일부터 시행하되 실손 의료보험을 단순·표준화하는데 걸리는 시간을 감안하여 9.30일까지는 경과조치*를 설정

* 100% 보장 ⋮ 100% 보장 (3년 후 90%로 축소) ⋮ 90%만 보장

8.1 10.1

2 **(예외)** 해외 소재 의료기관 및 개정 규정 시행일 이후의 부활계약은 100% 보장이 가능하도록 예외 인정

※ 실손 의료보험상품의 손·생보 비교

구분	내 용	현 행		표준안
		손 보	생 보	
유형 분류	▸상품유형 ①상해·질병·입원·통원 ②질병형·상해형·종합형 ③입원형·통원형 ▸상해등급 적용 여부	•상해입원·상해통원·질병입원·질병통원 •상해의료비 •질병입원의료비 •적용	•질병형(입·통원) •종합형 (질병+상해 입·통원) •해당사항 없음	①상해(입원·통원)형 ②질병(입원·통원)형 ③종합(입원·통원)형 •적용
입원 통원	▸상품구성 ▸입원한도 ▸입원한도 산출방식 ▸상급병실차액(개인) ▸통원(외래+약제비) 한도 ▸통원한도 산출방식 ▸갱신주기 ▸병원급별 공제금액	•입원 + 통원 •천만원~1억 한도 •사고당 입원 한도 •50%(상해의료비는 100%가능) •10만원~50만원 •일당 통원 한도 •3년/5년, 歲만기 •해당사항 없음	•입원 + 외래 + 약제비 •3천만원~5천만원 한도 •연간 입원 한도 •50%(1일 평균 8만원 한도) •15만원/20만원 •회당 외래·약제비 한도 •3년 자동갱신 •적용	•입원+외래+약제비 •5천만원 한도 •사고당 입원 한도 •50%(1일 평균 10만원 한도) •30만원 한도 •회당 외래·약제비 한도 •자율 운용 •적용
보장 범위	▸용어(상해/재해) ▸재해분류표 적용 ▸해외진료비 보장여부 ▸국민건강보험 미적용시 ▸면책사항 (치매, 한방, 치과, 비뇨기과, 산과, 선천성질환, 치질 등)	•'상해' 용어 사용 •해당사항 없음 •40% 보장 •40% 보장(회사별 의료비 기준) •회사별 면책범위 상이 (포괄적 열거주의)	•'재해' 용어 사용 •적용 •해당사항 없음 •본인부담의료비의 32% •회사별 면책범위 상이 (구체적 열거주의)	•'상해'로 통일 •적용 안함 •보장 안함 •40% 보장 •보장 : 치매, 한방(급여), 치과(급여), 치질(급여)
운영 방식	▸주계약/특약 운용여부 ▸보장기간 ▸공시방법 ▸상품명 ▸특정 담보 의료비 보장 ▸적립금 대체납입 방식	•특약형(방카는 주계약) •최대 100세 •별도 공시기준 없음 •일부 '의료보험' 사용 •교통, 화재상해 등 다수 •운용 중	•특약형(일부는 주계약) •80세/100세(일부 종신형) •별도 공시기준 없음 •'의료'/'의료비' 사용 •선천이상 입원 등 소수 •해당사항 없음	•자율 운용 •자율 운용 •별도 공시기준 마련(협회) •'실손 의료비' 명기 •면책사항만 담보 가능 •자율 운용
요율	▸요율사출	•자사율 (회사별 경험통계 적용)	•자사율 (국민건강보험통계 적용, 일부는 경험통계 적용)	•자율 운용

제2장

자동차보험 제도

제 1 절

자동차보험의 이해

1. 자동차보험의 구성

자동차보험은 교통사고나 차량 도난으로 발생한 손해를 보상해 주는 보험이다. 보험가입자는 보험료를 지불하고 보험사는 약관에 따라 사고 보상금을 지급하기로 약속하는 하나의 계약이다. 자동차보험은 보험가입자의 배상책임손해, 상해치료비, 차량수리비 등을 보상하며 각 담보별 내용은 아래와 같다.

1) 대인배상 I (책임보험)

자동차보험에서 이 담보는 자동차손해배상보장법에 의해 차량 소유자가 의무적으로 가입해야 하고 보통 책임보험으로 차를 소유, 사용, 관리하던 중 남을 다치게 하거나 죽게 할 경우 보상한다. 차량 소유자 본인 및 운전자 본인과 그 가족은 이 담보에서 보상하지 않는다. 이 담보의 가입금액은 법으로 정해져 있으며 차량 소유자가 이 담보를 가입하지 않으면 처벌을 받게 된다.

2) 대인배상 II

자동차보험에서 이 담보는 차를 소유, 사용, 관리하던 중 남을 다치게 하거나 죽게 할 경우 대인배상 I (책임보험)에서 보상하는 금액으로는 피해 보상에 충분치 않으므로 그 부족한 부분을 채우기 위해서 가입한다. 또한 이 담보는 피해자가 손해배상 소송을 걸어오더라도 법률적인 방어비용도 보상한다. 이 담보의 가입금액은 5천만원부터 무한까지 다양하지만, 운전자가 교통사고처리특례법의 형사처벌 면제 혜택을 받으려면 무한으로 가입하여야 한다. 이 담보는 차량 소유자가 법적으로 가입할 의무는 없다.

3) 대물배상

자동차보험에서 이 담보는 차를 소유, 사용, 관리하던 중 남의 재물(예: 차량, 담장, 가게, 가로등)을 멸실, 파손 또는 오손하는 경우 보상한다. 차량 소유자 본인 및 운전자 본인과 그들의 가족이 소유한 재물 손해는 이 담보에서 보상하지 않는다. 이 담보의 가입금액은 1천만원 이상 무한까지 다양하지만 보통 2천만원을 가장 많이 선택하고 있다. 법에 따라 2005년 2월 21일 이후에 종료되는 자동차보험을 가입할 때는 의무적으로 가입해야 한다.

4) 자기 신체사고

자동차보험에서 이 담보는 차를 소유, 사용, 관리하는 동안에 생긴 사고로 인하여 피보험자, 운전자 및 그들의 가족이 상해를 입었을 경우 보상한다. 보험사는 매번 사고에 대하여 사망보험금, 부상보험금, 후유장해보험금 등을 가입금액 한도 내에서 지급한다. 이 담보의 가입금액은 1사고당 1천5백만원부터 1억원까지 다양하며 자신에 맞는 경제 형편에 따라 선택하고 있다. 이 담보는 차량 소유자가 법적으로 가입할 의무는 없다.

5) 무보험차 상해

자동차보험에서 이 담보는 피보험자 및 그 배우자의 부모, 자녀, 운전자가 무보험 차량이나 뺑소니 차량에게 죽거나 다쳤을 때 가입금액 한도 내에서 보상한다. 이 담보는 차량 소유자가 법적으로 가입할 의무는 없다.

6) 자기차량손해

자동차보험에서 이 담보는 차를 소유, 사용, 관리하는 동안에 타차 또는 타물체와 충돌, 접촉, 추락, 전복 또는 차량의 침수, 화재, 폭발, 낙뢰, 날아온 물체, 떨어지는 물체, 풍력, 자동차 전부의 도난 등으로 인한 손해를 보상한다. 사고 보상시 차량 소유자가 스스로 부담할 금액을 설정할 수 있으며 이 금액을 높이면 보험료를 할인받을 수 있다. 이 담보는 차량 소유자가 법적으로 가입할 의무는 없다.

위와 같이 자동차보험은 6가지의 상이한 담보가 종합되어 있다. 보험기간은 기본적으로 1년만기로, 보험기간이 종료되기 전에 가입보험사는 갱신 보험료를 안내하며, 그 다음해에는 사고여부에 따라 변경된 보험료를 지불하고 자동차보험을 가입해야 한다. 자동차보유자는 책임보험(대인배상Ⅰ) 등에 가입하는 것 외에 자동차의 운행으로 다른 사람의 재물이 멸실되거나 훼손된 경우 사고 1건당 1천만원의 범위에서 피해자에게 발생한 손해액을 지급하는 보험

(대물배상보험)에 가입해야 한다(「자동차손해배상 보장법」 제5조제2항 및 「자동차손해배상 보장법 시행령」 제3조제3항).

2. 자동차보험의 법적성질

자동차종합보험의 각 보상항목의 법적 성질이 손해보험인지 아니면 인보험인지 여부를 정확히 파악해야만 적절한 피해구제를 받을 수 있다.

보상항목	보험의 종류
대인배상 I (책임보험)	손해보험
대인배상 II	손해보험
대물배상	손해보험
자기신체사고보험 *사망보험과 후유장해보험	인보험의 일종(상해보험) 정액급부형 상해보험
무보험차상해보험	인보험의 일종(손해보험형 상해보험)
자기차량손해	손해보험

1) 자기신체사고보험과 무보험차상해보험

이 두 개의 보험은 급격하고도 우연한 외래 사고로 자동차보험의 피보험자 자신의 생명, 신체에 관하여 손상을 입은 경우에 이를 담보하는 상해보험이라는 점은 동일하나, 자기전체사고보험은 정액급부형 상해보험으로서(사망과 후유장해의 경우) 실손해와는 무관하게 약관에 정한 보험금이 지급되어야 한다는 점에서, 무보험차상해보험은 손해보험형 상해보험으로서 상해보험이지만 실손해를 전부보상해야 하는 상해보험이라는 점에서 두 개의 보험이 근본적으로 다르다.

2) 교통사고와 자동차보험과의 관계

원칙적으로 교통사고의 피해자와 가해자 사이에서는 자동차보험의 가입여부가 문제가 될 것은 없다. 그 이유는 교통사고의 피해자는 자동차보험에 관계없이 가해자로부터 모든 손해를 배상받으면 되기 때문이다. 그러나 교통사고의 가해자가 자동차종합보험에 가입함으로써 가입한 보험회사는 교통사고의 피해자에게 가해자를 대신하여 교통사고로 인한 손해를 보상해 줄 의무가 생기고, 또한 피해자는 피해자의 보험자에 대한 직접적 청구권을 규정한 상법

제724조 제2항의 규정에 따라 보험회사에 대하여 직접 손해배상을 구할 수 있게 되는 것이어서 비로소 피해자와 가해 차량이 가입한 자동차보험과 관련성을 가지게 된다.

(1) 자동차보험 표준약관

대인배상Ⅰ, 대인배상Ⅱ, 대물배상의 보상책임 내용 보험회사는 피보험자가 보험증권에 기재된 피보험자동차를 소유, 사용, 관리하는 동안 생긴 피보험자동차 사고로 인해 남을 사망하게 하거나 다치게 한 경우와 남의 재물을 멸실, 파손 또는 오손하는 경우 법률상 손해배상책임을 짐으로써 입은 손해를 보상한다.

(2) 상법 제724조 제2항

제3자는 피보험자가 책임을 질 사고로 입은 손해에 대하여 보험금액의 한도 내에서 보험자에게 직접 보상을 청구할 수 있다. 그러나 보험자는 피보험자가 그 사고에 관하여 가지는 항변으로써 제3자에게 대항할 수 있다.

3) 보험금 청구와 지급

피보험자는 각 담보별로 다음의 경우 보험금 지급을 청구할 수 있다.

보상항목	보상 내용
대인배상Ⅰ 대인배상Ⅱ 대물배상	대한민국 법원에 의한 판결의 확정, 재판상의 화해, 중재 또는 서면에 의한 합의로 손해액이 확정되었을 때
자기신체 사고	사망보험금의 경우에는 피보험자가 사망한 때 부상보험금의 경우에는 피보험자의 상해등급 및 치료비가 확정된 때 후유장해보험금의 경우에는 피보험자에게 후유장해가 생긴 때
무보험자동차에 의한 상해	피보험자가 무보험자동차에 의해 생긴 사고로 죽거나 다쳤을 때
자기차량 손해	사고가 발생한 때 (단, 피보험자동차를 도난 당한 경우에는 도난사실을 경찰관서에 신고한 후 30일이 지난 때에 청구할 수 있다. 만일 경찰관서에 신고한 후 30일이 지나 보험금을 청구하였으나 피보험차량이 회수된 경우 보험금지급 또는 피보험차량 반환 여부는 피보험자의 의사에 따른다.)

☞ 대인배상Ⅰ, 대인배상Ⅱ, 대물배상의 경우, 피보험자는 자동차보험계약에 따라 보험회사에 대하여 보험금을 청구하는 것이고, 피해자는 상법 제724조 제2항이 있기 때문에 위 상법규정에 따라 보험회사에 대하여 직접 손해배상(보험금을 청구하는 것이 아님)을 청구할 수 있다.

제 2 절

자동차보험의 진료수가 및 심사개요

1. 자동차보험 진료비 수가의 변천사

1) 자동차 사고의 성질

자동차의 이용이 증대됨에 따라 자동차 사고가 개인 및 사회에 미치는 영향은 커지고 있다. 자동차는 이동의 신속성과 편리성 등의 혜택을 주지만 또 한편으로는 인적, 물적, 배상책임 등의 다양한 리스크를 발생시킨다. 특히, 자동차의 보급이 급격히 확대됨에 따라 자동차 사고 리스크는 어느 특정 개인에 국한된 리스크(particular risk)가 아니라 사회 전반에 영향을 미치는 근본리스크(fundamental risk)의 성격을 지니게 되었다.

이에 따라 자동차 사고를 효율적, 효과적으로 예방하거나 사후적으로 관리하기 위한 여러 장치 및 방법이 선진국에서 발전되어 왔다. 이 중 자동차보험 제도는 가장 대표적인 리스크 관리 방법 중 하나라고 볼 수 있다. 우리의 경우도 자동차 보급 대수가 1,500만대를 넘어 자동차가 생활의 필수재가 되면서 자동차보험에 대한 수요가 크게 증대되었으며, 이와 더불어 자동차보험 제도가 개선 발전되어 왔다.

2) 자동차 사고의 관리 필요성

1937년 1월 자동차보험이 시작된 후 지금까지 우리의 자동차보험 제도는 상품개발의 자율성, 피해자에 대한 실질적 보상과 신속한 보상, 계약자간 공평성을 도모하고, 도덕적 해이 및 보험사기의 방지 등을 개선하면서 발전되어 왔다. 특히, 가격자유화와 더불어 상품 개발의 자율성이 보장되면서 우리의 자동차보험 제도가 선진화되는 계기를 마련하였다. 또한 2005년 2월 22일부터 대인배상의 보상한도 증액으로 피해자에 대한 실질적 보상이 이루어지게 되었고, 보험회사간 경쟁 제고로 보상서비스의 수준 역시 향상되고 있는 실정이다. 하지만 우리보다 자동차보험 제도가 선진화된 국가에 비해 아직 개선되지 못한 점이 많이 있는 것도 우리의 현실로 특히, 요율 측면에서 충분성(adequacy)의 문제, 요율의 공평한 차별(fair discrimination)이 이루어지지 못해 발생하는 도덕적 해이, 진료수가의 불합리성으로 인한 보험사기와 이에 따른 보험금의 누수현상 등 개선하여야 할 사항이 많이 있다.

2. 자동차보험 진료수가 문제점

1) 진료수가 체계의 변동 경과

1970년대에는 자동차보험의 진료수가 수준이 정하여지지 않아 일정한 기준 없는 상태에서 일반수가를 적용함으로써 지역별, 병원별로 수가의 차이가 상당했다. 이에 1982년 한국자동차보험(주)이 표준의료수가를 만들었으며 의원급은 동 수가를 적용하고, 종합병원급은 당해 의료기관이 정한 일반수가에서 10% 할인된 금액으로 보험회사에 청구하는 관행으로 이루어져 왔다. 하지만 이후 진료수가의 인상이 이루어지지 않아 의사회가 1989년 5월 보험사업자에게 일괄 계약해지 통보하고 의료기관이 임의로 정한 일반수가로 보험회사에 청구하기 시작했다.

이후 의료업계와 보험업계간의 분쟁은 격화되었는데, 환자의 진료를 거부하거나 피해자에게 직접 진료비를 징수하는 등의 현상이 발생하였다. 이로써 자동차보험 피해자 보호가 제대로 이루어지지 못하고, 자동차보험 진료수가는 심각한 사회문제가 되었으며, 자동차보험의 법정 단일수가 제정의 필요성이 높아졌다. 이에 따라 재무부, 보건사회부, 교통부 등 관련 정부부처 및 양업계간 5여년간에 걸친 협의과정 끝에 1995년도에는 「교통사고 피해자가 의료기관에서 진료를 받는 경우에 적용하는 의료보수」가 제정(건설교통부고시 제1995-199호, 1995. 6.12)되었다. 이로써 자동차 사고 피해자에 대한 법정단일수가가 1995년 8월에 처음으로 만들어지게 되었다.

그러나 동 고시는 진료항목별 의료보수의 산정방법과 가산율의 적용에 관한 사항만을 규정하고 있을 뿐, 진료기준이나 진료비 인정범위·청구 및 지급절차 등 세부기준이 없어 가해자, 피해자, 보험회사, 의료기관간 진료비 부담을 둘러싼 분쟁을 조정, 해소하지 못하였고 진료수가기준 적용에 대한 구속력도 미약하였다.

또한 자동차보험의 가산율이 다른 수가에 비해 높고, 각 의료기관 사이의 가산율 적용의 불균형이 심한 문제가 있었다. 종합전문요양기관인 3차병원의 경우 자동차보험수가는 건강보험 수가에 비해 2배, 산재보험 수가의 1.86배로 높게 적용해 자동차보험의 진료수가가 상대적으로 매우 높았다. 자동차보험 진료수가는 건강보험 수가의 낮은 비현실성을 감안하여 의료기관 종별에 따라 별도의 가산율을 적용하였는데, 각 의료기관 사이의 가산율 적용의 불균형이 심각하였다. 3차 병원, 종합병원, 병원, 의원은 건강보험 수가에 비해 각각 2배, 1.7배, 1.2배, 1.15배 높아 의료기관별 불균형이 심했다.

진료행위뿐만 아니라 약제 및 재료에까지 가산율이 적용되어 자동차보험의 진료수가 수준이 과도하게 높다는 문제점이 지적되어 왔었다. 약제 및 재료에 대해서도 가산율이 의원급보다 대형병원에 높게 적용토록 규정되었고 당시 약재 및 재료에 대한 의료기관별 가산율을 보면 3차병원, 종합병원, 병원, 의원은 건강보험 수가에 비해 각각 1.3배, 1.2배, 1.1배, 1.1배 높았다.

대형병원의 경우 대량 구매로 구입 단가를 낮출 수 있음에도 불구하고 오히려 소규모 병원보다 높은 가산율이 적용되어 역진적인 문제가 제기되어 1995년 8월 법정단일수가가 고시되었지만 이러한 제반 문제점으로 여전히 의료업계와 보험업계간 분쟁은 계속되었다. 이에 1999년 1월 6일 공포 이후 동년 7월부터 시행된 자배법 제13조 제2항에 진료수가의 인정범위, 청구절차 및 지급절차 등이 포함된 「자동차보험 진료수가에 관한 기준」을 건설교통부가 고시토록 규정함으로써 고시의 개정보완을 의무화하였다.

그 당시 자동차보험 진료수가의 개정 고시 내용을 보면, 첫째, 자동차보험 진료수가 가산율을 하향조정하였다. 자동차 사고의 환자 특성이 산재환자와 유사하다고 보고 진료행위에 대한 가산율을 산재보험수가 수준으로 하향조정 하려고 했다. 하지만 갑작스러운 가산율 하향조정은 의료기관의 수입 감소와 교통사고 환자에 대한 기피 등의 문제가 있기 때문에 2001년까지는 산재수가의 가산율과 1999년 당시 자보수가의 가산율의 중간 가산율을 적용하도록 경과조치를 두었다.

〈진료수가의 비교〉

구분	건강보험 수가*	산재 수가	자보수가			
			1995.1.12~ 1999.10.7	1999.10.8~ 2001.10.7	2001.10.8~ 2003.10.7	2003.10.8~ 2003.10.8 이후
3차병원	130	145	260	200	166	145
종합병원	125	137	206	172	150	137
병원	120	121	140	129	123	121
의원	115	115	130	122	117	115

위의 표와 같이 2001년 이후에도 2년간 경과조치를 두어 2003년 10월 8일 이후에는 가산율이 3차병원 45%, 종합병원 37%, 병원 21%, 의원 15%로 되었다. 약·재료대에 대한

가산율은 건강보험 및 산재보험과 달리할 이유가 없어 1999년에 폐지하여 건강보험 수가를 그대로 적용하였다.

둘째, 자동차보험 진료수가의 적용범위를 규정하였다. 교통사고 환자가 의료법에 의한 의료기관에서 진료를 받는 경우 건강보험법령 또는 산업재해보상보험법령 등에 의하여 보험처리 될 수 있는 비용을 제외하고는 모두 진료수가 고시에 의해 진료비가 산정되도록 하였다.

셋째, 자동차보험 진료수가의 인정범위를 규정하였다. 자동차보험 진료수가의 인정범위는 기본적으로 건강보험기준을 준용토록 하였으나, 교통사고 환자의 진료 특성을 감안하여 건강보험기준과 달리 적용할 부분을 별도로 규정하고, 건강보험기준에 규정되어 있지 않는 항목에 대한 진료수가도 별도로 규정하였다.

자동차보험 진료수가는 1995년 8월 법정단일수가의 제정, 1999년 1월 자동차보험 진료수가 개정 고시 등을 통해 과거에 비해 상당히 개선되었다.

2) 진료수가 측면에서의 문제점

현행 자동차보험의 진료수가 역시 앞서 설명된 요율의 경우처럼 형평성 원칙에 위배되는 체계를 가지고 있다. 즉, 건강보험 수가와 자동차보험 수가가 이원화되어 있는 문제점이 있다. 이로 인해 똑같은 두안부골절(머리 골절)상을 입은 환자라 하더라도 건강보험이 적용될 경우는 진료비 평균액이 1,090,425원인데 비해 자동차보험은 평균 5,909,962원으로 5.42배나 높다.

2003년 10월 이후 의료보험 수가는 평균 123인데 비해 자동차보험 수가는 많이 낮아졌지만 130으로 여전히 높다. 우리의 경우는 의료비를 누가 부담하는가에 따라 동일한 의료행위에 대해서 차별적인 수가가 적용되고 있다.

자동차보험의 높은 진료수가보다 더 큰 문제는 자동차보험 진료수가의 불합리성이 보험 범죄 또는 사기를 조장하는 원인을 제공하는데 있다. 즉, 도덕적 해이가 발생하기 쉬운 수가체계를 가지고 있다. 그 결과 자동차보험 적용 환자의 입원율이 건강보험 환자보다 높고, 자동차 환자의 병상 부재율 역시 높게 나타나고 있다. 예를 들어 두안부골절의 경우 건강보험 적용 환자의 입원율은 6.3%에 불과하지만 자동차보험은 91.8%로 무려 15배 정도 높게 나타났다.

2004년 손해보험협회와 손해보험회사가 전국 84개 병·의원을 대상으로 교통사고 부재 환자 실태를 점검한 결과 대상 환자의 31.1%가 소위 말하는 '나이롱 환자'로 파악되었다. 이외에도 자동차보험의 진료비 심사의 전문성이 부족하고 건강보험과 심사체계가 일원화되어 있지 않은 문제점이 있다. 건강보험의 경우는 건강보험심사평가원이라는 진료비 전문 평가시스템이 갖추어져 있으나 자동차보험의 경우는 의학적 지식의 부족 등으로 체계적인 심사시스템이 갖추어지지 못했다.

자동차보급의 대중화와 자동차 리스크의 사회성을 고려해 볼 때 이런 문제는 대다수의 국민이 피해를 당하기 때문에 의료기관과 보험회사의 사안에 국한되는 것이 아니라 전 국민적 문제로 인식되어 자동차보험은 2013.7.1일 진료분부터 자동차보험진료수가 심사 및 조정업무가 건강보험심사평가원으로 위탁되었다.

3. 자동차보험 심사의 법적 근거

1) 자배법 제12조의2(업무의 위탁)

(1) 보험회사등은 의료기관이 청구하는 자동차보험진료수가의 심사·조정업무등을 대통령령으로 정하는 전문심사기관에 위탁

(2) 전문심사기관은 자동차보험진료수가에 관한 기준에 적합한지를 심사

(3) 보험회사등은 전문심사기관의 심사결과에 따라 자동차보험진료수가 지급

☞ 중립적·객관적 심사기관의 심사결과에 대한 구속력 인정전문심사기관의 심사결과를 당연 수용토록하여 심사결과에 대한 의료기관과 보험사간의 분쟁을 방지(법 개정시 의료계 및 보험업계의 의견을 반영)

※ 심사결과에 대한 의료기관과 보험사간 합의 지급 → 당연지급(구속력 인정)

(4) 청구, 심사, 지급, 이의제기 등의 방법·절차 등은 국토교통부령으로 정함

4. 심사업무처리에 관한 규정 주요내용

1) 진료비(수가) 청구 및 지급절차

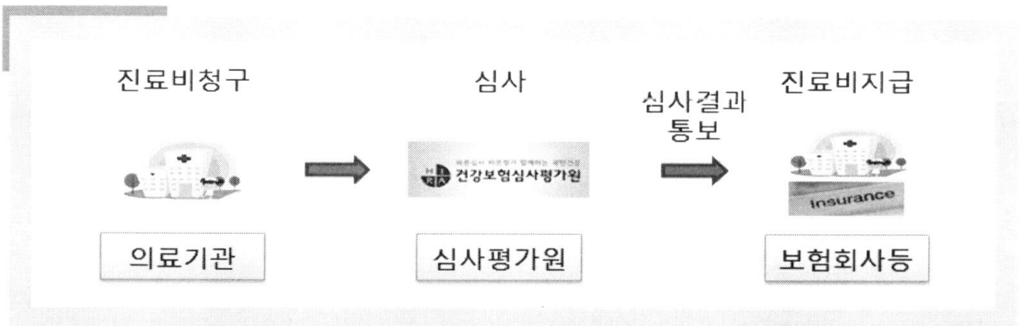

☞ 심사평가원 심사결정에 이의가 있는 의료기관 및 보험회사 등은
- 이의제기: 심사결과 통보일로부터 10일 이내
- 심사청구: 이의제기 결과 통보받은 날로부터 30일 이내('14.2.7시행)

2) 위(수)탁 전·후 주요 변경사항

구분		위탁전	위탁후
청구처		보험회사등의 해당지부	심사평가원(단일창구)
청구매체		주로 서면청구	전자청구(일부기관 예외)
심사		각 보험사별 심사 및 의료기관과 지급액 협의 결정	심사평가원에서 일괄심사 • 의료적 전문성에 기초한 일관성 • 수가 및 급여기준의 투명성 • 전문심사기관 인프라에 의한 체계적 관리
지급		지급청구액 조정협의를 거쳐 지급	심사평가원의 심사결과에 따라 지급
이의제기		없음	의료기관 및 보험사가 심평원에 이의제기
심사청구		보험사만 자동차보험진료수가 분쟁심의회에 심사청구 • 의료기관이 진료수가 기준을 부당하게 적용한 것으로 판단되는 경우 • 의료기관이 지급검토액에 동의하지 않는 경우	의료기관 및 보험사가 자동차보험진료수가 분쟁심의회에 심사청구 • 심평원의 심사결과에 이의가 있는 경우
처리기간	심사	청구일로부터 30일 이내 지급	좌동
	이의제기	없음	심사결과통보를 받은 날로부터 10일 이내 제기 이의제기를 받은 날로부터 10일 이내 처리
	심사청구	지급청구일로부터 60일 이내에 분쟁심의회에 심사청구	이의제기 결과를 통보받은 날로부터 30일 이내 심사청구('14.2.7.시행)

3) 자동차보험진료수가에 관한 기준

(1) 자동차보험진료수가의 정의(법 제2조 7항)

"자동차보험진료수가"란 자동차의 운행으로 사고를 당한 자가 의료기관에서 진료를 받음으로써 발생하는 비용으로서 다음 각목의 어느 하나의 경우에 적용되는 금액을 말한다.

① 보험회사등의 보험금으로 해당 비용을 지급하는 경우

② 자동차손해배상 보장사업의 보상금으로 해당 비용을 지급하는 경우

③ 배상 종결 후 해당 교통사고로 발생한 치료비를 환자가 의료기관에 지급하는 경우

(2) 적용범위(제3조)

① 보험회사등이 보험금등 또는 가불금의 지급청구를 받아 피해자에게 교통사고환자 진료비를 직접 지급하는 경우

② 제1호의 보험금 등 또는 가불금의 지급을 받았거나 이를 지급받을 교통사고환자가 의료기관에게 진료비를 변제하는 경우. 다만, 국민건강보험법령 또는 산업재해보상보험법령에 의하여 보험 처리될 수 있는 비용은 제외

③ 의료기관이 자동차보험 진료수가를 건강보험심사평가원에 청구하고 이에 대하여 심사평가원이 심사하는 경우 및 보험회사등이 의료기관에게 그 진료비를 지급하는 경우

④ 의료기관이 법 제12조제5항 단서에 따라 교통사고환자에게 직접 진료비 납입을 청구하는 경우. 다만, 국민건강보험법령 또는 산업재해보상법령에 의하여 보험처리 될 수 있는 비용은 제외

⑤ 자동차보험 진료수가분쟁심의회가 심사·결정을 하는 경우

(3) 진료의 기준(제3조)

의료기관은 교통사고환자의 조속한 원상회복을 위하여 필요한 진료에 최선을 다하되, 그 진료는 의학적으로 인정되는 범위 안에서 보편·타당한 방법·범위 및 기술 등에 따라 행하여야 한다.

(4) 진료수가의 인정범위 및 제외범위(제5조~제6조)

인정범위(제5조)	인정제외(제6조) 교통사고환자등에게 비용청구 가능
건강보험기준	자동차사고와 인과관계 없는 진료비
건강보험기준과 달리 적용(별표1)	기왕증 진료비
건강보험기준 규정되지 않은 사항(별표2)	상급병실료(단, 약관상 7일 인정가능)
산재기준 [별표]	의사의 퇴원 및 전원지시에 불응하여 증가된 진료비
진료수가 적용기준 및 방법 세부사항(별표3)	

☞ 건강보험 〉 별표1 〉 별표2 〉 산재 순으로 인정범위 적용한다.
＊상급병실을 부득이하게 사용한 경우 자동차보험 약관이 정한 범위내 기본입원료와의 차액 별도 산정

(5) 진료수가 (비용) 산정방법 (제8조)

① 제5조의 진료수가 인정범위

㉠ 건강보험기준(행위 · 치료재료, 약제) : 상대가치점수 및 금액
㉡ 장애인보장구 : 국민건강보험법 시행규칙 [별표 7]에 따른 금액
㉢ 건강보험기준과 달리 적용하는 사항 [별표 1] 적용
㉣ 건강보험기준에서 정하지 아니한 항목은 [별표 2] 적용
㉤ 산재기준 [별표] 적용(치과보철료 진료원칙 제6호 및 이송료 제외)
㉥ 비용 정해지지 아니한 행위 : 건강보험급여에서 정한 가장 유사 항목 준용
㉦ 건강보험기준의 비급여대상으로 상대가치점수가 정해지지 아니한 행위는 해당 진료에 소요된 실제비용, 치료재료 및 약제 실구입가

② 종별가산

금액으로 정한 항목은 종별가산율 미적용한다.
단, 별도로 가산을 인정하는 항목 예외 : 산재 [별표] 도수치료 및 증식치료

③ 비용의 산정

건강보험, 자동차보험, 산재보험에서 정한 금액보다 의료기관이 별도로 정한 금액 또는 실제 구입금액이 낮은 경우 그 금액 산정이다.

④ [별표 1] 건강보험기준과 달리 적용하는 사항

<table>
<tr><th>대분류</th><th colspan="3">달리 적용하는 사항</th></tr>
<tr><td>일반사항</td><td colspan="3">의료기관종별가산율: 상급종합병원 45%, 종합병원 37%, 병원(요양병원) 21%, 의원 15%</td></tr>
<tr><td rowspan="7">제1장
기본진료료</td><td colspan="3">입원료(가2, 가9, 가10, 가10-1)</td></tr>
<tr><td rowspan="2">구분</td><td colspan="2">입원체감률</td></tr>
<tr><td>자동차보험</td><td>건강보험</td></tr>
<tr><td>상급종합</td><td>기간불문 100%, 병원관리료 100% 가산</td><td rowspan="3">1~15일: 100%
16~30일: 90%
30일 초과: 85%</td></tr>
<tr><td>종합병원</td><td>기간불문 100% 가산</td></tr>
<tr><td>병원, 의원</td><td>51~150일 90%, 150일 초과 85%</td></tr>
<tr><td colspan="3">※요양병원: 180~360일 95%, 361일부터 90%산정(건강보험)</td></tr>
</table>

⑤ [별표 3] 자동차보험 진료수가 적용기준 및 방법 세부사항(신설)

제목	내용
입원료 및 식대 심사기준	• 입원은 의학적으로 필요한 경우 • 최대 최초진단서에 기재된 치료기간까지 인정 • 환자나 보호자에게 퇴원 및 전원의 필요성 충분히 설명하고 진료기록부에 기재
	[의료기관] • 의학적 입원 불필요하다고 판단 경우 환자에게 퇴원지시 • 불응시 퇴원, 전원 소견을 보험회사등에 즉시 서면통지(퇴원가능소견서) • 환자나 보호자에게 퇴원 및 전원의 필요성 충분히 설명하고 진료기록부에 기재
	[보험회사] 입원 진료비 지급보증 중지여부 회신
	[심사기관] 입원적정성 검토하되, 지급보증 회신 전까지 입원료 인정
	• 외박시 산정방법 : 주치의의 허가를 받아 외박시 • 연속하여 24시간을 초과시 병원관리료만 산정 • 입원환자 무단 외출, 외박 이후 입원료 불인정 • 환자나 보호자에게 퇴원 및 전원의 필요성 충분히 설명하고 진료기록부에 기재

(6) 착오청구 사례

① 진료비 총액 계산 착오

㉠ 환자납부액(일명 '직불진료비')

진료수가 병세서 "11"항(환자납부액)에 세부내역 미기재후 환자납부총액에만 기재하여 착오청구

☞ "11"항에 세부내역 기재가 필수다.

㉡ 검체검사 위탁

위탁검사를 1.1가산후 2란(행위가산)으로 청구

☞ 위탁검사료와 위탁검사관리료를 합하여 1.1을 일투에 산정하며 종별가산은 미적용하여야 한다.

② 코드착오(K)

㉠ 목발, CD복사료, 토마스 소프트칼라, 보장구, 보조기 등을 치료재료 코드인 "8"로 착오기재

☞ 코드구분자 "1"로 반드시 기재하여야 한다.

※ 코드구분 : 1. 수가, 2. 준용수가, 신의료기술 등 급여결정신청건 3. 약제, 4. 원료약, 5. 치료재료

③ 보험회사등 요청에 의한 지급불능(J1): 해당보험회사에 확인 필요

J1		보험회사등 요청에 의한 지급불능 건 등
	01	보험회사등이 알린 한도초과
	02	합의 이후 발생된 진료비
	03	지급보증 중지 또는 사망일 이후 진료분
	04	보험회사등 코드 기재착오, 타보험사 진료대상건
	05	자동차사고 환자성명, 주민등록번호 기재착오 또는 확인불가
	06	사고접수번호, 지급보증번호 기재착오 또는 확인불가
	07	기타 사유

(7) 입원료 심사시 참고자료

① 사고일자, 사고경위, 임상증세 등이 기록되어 있는 의무기록지

② 진료기록부

㉠ 입원기록지

㉡ 경과기록지

㉢ 간호기록지

㉣ 검사결과지

㉤ MRI, CT판독지 등(결과: 참조란 기재)

㉥ 의사소견서

㉦ 퇴원가능소견서 등

☞ 필요시 참고자료 송부하여 청구한다.

제 3 절

자동차보험 진료비 청구방법(1)

1. 청구 및 접수 관련사항

1) 자동차보험 진료수가는 2013년 7월 1일 진료분부터 건강보험심사평원으로 청구한다.
2) 2013년 7월 1일 이전부터 입원하여 계속 진료중인 경우는 진료내역을 분리하여 '13년 7월 1일 이전 진료분에 대해서는 해당 보험회사등에 청구하고, '13년 7월 1일 이후 진료분부터 건강보험심사평가원으로 청구하며 이 경우 이전 진료내역과 연계심사를 위하여 정보통신망 청구시 청구구분의 코드구분란에 "3", 최초입원개시일을 기재하고, 서면 청구시 특정내역란 또는 명세서 여백에 최초입원개시일을 반드시 기재해야 한다.

예시) 2013. 5. 23일 14시에 3등급 간호관리료를 적용하는 종합병원에 입원하여 2013. 7. 13일(입원 후 52일차) 16시에 퇴원한 경우

① 정보통신망으로 청구하는 경우

청구구분			
코드구분	접수번호	명일련번호	최초 입원개시일
3			20130523

② 서면으로 청구하는 경우

상병명	분류기호	수술	진료과목	당월진료개시일				
				20130701				

입원일수 13 일	구 분	(Ⅰ)	(Ⅱ)	줄번호	코드구분	코드	분 류	단가	일투	총투	금액
2.	① 일반	525,960		0003	1	AB203	종합병원3등급간호관리료적용입원료	43,830	1	12	525,960
	② 내과질환자, 정신질환자, 만8세미만의 소아			특정내역	최초입원개시일: 20130523						

3) 서면 청구서 및 명세서의 접수처는 자동차보험 진료수가는 의료기관 종별 및 지역구분 없이 모두 심평원 본원으로 청구해야 하며 서면 청구명세서 또는 심사참고자료 등을 우편 또는 내방하여 접수하는 경우는 아래의 문서 접수처에 접수해야 한다.

우편번호: 137-927
주소: 서울특별시 서초구 반포대로 22 서초평화빌딩 13층 자동차보험심사센터

4) 서면 명세서는 서면청구인 경우는 서면으로 작성한 원본을 우편이나 인편으로 보내는 것으로 팩스는 송·수신 시 일부전송 및 수신실패, 일부누락 등으로 송신 자료가 훼손될 우려가 아주 높아 팩스 접수는 불가하다.
5) 전주에 있는 개인의원인 경우 자동차보험진료수가는 의료기관 종별 및 지역구분 없이 모두 건강보험심사평가원의 자동차보험심사센터(본원)로 청구해야 한다.
6) 심사불능코드 J1(보험회사등 요청에 의한 지급불능건)에 대한 상세내용 확인은 자격점검 관련 지급불능의 경우로 해당 보험회사 등으로 확인해야 한다.
7) 보험회사등별로 청구서와 명세서는 각각 구분하여 작성해야 하는데 그 이유는 심평원은 의료기관의 진료수가 청구내역 및 심사결과를 해당 보험회사등에 통보하고, 보험회사등에서 진료수가를 지급하기 때문에 보험회사등별로 각각 구분하여 작성해야 한다.
8) 다중 추돌사고 등 여러 보험회사등이 배상책임을 비율로 지불보증을 하는 경우 대표 보험회사등 1곳으로 기재하여 전체 진료수가를 청구하면 해당 보험회사등간 정산하여 지급할 것이다.
9) 입원 진료수가는 정보통신망으로 청구시 퇴원일이 속한 날의 다음주 월요일부터 주 1회

청구(월의 말일과 초일이 모두 포함된 주는 월별로 구분하여 청구)할 수 있으며, 서면으로 청구시 퇴원일이 속한 다음 달 초일부터 월별로 청구할 수 있다. 또한, 30일을 초과하여 입원진료를 하는 경우에는 월단위로 분할청구 할 수 있으나 계속 입원 중인 환자의 동일 월의 진료분을 주단위 또는 일부 기간을 분할하여 청구할 수 없다. 다만, 지급보증 한도를 초과한 경우에는 지급보증 한도내에서 입원기간을 분할하여 청구할 수 있다.

10) 자동차보험 진료수가는 보험회사등의 보험금 또는 자동차손해배상보장사업의 보상금으로 해당 비용을 지급하기 때문에 진료수가 청구시에는 지급한도 범위내에서 청구해야 한다. 또한, 자동차손해배상보장법에 따르면 보험회사등이 알린 지급보증한도를 초과한 진료비의 경우 환자에게 청구할 수 있다.

2. 청구매체 관련사항

11) 자동차보험 진료수가는 정보통신망(EDI, 진료비 청구포탈)으로 청구하는 것이 원칙이나 아래의 어느 하나에 해당하는 경우에는 서면으로 청구할 수 있다.
   ① 건강보험 요양급여비용의 청구 실적이 없는 경우
   ② 건강보험 요양급여비용을 서면이나 디스켓으로 청구하는 경우

   또한, 건강보험 요양급여비용 전산청구 프로그램을 자체개발하여 사용하는 것으로 심평원에 신청한 의료기관은 2013년 9월 30일까지 서면으로 청구할 수 있다.

12) 서면청구 유예기간동안 기존 서식의 사용은 건강보험 요양급여비용 전산청구 프로그램을 자체개발하여 사용하는 것으로 심평원에 신청한 의료기관에 한하여 2013년 9월 30일까지 서면으로 청구할 수 있으나, 「자동차보험진료수가 심사업무처리에 관한 규정」에 고시된 규격 및 서식을 준수해야 한다.

3. 명세서 작성방법

13) 명세서 작성방법 및 청구주기는 건강보험과 동일하다. 즉, 입원은 통합 작성하고, 외래는 일자별로 작성하여 월단위 또는 주단위로 청구하여야 한다.

14) 정보통신망 청구의 경우 해당 항,목 '선택진료비'란에 기재, 서면청구의 경우 선택진료비 발생 행위료의 아랫줄에 선택진료비를 별도로 구분 작성하고 해당 항의 '선택진료비'(Ⅰ)

란에 선택진료비를 합산 기재하고, 특정내역(기재)란에 선택진료의사의 주민번호, 자격번호 및 성명을 기재하여 청구한다.

예시) 상급종합병원에 내원하여 선택진료 의사에게 진찰(정형외과 초진) 및 추간판조영촬영(신경외과)을 실시하여 각각 선택 진료의 추가비용이 발생한 경우

① 정보통신망으로 청구하는 경우

줄번호	항	목	코드구분	코드	단가	일투	총투	금액
0001	01	1	1	AA157050	20,420	1	1	20,420
0002	01	98	1	AA157009	5,700	1	1	5,700
0020	10	01	1	HA103	95,950	1	1	95,950
0021	10	98	1	HA103009	23,000	1	1	23,000
0022	10	01	8	K2053003	1,650	8	1	13,200

특정내역기재란

발생단위구분	줄번호	특정내역구분	특정내역
2	0002	JJ001	760415XXXXXXX/123456/홍길동
2	0021	JJ001	740514XXXXXXX/456789/모길동

주) JJ001: '선택진료의사'의 내역을 기재하는 특정내역 구분코드

② 서면으로 청구하는 경우

구	분	(Ⅰ)	(Ⅱ)	줄번호	코드구분	코드	분 류	단가	일투	총투	금액
1.	①초진	20,420		0001	1	AA157	초진진찰료	20,420	1	1	20,420
	②재진			0002	1	AA157009	초진진찰료-선택진료 추가비용	5,700	1	1	5,700
	⑦선택진료비	5,700									
	⑧기타										
· ·	· ·			0020	1	HA103	척추-추간판조영촬영	95,950	1	1	95,950
10.	①진단	13,200	95,950	0021	1	HA103009	척추-추간판조영촬영-선택진료 추가비용	23,000	1	1	23,000
	②치료			0022	8	K2053003	방사선필름 14″×17″	1,650	8	1	13,200
	③선택진료비	23,000		특정내역		AA57009, 초진-선택진료, 760415XXXXXXX/123456/홍길동 HA103009, 추간판조영촬영-선택진료, 740514XXXXXXX/456789/모길동					

15) 개정된 진료수가 기준에 따르면 상급병실료 산정시 보험회사등이 지급 보증한 근거자료(지급보증서 등)를 첨부하지 않아도 되나, 부득이하게 상급병실료를 사용한 사유를 소명할 수 있는 참고자료를 첨부하거나 특정내역 등에 사유를 기재해야 한다.
16) 진료수가 명세서 서식에 환자납부액이란 지급보증 지연 등으로 인해 의료기관이 교통사고환자로부터 직접 받은 진료비(일명 '직불진료비') 중 보험회사등의 보상책임이 있어 보험회사등으로부터 심사평가원에 세부내역을 청구할 것을 요청받은 진료비이다.
17) 환자납부액(일명 '직불진료비')은 교통사고환자에게 직접 받은 직불진료비에 대해 무조건 청구하는 것이 아니라, 보험회사등으로부터 환자납부액에 대해서 심사평가원에 심사청구할 것을 요청받은 경우에 한하여 진료수가 명세서 '11항. 환자납부액'란에 세부내역을 기재하여 청구해야 하며 또한, 교통사고환자의 진료수가를 청구한 이후 환자납부액을 별도로 청구하는 경우에는 추가청구 작성요령에 따라 청구해야 한다.
18) 자동차보험 청구시 상해외인의 경우는 교통사고환자는 전 건이 상해외인으로 인해 발생됨에 따라 진료수가 명세서에 '상해외인(V,W,X,Y)' 기재는 제외하였으나 단, 협의 진료 등으로 별도의 명세서를 작성하는 경우 '별도 명세서 작성 구분자'는 '특정내역(기재)'란에 기재한다.

※ 의과(치과, 한의과) 입원기간 중 한의과(의과, 치과) 협의진료로 별도의 명세서 작성시 'C'를 기재하며 타법령(산재보험, 건강보험 등)으로 입원진료 중 교통사고로 인한 상병에 대한 진료로 별도의 명세서 작성시 'K'를 기재

19) 사고접수번호 기재 방법은 보험회사등이 자동차사고에 대해서 각 사고별로 부여한 사고접수번호를 "-"를 포함하여 기재해야 한다.
20) 지급보증번호는 의료기관이 보험회사등으로부터 자동차보험 진료수가의 지급의사와 지급한도를 통지받은 '교통사고환자에 대한 진료비 지급보증서' 상에 기재된 관리번호이며, 청구시에는 "-"를 포함하여 기재해야 한다.
21) 비급여 약제, 치료재료대 등의 구입단가가 입원 중 변경된 경우는 약제 및 치료재료대 구입단가, 비급여 행위의 실제 소요비용이 변경된 경우 "변경일"란에 변경일을 기재하여 청구한다.
22) 진료기록부에 작성된 주상병 및 부상병, 배제된 상병을 모두 기재하여 청구해야 한다.
23) 129 사설응급구조기관을 이용하여 후송하는 경우 환자가 응급구조기관에 직접 비용을 지불했다면 자동차보험 진료수가 심사업무처리에 관한 규정 제3조 적용범위에 따르면 의료기관(의료법에 따른 의료기관 및 지역보건법에 따른 보건의료원)에서 실시한 진료수

가에 한하여 심평원으로 청구 가능하다.

24) CT 검사 등을 다른 의료기관으로 위탁 진료시 검사료 청구는 건강보험과 동일하게 입원의 경우 위탁한 의료기관에서 청구하여야 하며, 외래의 경우는 위탁한 의료기관 또는 검사를 실시한 의료기관에서 청구 가능하다.

25) 검사를 의뢰받아 실시하는 경우 진료수가 명세서 청구시 지급보증번호를 반드시 기재하며 수탁받은 기관에서 검사 등을 청구하는 경우에도 별도의 지급보증이 필요하다.

26) 심사결과에 대한 심사청구 단계는 심평원으로 심사 위탁 후 진료수가 청구서와 명세서는 심사, 심사결과의 통보, 심사결과에 대한 이의제기 과정으로 처리되며, 보험사, 의료기관 모두 심사청구 단계는 없다. 참고로, 의료기관의 심사청구권에 대한 법안이 발의 중에 있다.

27) 기왕증을 가진 교통사고 환자가 건강보험과 자동차보험 진료를 동일에 외래 진료시는 별도 명세서 작성구분자 "K"는 타법령(산재보험, 건강보험 등)으로 입원진료 중 교통사고로 인한 상병에 대한 진료로 별도의 명세서 작성시 기재한다. 따라서, 외래 진료의 경우 별도 명세서 작성구분자는 기재하지 않아도 되며, 건강보험과 자동차보험 해당 진료내역으로 각각 청구한다.

28) 안전띠 미착용 등 20% 또는 10% 환자가 부담해야 되는 비용이 발생시 진료수가 명세서는 지급보증한도 범위내에서 전체 진료수가를 청구하면 되며, 이후 보험회사등에서 과실 판단에 따라 심사결정 청구액의 80~90%가 지급할 예정이다.

4. 자료제출 관련사항

29) 진료수가 청구 전 제출하여야 하는 목록표 등의 종류는 비용산정 목록표, 비급여약제 구입내역 목록표, 치료재료 급여·비급여 구입내역 목록표, 원료약 구입목록표, 조제(제제)약 목록표, 요양병원 환자평가표가 있다.

※ **비용산정 목록표** : 건강보험기준에서 정한 비급여행위, 신의료기술등의 급여 결정신청건에 소요되는 실제 비용에 대한 목록표

30) 건강보험에서는 비급여항목에 대한 비용산정 목록표 및 구입내역 목록표를 제출하지 않아도 되는데, 자동차보험에서는 왜 비급여항목에 대한 구입내역 목록표 등을 제출해야

하는 이유는 자동차보험 진료수가 기준에 따르면 가격이 별도로 정해지지 않은 약제 및 치료재료의 경우 실구입 가격을, 행위의 경우는 진료에 소요되는 실제비용을 산정토록 되어 있기 때문에 실구입 가격과 진료에 소요된 실제비용의 확인을 위해 진료수가 최초 청구시 및 단가(비용)이 변경될 때마다 구입내역 목록표 등을 제출해야 한다.

31) 건강보험 비급여 행위의 경우 모든 항목에 대한 비용산정 목록표를 제출해야 하는데 이는 자동차보험 진료수가 기준에 따라 금액 또는 점수가 정해진 행위의 경우(예: 수면내시경검사, 한방의 첩약, 추나요법 등)는 비용산정 목록표를 제출하지 않는다.

32) 비용산정 목록표, 비급여약제 구입내역 목록표, 치료재료 급여·비급여 구입내역 목록표 등은 진료수가 청구전에 아래 '표'와 같이 건강보험기준에서의 급여 및 비급여 항목으로 구분하여 정보통신망을 이용하여 제출하여야 한다. 다만, 「자동차보험진료수가 심사업무처리에 관한 규정」 제6조제1항에 따라 서면으로 청구하는 의료기관에 한하여 서면제출도 가능하다.

① 행위·약제·치료재료별 목록표 제출 여부

구분	건보 급여항목	건보 비급여항목
행위	-	제출 필요
약제	-	제출 필요
치료재료	제출 필요 (※건강보험에 기 제출시 제출 생략)	제출 필요

② 목록표 접수처 및 제출방법

제출방법	접 수 처	
	건보 급여항목	건보 비급여항목
서면 제출	건강보험 요양급여비용 심사관할 본·지원	자동차보험심사센터(본원)
정보통신망 이용 제출	우리원 홈페이지 → 요양기관 업무포털서비스 → 신청 및 자료제출	우리원 홈페이지 → 요양기관 업무포털서비스 → 자동차보험 → 신청 및 자료제출

33) 조제(제제)약 목록표의 제출시 다음의 두 가지의 경우로 구분하여 제출해야 한다.

① 첫째, 조제(제제)약이 건강보험에서의 급여대상인 약제로만 이루어지는 경우에는 건강보험에 구입목록표 제출(심평원 본원 약제관리실)

② 둘째, 조제(제제)약이 건강보험에서의 급여대상 약제와 비급여대상 약제로 이루어지는

경우에는 자동차보험에 구입목록표 제출(심평원 본원 자동차보험심사센터)

34) 치료재료, 비급여약제 등 신고목록을 엑셀파일로 업로드하여 제출하는 방법은 자동차보험 진료수가 청구포털 프로그램에서 일괄 업로드 할 수 있다. 다만, 우리원 홈페이지 요양기관 업무포털 서비스의 신청 및 자료제출에서는 건별 입력하여야 한다.

35) 자동차보험 환자의 검사 영상자료 등 심사참고 자료의 경우 용량이 커서 포털로 제출하지 못하면, 건강보험과 동일하게 별도 CD로 제출하여도 된다.

36) 심사 보완자료의 제출을 요청받은 경우 10일 이내에 제출하여야 한다.

37) 요양병원에 입원시 건강보험과 동일하게 포괄적인 행위가 적용되는 장기환자의 경우 요양병원 정액수가를 적용하여야 하며, 환자평가표를 작성하여 제출해야 한다.

5. 신청 및 신고 관련사항

38) 의료기관은 진료수가를 최초로 청구하는 때에는 국민건강보험법 시행규칙 제12조의 절차에 따라 우리원의 **건강보험 요양급여비용 심사관할 본·지원**으로 요양기관 현황을 신고하고, 우리원으로부터 부여받은 요양기호를 사용하여 자동차보험 진료수가를 청구하나 다만, 건강보험 등 요양급여비용 청구시 요양기관 현황을 신고한 의료기관은 별도 신고를 생략할 수 있다.

건강보험 요양급여비용 심사 지역별 관장

구분	본원	지원						
		서울	부산	대구	광주	대전	수원	창원
지역	전국	서울 인천 강원	부산 제주	대구 경북	광주 전남 전북	대전 충남 충북	경기	울산 경남
업무 관장	상급종합 종합병원 치대부속 치과병원 한방병원	병원, 치과병원, 의원, 치과의원, 한의원, 보건의료원, 약국, 조산원, 보건기관(보건소, 보건지소, 보건진료소)						

6. 홈페이지

39) 자동차보험만 청구하는 의료기관이라도 심사평가원은 의료기관 포털서비스를 통해 자동차보험 청구 및 목록표 제출 등 자동차보험 심사업무의 전반적인 사항을 안내하고 있다. 해당 서비스를 이용하기 위해서는 요양기관으로 회원가입을 꼭 해야 한다.

※ **회원가입** : 심사평가원 홈페이지(www.hira.or.kr) → 회원가입(요양기관) → 약관동의 → 본인확인 → 기본정보입력 → 가입완료

40) 공인인증서 등록은 서비스를 이용하는 PC에 보건복지분야에서 사용가능한 공인인증서가 저장된 상태에서 심사평가원 홈페이지 공인인증센터를 통해 등록하면 된다.

※ **등록절차** : 심사평가원 홈페이지(www.hira.or.kr) → 회원가입(요양기관) → 로그인(아이디/비밀번호) → 공인인증센터 클릭 → 인증서 등록하기 → 등록완료

41) 공인인증서 발급은 국민건강보험공단(www.nhic.or.kr, 1577-1000) 또는 국민연금관리공단(www.nps.or.kr, 1355)에서 보건복지분야에서 사용가능한 공인인증서를 발급받은 후에 심평원 홈페이지 공인인증센터메뉴를 통해 해당 공인인증서를 등록해야 서비스 이용이 가능하다.

42) 보건복지분야에서 사용가능한 공인인증서 이외에 용도제한용(금융권 등)이 아닌 범용 공인인증서의 경우에는 사용이 가능하나 단, 해당 공인인증서를 심사평가원 홈페이지 공인인증센터 메뉴를 통해 등록하셔야 서비스 이용이 가능하여 무조건 신규로 발급 받을 필요는 없다.

43) 건강보험 청구 시 진료비 청구포털 프로그램을 사용하는 의료기관은 자동차보험 청구를 위한 프로그램을 자동으로 설치(Update)해 준다. 단, 건강보험 청구 시 진료비 청구포털을 사용하지 않은 의료기관은 프로그램을 신규로 설치하여야 사용이 가능하다.

※ **설치절차** : 심사평가원 홈페이지(www.hira.or.kr) → 요양기관업무포털 서비스 → 화면 하단의 "진료비 청구 프로그램" 클릭(다운로드)

44) '진료비 청구포털서비스'를 사용하려면 기본적으로 EDI해지 여부를 체크하지는 않으며, '전산청구신청서'를 통해 사용신청 여부만 점검하므로 EDI 해지여부와는 무관하게 서비

스를 사용하실 수 있다. 단, 산재청구 등의 이유로 EDI 해지를 하지 않는 경우 해당 서비스에 대한 KT 사용요금은 계속 부과될 수 있다.

45) AFK가 발생되었다고 문자가 온 경우는 청구명세서 접수과정에서 확인 된 단순기재착오 등 청구오류에 대한 안내로 심사평가원에 회원가입한 요양기관은 요양기관 업무포털 "자동차보험 〉 진료비청구 〉 청구오류 〉 (접수 후)청구오류 수정보완"메뉴를 선택하여 처리가 가능하다. 단, 메뉴 사용이 불가능한 요양기관은 회원가입 및 공인인증서 등록문제를 확인해야 한다.

> ※ AFK란?
> 금액산정착오(A), 증빙자료 미제출(F), 코드착오(K) 등 청구오류 건에 대하여 의료기관과 심사평가원 간에 진료수가 청구명세서 접수단계에서 수정·보완처리 지원 서비스

46) 자동차보험에 대한 변경사항 적용 후 청구SW에 자동차보험을 적용 후 청구SW에 대한 인증검사는 실시하지 않는다. 하지만, 데이터 송·수신 등의 검증은 지원하며 진료비 청구포털 프로그램(※ 설치방법은 '(43)번' 참조) 등을 활용하여 사전점검 등의 자체 테스트를 진행하는 것이 좋다.

7. 진료수가 기준

47) 현재 건강보험 기준에서 비급여대상이면서 수가코드가 없는 선택진료비, 상급병실료 등의 고시는 진료수가 코드가 고시되면 의료기관 및 청구 SW업체는 국토교통부에서 「자동차보험 진료수가에 관한 기준」을 개정 고시할 예정이다. 건강보험에서는 비급여대상이지만 자동차보험 진료수가 인정범위에 해당되는 선택진료비, 상급병실료 등의 경우 진료수가 코드가 부여될 것이며, 국토교통부 고시에 따라 심평원에서는 진료수가 코드를 홈페이지에 게재할 예정이다. 의료기관 및 청구 SW업체에서는 의료기관 자체적으로 사용하는 코드와 고시된 진료수가 코드와의 매핑 작업이 필요하겠다.

48) 국토교통부에서는 「자동차보험 진료수가에 관한 기준」 중 건강보험기준과 달리 정한 별표 및 진료코드 신설에 대한 개정을 진행한다.

49) 심평원에서 자동차보험 심사에 적용하는 기준은 국토교통부에서 고시한 「자동차보험 진료수가에 관한 기준」을 적용할 예정으로 이 기준에 따르면 진료수가의 인정범위는 보건복지부장관이 정한 건강보험기준, 국토교통부장관이 건강보험기준과 달리 정한 (별표 1)

(별표 2), 산재기준 중 (별표) 및 심의회가 별도의 진료기준 및 수가를 정한 사항에 의하도록 되어 있다.

50) 자동차보험 심사 및 기준 등 논의를 위해 별도로 자동차보험심사 자문단을 운영하며 자문단의 자문으로 해결이 어렵거나, 기준설정이 필요한 사항들은 자문단내에 별도의 위원회를 두어 논의를 통해 결정한다.

51) 교통사고 환자가 기왕증이 있는 경우는 담당 주치의의 판단이 우선이며, 기왕증으로 판단되면 기왕증 진료비와 자동차보험 진료비를 구분하여 청구하여야 한다. 기왕증 진료비에 대한 심사는 자동차보험 전문가자문단과 심사위원회의 자문을 받아 심사한다.

52) 환자가 원하여 MRI를 촬영하였더라도 환자가 보험회사등에 진료비를 청구하는 경우 보험회사등은 의료기관에게 그 세부내역을 심사평가원으로 청구할 것을 요청할 수 있으며, 의료기관이 청구하지 않은 경우 보험회사등은 의료기관에 지급할 진료비 금액 중에서 공제하거나 정산할 수 있다. 환자에 대한 진료는 담당의사의 의학적 판단에 따라야 한다.

53) 자동차보험에서 MRI 인정기준은 건강보험의 경우 고시 기준에 따라 인정범위 외에 비급여토록 되어 있으나, 교통사고환자는 진료에 필요한 경우 자동차보험 진료수가로 인정될 수 있다. 자동차보험에서의 MRI는 자동차보험심사 자문단 및 진료심사평가위원회의 자문을 거쳐 기준을 정립할 예정이라고 한다.

54) 염좌 등 경미한 자동차사고 상해환자 입원기준 등은 현재 검토 중이며, 자동차보험의 특성을 고려하여 심사할 예정이라고 한다.

55) 선택진료비용은 보건복지부 행정해석에 따라 연령, 공휴, 야간 등의 각종 가산이 적용되지 않은 기본 소정점수에 대하여 적용해야 한다.

56) 자동차보험 진료수가의 인정범위에 해당하는 선택진료비는 진찰(한방 포함), 방사선특수영상진단료(일반전산화단층영상진단 및 자기공명영상진단 제외), 마취, 수술에 대한 추가비용을 산정한 진료비이며 그 외의 항목에 대하여는 산정할 수 없으며, 교통사고환자에게도 청구할 수 없다.

57) 입원료 및 식대 심사지침은 국토교통부와 협의하여 자동차보험의 특성 및 의학적 타당성에 근거한 적용방법을 검토 중이라고 한다.

58) 건강보험의 경우 환자가 퇴원 거부시 공단에 급여제한여부를 신청할 수 있다. 자동차보험 교통사고환자가 퇴원 거부시에는 자동차보험 진료수가에 관한 기준에 따르면 의료기관의 퇴원 또는 전원 지시에 불응하는 경우 그 지시일의 다음 날부터 그 의료기관에서 입원함으로 인하여 증가된 진료비는 진료수가 인정범위에서 제외된다. 이 경우 의료기관은 해당 환자 및 보험회사등에게 그 사유와 일자를 지체없이 통보하여야 한다.

59) 상급병실료 인정기준은 보험업법에 의하여 인가된 자동차보험약관 또는 심의회가 정하는 기준에 의하여 부득이 상급병실을 사용한 경우에는 진료수가 인정범위에 해당되나, 교통사고환자의 요구에 의하여 상급병실을 사용한 경우 일반병실료와의 차액은 진료수가 인정범위에서 제외되며 교통사고환자에게 그 비용을 청구할 수 있다.

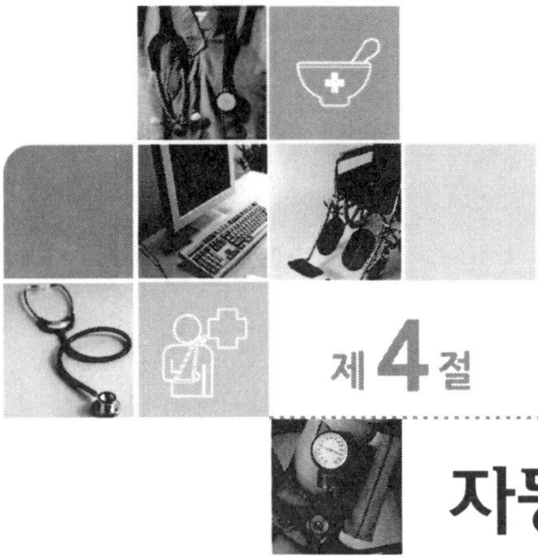

제 4 절

자동차보험 진료비 청구방법(2)

1. 청구 및 접수 관련사항

1) 자동차보험 진료비심사는 자배법 개정에 따라 심평원으로 자동차보험 진료비심사가 위탁되었고, '13.6.14. 14개 손해보험사와 6개 공제사업자 모두 심사업무 위탁 계약을 체결하였으며, 2013. 7.1일 진료분부터는 심평원으로 청구해야 한다. 14개 손해보험사와 6개 공제사업자는 자동차보험진료수가 심사업무처리에 관한 규정 별표 6. 보험회사등 코드에서 확인이 가능하다.

〈참고〉 별표 6. 보험회사 등 코드

보험회사 등	코드	보험회사 등	코드
메리츠화재해상보험	01	전국택시공제조합	21
한화손해보험	02	전국버스공제조합	22
롯데손해보험	03	전국화물자동차공제조합	23
GFMI손해보험	04	전국개인택시공제조합	24
흥국화재해상보험	05	전국전세버스공제조합	25
삼성화재해상보험	08	전국렌터카공제조합	30
현대해상화재보험	09	AXA손해보험	41
LIG손해보험	10	The-K 손해보험	42
동부화재해상보험	13	ERGO다음다이렉트손해보험	43
AIG손해보험	17	현대하이카다이렉트자동차보험	45

2) 자동차보험진료수가 심사업무처리에 관한 규정 별표 6. 보험회사등 코드에서 확인되지 않은 보험회사는 현재 영업중인 보험회사와 공제사업자는 해당 표에 전부 명시되어 있으나 다만, GFMI손해보험이 고시 이후 MG손해보험으로 이름이 변경되었다. 또한 동양화재해상보험이 메리츠화재해상보험으로, 아메리칸홈어슈어런스가 차티스손해보험으로, 차티스손해보험이 AIG손해보험으로 변경되어 운영중이다.

2. 명세서 작성방법

3) 2013.7.1. 이전 사고로 계속 진료중인 경우 지급보증번호가 없는 경우는 계속 진료중인 환자의 경우 보험회사등에 지급보증번호를 확인하여 명세서에 반드시 기재하여야 하며 미기재시 심사불능 처리가 될 예정이다.

4) 지급보증번호는 자동차보험 진료수가의 지급의사와 한도를 통지하는 관리번호로 통상 동일 의료기관에서 해당 치료의 종결시까지 단일 지급보증번호를 사용하게 될 것이다. 다만, 해당 치료 종결 후 환자가 다시 의료기관에 내원시 지급보증 계속 여부를 확인해야 한다.

3. 자료제출 관련사항

5) 목록표별로 제출해야 하는 필수 제출자료의 종류와 세부항목은 다음과 같다.

종류	세부항목	비고
원료약, 급여치료재료, 급여 자체 조제(제제)약 구입목록표	건강보험과 동일	건강보험 요양급여비용 구입목록 신고분은 제출 생략
요양병원 환자평가표		
비용산정목록표 (비급여행위 등)	건강보험 비급여행위 및 "자동차보험진료수가에 관한 기준"의 실제 소요비용, 실구입가 등으로 명시된 수가 예) 한방물리요법, 상급병실료, 팔걸이, 캐스트 신발, 한방생약제제 등	1개 코드에 세부명칭 및 금액이 여러개인 경우 참조란에 세부명칭(서면 작성시 분류명에 괄호를 삽입하여 표기) 기재하여 해당 항목을 전부 제출

종류	세부항목	비고
비용산정목록표 (비급여행위 등)	※ 자보 진료수가 목록 '건보상이' 중 금액이 정해진 수가는 비용산정목록표를 별도로 제출하지 않아도 됨 예) 목발, 초음파, 약침술, 추나요법, 한방첩약 등	
비급여약제 구입목록표	비급여약제(요양기관 업무포털 서비스 → DUR정보 → DUR대상의약품 → 비급여의약품) 및 보훈급여약제(건위소화제) 등 상한가가 없는 의약품	※ 필요시 거래명세서 등 구입근거자료 요청
자체 조제(제제)약 구입목록표	비급여약제를 포함하여 조제(제제)한 경우	
비급여치료재료 구입목록표	복지부 고시 비급여치료재료목록에 있는 재료대(상한가가 없는 재료대)	

6) 기존의 심의회에서 정한 진료료의 경우 취합하여 진료수가 기준 고시에서 금액 또는 점수로 고시되었으며, 진료수가 코드목록에서 확인이 가능하기 때문에 금액이 정해진 비급여행위는 비용산정목록표를 제출하지 않아도 된다.

7) 첩약은 수가금액이 정해져 있기 때문에 별도 제출하지 않아도 되고, 첩약명은 특정내역 JS009에 기재한다.

8) 목발 등이 산재에서 정한 금액보다 실구입금액이 낮은 경우 「자동차보험진료수가에 관한 기준」(국토교통부 고시 제2013-391호, 2013.6.28) 제8조제3항에 따라 「산업재해보상보험 요양급여 산정기준」의 재활보조기구에 대한 비용은 기준액 범위내 실제 구입금액으로 산정하여야 하며, 별도의 목록표 제출은 하지 않아도 되나 심사시 구입근거자료 등 제출을 요청할 수 있다.

9) 비급여 품목리스트 중 해당 기관에서 자동차보험환자에게 사용하고 청구하는 약제에 대하여 목록표를 제출하면 된다.

10) 한약제의 경우는 비급여 약제코드가 없어 이번 진료수가기준에서 복합과립제제, 한방파스를 한방생약제제(92010)로 코드를 신설했으며, 금액은 없으므로 구입내역 신고대상이다. 내용은 약제이지만 수가코드로 신설되었기 때문에 비급여약제구입내역목록표에 신고하지 않고 비용산정목록표에 실구입가를 신고하면 된다.

11) 한방파스는 비급여약제구입내역목록표에서 있는 코드는 양방의 약가코드이다. 한방파스는 이번 진료수가기준 개정하면서 한방 생약제제로 수가코드로 신설하였으므로 비용산정목록표를 제출해야 한다. 약제가 여러 개인 경우 동일한 92010(한방 생약제제) 코드로 단가별로 각각 신고해야 한다.

12) 상급병실료는 한 개의 병실에 입원하는 인원수에 따라 구분하여 코드를 산정하고 일반병실료와의 차액을 비용산정목록표에 기재하여 제출하여야 하며 운영 중인 1인실 금액이 여러 가지인 경우 비용산정목록표 제출시 1인실 1개 코드를 사용하여 참조란에 세부명칭(서면 작성시 분류명에 괄호를 삽입하여 표기) 기재하여 해당 단가를 모두 신고해야 한다.
13) 비급여행위에 대한 장비신고는 보건복지부에서 고시하는 신고대상 장비목록에 체온열검사 장비는 없으며, 자동차보험진료수가 심사시 필요한 경우 심평원이 별도 요청하여 심사한다.
14) 개정된 진료수가 기준을 반영한 자동차보험진료수가 목록을 심평원 홈페이지에 게재하였다. '심평원 홈페이지(www.hira.or.kr)〉 알림〉 공지사항〉 연번 1497. 자동차보험진료수가 파일(2013.7.1 기준)' 첨부파일을 다운로드 받아 사용하면 된다.
15) 비급여치료재료, 비급여약제 구입내역목록표는 '심평원 홈페이지(www.hira.or.kr)〉기준법령〉급여기준〉치료재료〉심사지침', 비급여약제 목록은 '요양기관 업무포털 서비스(www.biz.hira.or.kr)〉DUR정보 바로가기〉DUR대상의약품〉비급여의약품'에 매월 게시하고 있으며, 당해 의료기관에서 자동차보험환자에게 사용하고 청구하는 품목에 대하여 목록표를 제출하면 된다.
16) 보험코드가 없는 재료대인 팔걸이 등 일부 재료대는 개정된 「진료수가에 관한 기준」에 코드를 고시하였으나, 다른 재료대의 경우 급여·비급여치료재료 목록으로 고시된 재료만 인정되므로 보험코드가 없는 재료는 신고 및 청구가 불가능하다.
17) 목록 신고된 내용으로 명세서 약제, 치료재료 등 단가 점검이 이루어지므로 당일보다는 마스터 DB반영된 다음인 익일에 명세서 접수하는 것이 좋으나 부득이 당일 접수하는 경우 반드시 목록 접수여부를 확인 후 청구명세서를 접수해야 한다.
18) 복합과립제제, 한방파스 및 한방물리요법 청구시 특정내역구분코드 JX999에 약제 표준코드와 명칭, 한방물리요법의 세부명칭과 기타 내역을 각각 기재하여야 하며 이번 진료수가기준 개정하면서 한방 복합과립제제, 한방파스는 수가코드로 신설하였으므로 비용산정목록표를 제출하여야 하고, 한방물리요법은 건강보험 비급여행위로 별도 수가가 정해지지 않았으므로 비용산정목록표를 제출해야 한다.
19) 비급여 관련 목록표 제출방법은 정보통신망으로 제출시 청구포털서비스와 요양기관업무포털서비스를 이용하는 2가지 방법이 있다. 청구포털서비스를 이용하는 경우 전자문서 작성요령의 서식에 맞게 sam-file을 생성한 후 청구메뉴에서 수신처는 본원, 보험구분은 자동차보험을 선택한 후 업로드 시키면 되며 요양기관업무포털서비스를 이용하는 경우 자동차보험〉신청 및 자료제출에서 실구입가로 신고하면 된다.

4. 신청 및 신고 관련사항

20) 요양기관 업무포털 서비스와 진료비 청구포털 서비스를 통해 목록표 등 신청 및 신고가 가능하며 요양기관 업무포털 서비스는 '13.6.17일부터 서비스가 정상적으로 운영되고 있고, 진료비 청구포털 서비스는 '13.6.19일부터 오픈·운영 중이다.

5. 홈페이지

21) 서비스를 이용하는 PC에 보건복지분야에서 사용가능한 공인인증서가 저장된 상태에서 청구 가능하므로 따로 발급 받으실 필요는 없으며 현재 사용하고 있는 공인인증서로 청구가 가능하다.

22) 최근 KT에서 자동차보험 EDI 계약의사가 없음을 통보받은 바, 건강보험을 EDI로 청구하는 의료기관도 자동차보험 청구시 심평원 진료비 청구포털 서비스를 이용할 수 있고 또한, 건강보험EDI 청구기관은 별도의 전자문서 청구신청 없이 자동차보험 포털로 청구 가능하다.

6. 수가 파일 관련

23) 약제급여파일이란, 자동차보험만을 위해서 별도 만들어진 목록은 아니며 자동차보험수가파일 약제급여파일에 산정불가 약제는 건강보험에서 복지부 고시로 만들어진 목록을 그대로 변경 없이 안내한 것으로 건보와 동일한 내용이다.

24) 치료재료 파일도 자동차보험심사를 위해 별도 만든 파일이 아니다. 건강보험에서 복지부 고시로 만들어진 목록을 그대로 변경 없이 안내한 것으로 건보와 동일한 내용으로 비급여 치료재료 파일 중에서 우리가 알지 못하는 영문명을 쉽게 알 수 있는 명칭으로 설명은 불가하다.

25) 자보 의치과 수가파일(엑셀) 시트 중 건보삭제, 건보상이라는 시트에 대한 설명

(1) 건보삭제

건강보험 급여, 비급여 수가파일(산재수가 포함)에 있는 항목 중 자보에서는 중복 등 사유로 사용하지 않는 코드임

(예시)

① 건강보험마스터파일에 도수치료는 서122(MX122, 건보비급여)와 어4(51041,산재)로 코드가 2개 있으며, 이 중 자보에서는 금액이 정해진 산재코드를 사용함. 따라서 건보비급여의 MX122코드는 삭제(초음파, 증식치료, 발음 및 발성검사 등도 동일)

② 의료급여수가는 자보에 해당사항 없어 삭제

③ 자보에서는 상급종합병원 입원료를 체감없이 가산적용하고 있어 건강보험 상급종합병원 입원료 수가는 삭제

(2) 건보상이

건강보험 수가와 달리 적용(금액 또는 코드가 다르거나 신설)

(예시)

① 팔걸이, 캐스트신발, 상급병실료 등

② 입원료 체감, 가산 관련 코드 및 금액 달리 적용할 코드

(3) 선택진료료

진찰료, 방사선특수영상진단료(CT, MRI제외), 마취, 수술

• 산정코드 세 번째 자리 적용(6,7,8,9)

(4) 자주 묻는 질문

① 목발, CD복사료, 토마스소프트칼라, 보장구, 보조기 등
→ 산재코드 적용(건보수가파일의 공상코드 동일)

② 캐스트신발, 팔걸이는 건보상이수가에 신설되었으며, 실구입가로 비용산정목록표 신고 필요

③ 화장품, 건강식품 등 코드는 없음

7. 기왕증 관련

26) 디스크 환자의 특정사례를 기왕증으로 봐야 하는지, 사고 연계 진료로 봐야 하는지에 대해서는 기왕증 판단은 1차적으로 진료를 담당한 의사의 종합적인 판단이 이루어져야 하며, 이후 청구된 부분에 대해서는 관련 진료기록 등 참조하여 사례별 심사하게 된다.

8. 자동차보험진료수가 심사불능 코드

자동차보험진료수가 청구서·명세서의 심사보류, 불능 및 반송 사유별 코드

1) 진료수가 심사보류, 불능 및 반송 사유별 코드

심사불능 코드	내역	비고
J3-01	사고접수번호 기재누락 또는 기재착오	각 보험회사등별 사고접수번호 부여체계에 맞지 않는 경우 심사불능 신설
J3-02	지급보증번호 기재누락 또는 기재착오 * 지급보증번호 기재착오는 추후 점검예정	국토교통부 자동차운영과-1377호에 의해 지급보증번호 구성체계가 일원화됨에 따라 심사불능 신설
J3-04	청구서와 명세서의 보험회사등 코드 불일치	
J3-05	환자납부총액과 11항(환자납부액항) 내역의 불일치 예시 1) 환자납부총액 15,000원, 11항 내역없는 경우 예시 2) 환자납부총액 0원, 11항 체외충격파치료 50,000원 기재	• 환자납부총액에 따라 청구액이 달라지므로 기재착오로 판단되는 경우 심사불능 • 적용일: 2013.8.21 접수분부터

제 5 절

자동차손해배상 보장법의 이해

1. 법 구성

1) 헌법에 명시된 법규의 유형

(1) 헌법은 국민의 기본권과 국가의 권력구조에 의한 기본적 사항을 규정함

(2) 헌법규정을 보충하고 세분화하는 사항은 법률로 규정하여야 함

(3) 자동차손해배상 보장법은 법률 9449호임(2009. 2. 6. 일부개정) : 시행일 2009. 3. 29

2) 대통령령(헌법 제74조)

대통령은 법률에서 구체적으로 범위를 정하여 위임받은 사항과 법률을 집행하기 위해 필요한 사항에 관해 대통령령을 발할 수 있음

3) 총리령/부령(헌법 제95조)

국무총리 또는 행정부의 장은 소관 사무에 관해 법률이나 대통령령의 위임 또는 직권으로 총리령 또는 부령을 발할 수 있음

4) 국회규칙(헌법 제64조제1항), 대법원규칙(헌법 제108조), 헌법재판소규칙(헌법 제113조제2항), 중앙선거관리위원회규칙(헌법 제114조제6항)

5) 자치법규(헌법 제117조제1항)

6) 조약(헌법 제6조제1항)

7) 대통령긴급명령/긴급재정경제명령(헌법 제76조제1항, 제2항)

2. 자동차손해배상 보장법의 구성

1) 자동차손해배상 보장법은 총 8장(제1장 총칙, 제2장 손해배상을 위한 보험가입 등, 제3장 자동차보험진료수가기준 등 분쟁조정, 제4장 책임보험 등 사업, 제5장 자동차손해배상보장사업, 제6장 보칙, 제7장 벌칙, 제8장 범칙행위에 관한 처리의 특례)과 부칙으로 되어 있다.

2) 자동차손해배상 보장법의 총 8장의 구성내용은 다음과 같다.

(1) 제1장(총칙)은 4개의 조항으로 되어 있고 각조는 목적(제1조), 정의(제2조), 자동차손해배상책임(제3조), 민법의 적용(제4조)으로 되어 있다.

(2) 제2장(손해배상을 위한 보험가입 등)은 9개 조항으로 되어 있고 각조는 보험등의 가입의무(제5조), 의무보험의 미가입자에 대한 조치 등(제6조), 의무보험 가입관리전산망의 구성/운영 등(제7조), 운행의 금지(제8조), 의무보험의 가입증명서 발급청구(제9조), 보험금 등의 청구(제10조), 피해자에 대한 가불금(제11조), 자동차보험진료수가의 청구 및 지급(제12조), 입원환자의 관리 등(제13조), 진료기록의 열람 등(제14조)으로 되어 있다.

(3) 제3장(자동차보험 진료수가기준 등 및 분쟁조정)은 9개의 조항으로 되어 있고 각 조는 자동차진료수가 등(제15조), 정비요금에 대한 조사/연구(제16조), 자동차보험진료수가분쟁심의회(제17조), 운영비용(제18조), 자동차보험진료수가의 심사 청구 등(제19조), 심사, 결정절차 및 효력(제20조, 제21조), 심의회의 권한(제22조), 위법사실의 통보 등(제23조)으로 되어 있다.

(4) 제4장(책임보험등 사업)은 6개 조항으로 되어 있고 각조는 계약의 체결의무(제24조) 보험계약의 해제 등(제25조), 의무보험계약의 승계(제26조), 의무보험사업의 구분경리(제27조), 사전협의(제28조), 보험금등의 지급 등(제29조)으로 되어 있다.

(5) 제5장(자동차사고 피해지원사업)은 10개 조항으로 되어 있고 각조는 자동차손해배상보장사업(제30조) 후유장애인의 재활지원(제31조), 재활시설운영자의 지정(제32조), 재활시설운영자의 지정 취소(제33조)와 재활시설운영심의위원회(제34조), 준용(제35조), 다른 법률에 따른 배상 등과의 조정(제36조), 자동차사고 피해지원사업 분담금(제37조), 분담금의 체납처분(제38조), 청구권 등의 대위(제39조) 등으로 되어 있다.

(6) 제6장(보칙)은 6개 조항으로 되어 있고 각조는 압류등의 금지(제40조), 시효(제41조) 의무보험 미가입자에 대한 등록 등 처분의 금지(제42조), 검사・질문 등(제43조), 권

한의 위임(제44조), 권한의 위탁 등(제45조)으로 되어 있다.

(7) 제7장(벌칙)은 3개 조항으로 되어 있고 각조는 벌칙(제46조), 양벌규정(제47조), 과태료(제48조)로 되어 있다.

(8) 제8장(범칙행위에 관한 처리의 특례)은 4개 조항으로 되어 있고 각조는 통칙(제50조) 통고처분(제51조), 범칙금의 납부(제52조), 통고처분의 효과(제53조)로 되어 있다.

※ 연혁

- 제정 1963.4.4 법률 제1314호
- 일부개정 1971.1.12 법률 제2274호
- 일부개정 1977.12.3 법률 제3084호
- 전부개정 1984.12.31 법률 제3774호
- 일부개정 1986.12.31 법률 제3912호
- 일부개정 1991.12.31 법률 제4488호
- 일부개정 1993.6.11 법률 제4561호
- 일부개정 1995.12.29 법률 제5104호
- 일부개정 1997.12.13 법률 제5454호
- 일부개정 1998.1.18 법률 제5505호
- 전부개정 1999.2.5 법률 제5793호
- 일부개정 2000.1.23 법률 제6248호
- 일부개정 2001.1.24 법률 제6405호
- 일부개정 2002.1.26 법률 제6645호
- 일부개정 2003.8.21 법률 제6969호
- 일부개정 2004.1.20 법률 제7100호
- 일부개정 2006.12.28 법률 제8127호
- 전부개정 2008.3.28 법률 제9065호
- 일부개정 2009.2.6 법률 제9449호
- 일부개정 2009.5.27 법률 제9738호
- 일부개정 2012.2.22 법률 제11369호
- 일부개정 2013.3.23 법률 제11690호
- 일부개정 2013.8.6 법률 제12021호

제 6 절

자동차보험 관련 법령 및 고시

1. 자동차손해배상 보장법

[시행 2014.2.7.] [법률 제12021호, 2013.8.6., 일부개정]

1) 총칙

제1조(목적) 이 법은 자동차의 운행으로 사람이 사망 또는 부상하거나 재물이 멸실 또는 훼손된 경우에 손해배상을 보장하는 제도를 확립하여 피해자를 보호하고, 자동차사고로 인한 사회적 손실을 방지함으로써 자동차운송의 건전한 발전을 촉진함을 목적으로 한다. 〈개정 2013.8.6〉

제2조(정의) 이 법에서 사용하는 용어의 뜻은 다음과 같다. 〈개정 2009.2.6, 2013.8.6〉

1. "자동차"란 「자동차관리법」의 적용을 받는 자동차와 「건설기계관리법」의 적용을 받는 건설기계 중 대통령령으로 정하는 것을 말한다.
2. "운행"이란 사람 또는 물건의 운송 여부와 관계없이 자동차를 그 용법에 따라 사용하거나 관리하는 것을 말한다.
3. "자동차보유자"란 자동차의 소유자나 자동차를 사용할 권리가 있는 자로서 자기를 위하여 자동차를 운행하는 자를 말한다.
4. "운전자"란 다른 사람을 위하여 자동차를 운전하거나 운전을 보조하는 일에 종사하는 자를 말한다.
5. "책임보험"이란 자동차보유자와 「보험업법」에 따라 허가를 받아 보험업을 영위하는 자(이하 "보험회사"라 한다)가 자동차의 운행으로 다른 사람이 사망하거나 부상한 경우 이 법에 따른 손해배상책임을 보장하는 내용을 약정하는 보험을 말한다.
6. "책임공제(責任共濟)"란 사업용 자동차의 보유자와 「여객자동차 운수사업법」, 「화물자동차

운수사업법」, 「건설기계관리법」에 따라 공제사업을 하는 자(이하 "공제사업자"라 한다)가 자동차의 운행으로 다른 사람이 사망하거나 부상한 경우 이 법에 따른 손해배상책임을 보장하는 내용을 약정하는 공제를 말한다.

7. "자동차보험진료수가(診療酬價)"란 자동차의 운행으로 사고를 당한 자(이하 "교통사고환자"라 한다)가 「의료법」에 따른 의료기관(이하 "의료기관"이라 한다)에서 진료를 받음으로써 발생하는 비용으로서 다음 각 목의 어느 하나의 경우에 적용되는 금액을 말한다.
   가. 보험회사(공제사업자를 포함한다. 이하 "보험회사등"이라 한다)의 보험금(공제금을 포함한다. 이하 "보험금등"이라 한다)으로 해당 비용을 지급하는 경우
   나. 제30조에 따른 자동차손해배상 보장사업의 보상금으로 해당 비용을 지급하는 경우
   다. 교통사고환자에 대한 배상(제30조에 따른 보상을 포함한다)이 종결된 후 해당 교통사고로 발생한 치료비를 교통사고환자가 의료기관에 지급하는 경우
8. "자동차사고 피해지원사업"이란 자동차사고로 인한 피해를 구제하거나 예방하기 위한 사업을 말하며, 다음 각 목과 같이 구분한다.
   가. 자동차손해배상 보장사업: 제30조에 따라 국토교통부장관이 자동차사고 피해를 보상하는 사업
   나. 자동차사고 피해예방사업: 제30조의2에 따라 국토교통부장관이 자동차사고 피해예방을 지원하는 사업
   다. 자동차사고 피해자 가족 등 지원사업: 제30조제2항에 따라 국토교통부장관이 자동차사고 피해자 및 가족을 지원하는 사업
   라. 자동차사고 후유장애인 재활지원사업: 제31조에 따라 국토교통부장관이 자동차사고 후유장애인의 재활을 지원하는 사업

제3조(자동차손해배상책임) 자기를 위하여 자동차를 운행하는 자는 그 운행으로 다른 사람을 사망하게 하거나 부상하게 한 경우에는 그 손해를 배상할 책임을 진다. 다만, 다음 각 호의 어느 하나에 해당하면 그러하지 아니하다.

1. 승객이 아닌 자가 사망하거나 부상한 경우에 자기와 운전자가 자동차의 운행에 주의를 게을리 하지 아니하였고, 피해자 또는 자기 및 운전자 외의 제3자에게 고의 또는 과실이 있으며, 자동차의 구조상의 결함이나 기능상의 장해가 없었다는 것을 증명한 경우
2. 승객이 고의나 자살행위로 사망하거나 부상한 경우

제4조(「민법」의 적용) 자기를 위하여 자동차를 운행하는 자의 손해배상책임에 대하여는 제3조에 따른 경우 외에는 「민법」에 따른다.

2) 손해배상을 위한 보험 가입 등

제5조(보험 등의 가입 의무) ① 자동차보유자는 자동차의 운행으로 다른 사람이 사망하거나 부상한 경우에 피해자(피해자가 사망한 경우에는 손해배상을 받을 권리를 가진 자를 말한다. 이하 같다)에게 대통령령으로 정하는 금액을 지급할 책임을 지는 책임보험이나 책임공제(이하 "책임보험등"이라 한다)에 가입하여야 한다.

② 자동차보유자는 책임보험등에 가입하는 것 외에 자동차의 운행으로 다른 사람의 재물이 멸실되거나 훼손된 경우에 피해자에게 대통령령으로 정하는 금액을 지급할 책임을 지는 「보험업법」에 따른 보험이나 「여객자동차 운수사업법」, 「화물자동차 운수사업법」 및 「건설기계관리법」에 따른 공제에 가입하여야 한다.

③ 다음 각 호의 어느 하나에 해당하는 자는 책임보험등에 가입하는 것 외에 자동차 운행으로 인하여 다른 사람이 사망하거나 부상한 경우에 피해자에게 책임보험등의 배상책임한도를 초과하여 대통령령으로 정하는 금액을 지급할 책임을 지는 「보험업법」에 따른 보험이나 「여객자동차 운수사업법」, 「화물자동차 운수사업법」 및 「건설기계관리법」에 따른 공제에 가입하여야 한다.

1. 「여객자동차 운수사업법」 제4조제1항에 따라 면허를 받거나 등록한 여객자동차 운송사업자
2. 「여객자동차 운수사업법」 제28조제1항에 따라 등록한 자동차 대여사업자
3. 「화물자동차 운수사업법」 제3조 및 제29조에 따라 허가를 받은 화물자동차 운송사업자 및 화물자동차 운송가맹사업자
4. 「건설기계관리법」 제21조제1항에 따라 등록한 건설기계 대여업자

④ 제1항 및 제2항은 대통령령으로 정하는 자동차와 도로(「도로교통법」 제2조제1호에 따른 도로를 말한다. 이하 같다)가 아닌 장소에서만 운행하는 자동차에 대하여는 적용하지 아니한다.

⑤ 제1항의 책임보험등과 제2항 및 제3항의 보험 또는 공제에는 각 자동차별로 가입하여야 한다.

제5조의2(보험 등의 가입 의무 면제) ① 자동차보유자는 보유한 자동차(제5조제3항 각 호의 자가 면허 등을 받은 사업에 사용하는 자동차는 제외한다)를 해외체류 등으로 6개월 이상 2년 이하의 범위에서 장기간 운행할 수 없는 경우로서 대통령령으로 정하는 경우에는 그 자동차의 등록업무를 관할하는 특별시장·광역시장·도지사·특별자치도지사(자동차의 등록업무가 시장·군수·구청장에게 위임된 경우에는 시장·군수·구청장을 말한다. 이하 "시·도지사"라 한다)의 승인을 받아 그 운행중지기간에 한하여 제5조제1항 및 제2항에 따른 보험 또는 공제에의 가입 의무를 면제받을 수 있다. 이 경우 자동차보유자는 해당 자동차등록증 및 자동차등록번호판을 시·도지사에게 보관하여야 한다.

② 제1항에 따라 보험 또는 공제에의 가입 의무를 면제받은 자는 면제기간 중에는 해당 자동차를 도로에서 운행하여서는 아니 된다.

③ 제1항에 따른 보험 또는 공제에의 가입 의무를 면제받을 수 있는 승인 기준 및 신청 절차 등 필요한 사항은 국토교통부령으로 정한다. 〈개정 2013.3.23〉 [본조신설 2012.2.22]

제6조(의무보험 미가입자에 대한 조치 등) ① 보험회사등은 자기와 제5조제1항부터 제3항까지의 규정에 따라 자동차보유자가 가입하여야 하는 보험 또는 공제(이하 "의무보험"이라 한다)의 계약을 체결하고 있는 자동차보유자에게 그 계약 종료일의 75일 전부터 30일 전까지의 기간 및 30일 전부터 10일 전까지의 기간에 각각 그 계약이 끝난다는 사실을 알려야 한다. 다만, 보험회사등은 보험기간이 1개월 이내인 계약인 경우와 자동차보유자가 자기와 다시 계약을 체결하거나 다른 보험회사등과 새로운 계약을 체결한 사실을 안 경우에는 통지를 생략할 수 있다. 〈개정 2009.2.6〉

② 보험회사등은 의무보험에 가입하여야 할 자가 다음 각 호의 어느 하나에 해당하면 그 사실을 국토교통부령으로 정하는 기간 내에 특별자치도지사·시장·군수 또는 구청장(자치구의 구청장을 말하며, 이하 "시장·군수·구청장"이라 한다)에게 알려야 한다. 〈개정 2013.3.23〉

1. 자기와 의무보험 계약을 체결한 경우
2. 자기와 의무보험 계약을 체결한 후 계약 기간이 끝나기 전에 그 계약을 해지한 경우
3. 자기와 의무보험 계약을 체결한 자가 그 계약 기간이 끝난 후 자기와 다시 계약을 체결하지 아니한 경우

③ 제2항에 따른 통지를 받은 시장·군수·구청장은 의무보험에 가입하지 아니한 자동차보유자에게 지체 없이 10일 이상 15일 이하의 기간을 정하여 의무보험에 가입하고 그 사실을 증명할 수 있는 서류를 제출할 것을 명하여야 한다.

④ 시장·군수·구청장은 의무보험에 가입되지 아니한 자동차의 등록번호판(이륜자동차 번호판 및 건설기계의 등록번호표를 포함한다. 이하 같다)을 영치할 수 있다.

⑤ 시장·군수·구청장은 제4항에 따라 의무보험에 가입되지 아니한 자동차의 등록번호판을 영치하기 위하여 필요하면 경찰서장에게 협조를 요청할 수 있다. 이 경우 협조를 요청받은 경찰서장은 특별한 사유가 없으면 이에 따라야 한다.

⑥ 시장·군수·구청장은 제4항에 따라 의무보험에 가입되지 아니한 자동차의 등록번호판을 영치하면 「자동차관리법」이나 「건설기계관리법」에 따라 그 자동차의 등록업무를 관할하는 시·도지사와 그 자동차보유자에게 그 사실을 통보하여야 한다. 〈개정 2012.2.22〉

⑦ 제1항과 제2항에 따른 통지의 방법과 절차에 관하여 필요한 사항, 제4항에 따른 자동차

등록번호판의 영치 및 영치 해제의 방법·절차 등에 관하여 필요한 사항은 국토교통부령으로 정한다. 〈개정 2013.3.23〉

제7조(의무보험 가입관리전산망의 구성·운영 등) ① 국토교통부장관은 의무보험에 가입하지 아니한 자동차보유자를 효율적으로 관리하기 위하여 「자동차관리법」 제69조제1항에 따른 전산정보처리조직과 「보험업법」 제176조에 따른 보험요율산출기관(이하 "보험요율산출기관"이라 한다)이 관리·운영하는 전산정보처리조직을 연계하여 의무보험 가입관리전산망(이하 "가입관리전산망"이라 한다)을 구성하여 운영할 수 있다. 〈개정 2013.3.23〉

② 국토교통부장관은 지방자치단체의 장, 보험회사 및 보험 관련 단체의 장에게 가입관리전산망을 구성·운영하기 위하여 대통령령으로 정하는 정보의 제공을 요청할 수 있다. 이 경우 관련 정보의 제공을 요청받은 자는 특별한 사유가 없으면 요청에 따라야 한다. 〈개정 2009.2.6, 2013.3.23〉

③ 삭제 〈2009.2.6〉

④ 가입관리전산망의 운영에 필요한 사항은 대통령령으로 정한다.

제8조(운행의 금지) 의무보험에 가입되어 있지 아니한 자동차는 도로에서 운행하여서는 아니 된다. 다만, 제5조제4항에 따라 대통령령으로 정하는 자동차는 운행할 수 있다.

제9조(의무보험의 가입증명서 발급 청구) 의무보험에 가입한 자와 그 의무보험 계약의 피보험자(이하 "보험가입자등"이라 한다) 및 이해관계인은 권리의무 또는 사실관계를 증명하기 위하여 필요하면 보험회사등에게 의무보험에 가입한 사실을 증명하는 서류의 발급을 청구할 수 있다.

제10조(보험금등의 청구) ① 보험가입자등에게 제3조에 따른 손해배상책임이 발생하면 그 피해자는 대통령령으로 정하는 바에 따라 보험회사등에게 「상법」 제724조제2항에 따라 보험금등을 자기에게 직접 지급할 것을 청구할 수 있다. 이 경우 피해자는 자동차보험진료수가에 해당하는 금액은 진료한 의료기관에 직접 지급하여 줄 것을 청구할 수 있다.

② 보험가입자등은 보험회사등이 보험금등을 지급하기 전에 피해자에게 손해에 대한 배상금을 지급한 경우에는 보험회사등에게 보험금등의 보상한도에서 그가 피해자에게 지급한 금액의 지급을 청구할 수 있다.

제11조(피해자에 대한 가불금) ① 보험가입자등이 자동차의 운행으로 다른 사람을 사망하게 하거나 부상하게 한 경우에는 피해자는 대통령령으로 정하는 바에 따라 보험회사등에게 자동차보험진료수가에 대하여는 그 전액을, 그 외의 보험금등에 대하여는 대통령령으로 정한 금액을 제10조에 따른 보험금등을 지급하기 위한 가불금(假拂金)으로 지급할 것을 청구할 수 있다.

② 보험회사등은 제1항에 따른 청구를 받으면 국토교통부령으로 정하는 기간에 그 청구받은 가불금을 지급하여야 한다. 〈개정 2013.3.23〉

③ 보험회사등은 제2항에 따라 지급한 가불금이 지급하여야 할 보험금등을 초과하면 가불금을 지급받은 자에게 그 초과액의 반환을 청구할 수 있다.

④ 보험회사등은 제2항에 따라 가불금을 지급한 후 보험가입자등에게 손해배상책임이 없는 것으로 판명된 경우에는 가불금을 지급받은 자에게 그 지급액의 반환을 청구할 수 있다.

⑤ 보험회사등은 제3항 및 제4항에 따른 반환 청구에도 불구하고 가불금을 반환받지 못하는 경우로서 분담금 재원 등 대통령령으로 정하는 요건을 갖추면 반환받지 못한 가불금의 보상을 정부에 청구할 수 있다. 〈개정 2009.2.6〉

제12조(자동차보험진료수가의 청구 및 지급) ① 보험회사등은 보험가입자등 또는 제10조제1항 후단에 따른 피해자가 청구하거나 그 밖의 원인으로 교통사고환자가 발생한 것을 안 경우에는 지체 없이 그 교통사고환자를 진료하는 의료기관에 해당 진료에 따른 자동차보험진료수가의 지급 의사 유무와 지급 한도를 알려야 한다. 〈개정 2009.2.6〉

② 제1항에 따라 보험회사등으로부터 자동차보험진료수가의 지급 의사와 지급 한도를 통지받은 의료기관은 그 보험회사등에게 제15조에 따라 국토교통부장관이 고시한 기준에 따라 자동차보험진료수가를 청구할 수 있다. 〈개정 2013.3.23〉

③ 의료기관이 제2항에 따라 보험회사등에게 자동차보험진료수가를 청구하는 경우에는 「의료법」 제22조에 따른 진료기록부의 진료기록에 따라 청구하여야 한다.

④ 제2항에 따라 의료기관이 자동차보험진료수가를 청구하면 보험회사등은 30일 이내에 그 청구액을 지급하여야 한다. 다만, 제19조제1항에 따라 심사 청구를 하는 경우에는 그러하지 아니하다.

⑤ 의료기관은 제2항에 따라 보험회사등에게 자동차보험진료수가를 청구할 수 있는 경우에는 교통사고환자(환자의 보호자를 포함한다)에게 이에 해당하는 진료비를 청구하여서는 아니 된다. 다만, 다음 각 호의 어느 하나에 해당하는 경우에는 해당 진료비를 청구할 수 있다. 〈개정 2013.3.23〉

1. 보험회사등이 지급 의사가 없다는 사실을 알리거나 지급 의사를 철회한 경우
2. 보험회사등이 보상하여야 할 대상이 아닌 비용의 경우
3. 제1항에 따라 보험회사등이 알린 지급 한도를 초과한 진료비의 경우
4. 제10조제1항 또는 제11조제1항에 따라 피해자가 보험회사등에게 자동차보험진료수가를 자기에게 직접 지급할 것을 청구한 경우
5. 그 밖에 국토교통부령으로 정하는 사유에 해당하는 경우

제12조의2(업무의 위탁) ① 보험회사등은 제12조제4항에 따라 의료기관이 청구하는 자동차보험진료수가의 심사·조정 업무 등을 대통령령으로 정하는 전문심사기관(이하 "전문심사기관"이라 한다)에 위탁할 수 있다.

② 전문심사기관은 제1항에 따라 의료기관이 청구한 자동차보험진료수가가 제15조에 따른 자동차보험진료수가에 관한 기준에 적합한지를 심사한다.

③ 보험회사등은 전문심사기관의 심사결과에 따라 자동차보험진료수가를 지급하여야 한다.

④ 제1항에 따라 전문심사기관에 위탁한 경우 청구, 심사, 지급, 이의제기 등의 방법 및 절차 등은 국토교통부령으로 정한다. 〈개정 2013.3.23〉

[본조신설 2012.2.22]

제13조(입원환자의 관리 등) ① 제12조제2항에 따라 보험회사등에 자동차보험진료수가를 청구할 수 있는 의료기관은 교통사고로 입원한 환자(이하 "입원환자"라 한다)의 외출이나 외박에 관한 사항을 기록·관리하여야 한다.

② 입원환자는 외출하거나 외박하려면 의료기관의 허락을 받아야 한다.

③ 제12조제1항에 따라 자동차보험진료수가의 지급 의사 유무 및 지급 한도를 통지한 보험회사등은 입원환자의 외출이나 외박에 관한 기록의 열람을 청구할 수 있다. 이 경우 의료기관은 정당한 사유가 없으면 청구에 따라야 한다.

제13조의2(교통사고환자의 퇴원·전원 지시) ① 의료기관은 입원 중인 교통사고환자가 수술·처치 등의 진료를 받은 후 상태가 호전되어 더 이상 입원진료가 필요하지 아니한 경우에는 그 환자에게 퇴원하도록 지시할 수 있고, 생활근거지에서 진료할 필요가 있는 경우 등 대통령령으로 정하는 경우에는 대통령령으로 정하는 다른 의료기관으로 전원(轉院)하도록 지시할 수 있다. 이 경우 의료기관은 해당 환자와 제12조제1항에 따라 자동차보험진료수가의 지급의사를 통지한 해당 보험회사등에게 그 사유와 일자를 지체없이 통보하여야 한다.

② 제1항에 따라 교통사고환자에게 다른 의료기관으로 전원하도록 지시한 의료기관이 다른 의료기관이나 담당의사로부터 진료기록, 임상소견서 및 치료경위서의 열람이나 송부 등 진료에 관한 정보의 제공을 요청받으면 지체 없이 이에 따라야 한다.

[본조신설 2009.2.6]

제14조(진료기록의 열람 등) ① 보험회사등은 의료기관으로부터 제12조제2항에 따라 자동차보험진료수가를 청구받으면 그 의료기관에 대하여 관계 진료기록의 열람을 청구할 수 있다. 〈개정 2012.2.22〉

② 제12조의2에 따라 심사 등을 위탁받은 전문심사기관은 심사 등에 필요한 자료를 의료기관에 요청할 수 있다. 〈신설 2012.2.22〉

③ 제1항 또는 제2항의 경우 의료기관은 정당한 사유가 없는 한 이에 응하여야 한다. 〈신설 2012.2.22〉

④ 보험회사등은 보험금 지급 청구를 받은 경우 대통령령으로 정하는 바에 따라 경찰청 등 교통사고 조사기관에 대하여 교통사고 관련 조사기록의 열람을 청구할 수 있다. 이 경우 경찰청 등 교통사고 조사기관은 특별한 사정이 없는 한 열람하게 하여야 한다. 〈신설 2012.2.22〉

⑤ 보험회사등 또는 전문심사기관에 종사하거나 종사한 자는 제1항부터 제4항까지에 따른 진료기록 또는 교통사고 관련 조사기록의 열람으로 알게 된 다른 사람의 비밀을 누설하여서는 아니 된다. 〈개정 2012.2.22〉

제14조의2(책임보험등의 보상한도를 초과하는 경우에의 준용) 자동차보유자가 책임보험등의 보상한도를 초과하는 손해를 보상하는 보험 또는 공제에 가입한 경우 피해자가 책임보험등의 보상한도 및 이를 초과하는 손해를 보상하는 보험 또는 공제의 보상한도의 범위에서 자동차보험진료수가를 청구할 경우에도 제10조부터 제13조까지, 제13조의2 및 제14조를 준용한다. [본조신설 2009.2.6]

3) 자동차보험진료수가 기준 및 분쟁 조정

제15조(자동차보험진료수가 등) ① 국토교통부장관은 교통사고환자에 대한 적절한 진료를 보장하고 보험회사등, 의료기관 및 교통사고환자 간의 진료비에 관한 분쟁을 방지하기 위하여 자동차보험진료수가에 관한 기준(이하 "자동차보험진료수가기준"이라 한다)을 정하여 고시할 수 있다. 〈개정 2009.2.6, 2013.3.23〉

② 자동차보험진료수가기준에는 자동차보험진료수가의 인정범위・청구절차 및 지급절차, 그 밖에 국토교통부령으로 정하는 사항이 포함되어야 한다. 〈개정 2013.3.23〉

③ 국토교통부장관은 자동차보험진료수가기준을 정하거나 변경하는 경우 제17조에 따른 자동차보험진료수가분쟁심의회의 의견을 들을 수 있다. 〈개정 2012.2.22, 2013.3.23〉

제16조(정비요금에 대한 조사・연구) ① 국토교통부장관은 보험회사등과 자동차 정비업자 간의 정비요금에 대한 분쟁을 예방하기 위하여 적절한 정비요금(표준 작업시간과 공임 등을 포함한다)에 대하여 조사・연구하여 그 결과를 공표한다. 〈개정 2013.3.23〉

② 제1항에 따른 조사・연구의 범위 및 절차 등에 필요한 사항은 대통령령으로 정한다.

제17조(자동차보험진료수가분쟁심의회) ① 보험회사등과 의료기관은 서로 협의하여 자동차보험진료수가와 관련된 분쟁의 예방 및 신속한 해결을 위한 다음 각 호의 업무를 수행하기 위하여 자동차보험진료수가분쟁심의회(이하 "심의회"라 한다)를 구성하여야 한다.

1. 자동차보험진료수가에 관한 분쟁의 심사·조정
2. 자동차보험진료수가기준 조정에 대한 건의
3. 제1호 및 제2호의 업무와 관련된 조사·연구

② 심의회는 위원장을 포함한 18명의 위원으로 구성한다.

③ 위원은 국토교통부장관이 위촉하되, 6명은 보험회사등의 단체가 추천한 자 중에서, 6명은 의료사업자단체가 추천한 자 중에서, 6명은 대통령령으로 정하는 요건을 갖춘 자 중에서 각각 위촉한다. 이 중 대통령령으로 정하는 요건을 갖추어 국토교통부장관이 위촉한 위원은 보험회사등 및 의료기관의 자문위원 등 심의회 업무의 공정성을 해칠 수 있는 직을 겸하여서는 아니 된다. 〈개정 2012.2.22, 2013.3.23〉

④ 위원장은 위원 중에서 호선한다.

⑤ 위원의 임기는 2년으로 하되, 연임할 수 있다. 다만, 보궐위원의 임기는 전임자의 남은 임기로 한다.

⑥ 심의회의 구성·운영 등에 필요한 세부사항은 대통령령으로 정한다.

제18조(운영비용) 심의회의 운영을 위하여 필요한 운영비용은 보험회사등과 의료기관이 부담한다.

제19조(자동차보험진료수가의 심사 청구 등) ① 보험회사등과 의료기관은 제12조의2제2항에 따른 심사결과에 이의가 있는 때에는 이의제기 결과를 통보받은 날로부터 30일 이내에 심의회에 그 심사를 청구할 수 있다. 〈개정 2013.8.6〉

② 삭제 〈2013.8.6〉

③ 제12조의2제1항에 따른 전문심사기관의 심사결과를 통지받은 보험회사등 및 의료기관은 제1항의 기간에 심사를 청구하지 아니하면 그 기간이 끝나는 날에 의료기관이 지급 청구한 내용 또는 심사결과에 합의한 것으로 본다. 〈개정 2013.8.6〉

④ 삭제 〈2013.8.6〉

⑤ 삭제 〈2013.8.6〉

⑥ 제1항에 따른 심사 청구의 대상 및 절차 등은 대통령령으로 정한다. 〈신설 2013.8.6〉

제20조(심사·결정 절차 등) ① 심의회는 제19조제1항에 따른 심사청구가 있으면 자동차보험진료수가기준에 따라 이를 심사·결정하여야 한다. 다만, 그 심사 청구 사건이 자동차보험진료수가기준에 따라 심사·결정할 수 없는 경우에는 당사자에게 합의를 권고할 수 있다.

② 심의회의 심사·결정 절차 등에 필요한 사항은 심의회가 정하여 국토교통부장관의 승인을 받아야 한다. 〈개정 2013.3.23〉

제21조(심사와 결정의 효력 등) ① 심의회는 제19조제1항의 심사청구에 대하여 결정한 때에

는 지체 없이 그 결과를 당사자에게 알려야 한다.

② 제1항에 따라 통지를 받은 당사자가 심의회의 결정 내용을 받아들인 경우에는 그 수락 의사를 표시한 날에, 통지를 받은 날부터 30일 이내에 소(訴)를 제기하지 아니한 경우에는 그 30일이 지난 날의 다음 날에 당사자 간에 결정내용과 같은 내용의 합의가 성립된 것으로 본다.

제22조(심의회의 권한) 심의회는 제20조제1항에 따른 심사·결정을 위하여 필요하다고 인정하면 보험회사등·의료기관·보험사업자단체 또는 의료사업자단체에 필요한 서류를 제출하게 하거나 의견을 진술 또는 보고하게 하거나 관계 전문가에게 진단 또는 검안 등을 하게 할 수 있다.

제23조(위법 사실의 통보 등) 심의회는 심사 청구 사건의 심사나 그 밖의 업무를 처리할 때 당사자 또는 관계인이 법령을 위반한 사실이 확인되면 관계 기관에 이를 통보하여야 한다.

제23조의2(심의회 운영에 대한 점검) ① 국토교통부장관은 필요한 경우 심의회의 운영 및 심사기준의 운용과 관련한 자료를 제출받아 이를 점검할 수 있다. 〈개정 2013.3.23〉

② 심의회는 제1항에 따라 자료의 제출 또는 보고를 요구받은 때에는 특별한 사유가 없는 한 이에 응하여야 한다. [본조신설 2012.2.22]

4) 책임보험등 사업

제24조(계약의 체결 의무) ① 보험회사등은 자동차보유자가 제5조제1항부터 제3항까지의 규정에 따른 보험 또는 공제에 가입하려는 때에는 대통령령으로 정하는 사유가 있는 경우 외에는 계약의 체결을 거부할 수 없다.

② 자동차보유자가 교통사고를 발생시킬 개연성이 높은 경우 등 국토교통부령으로 정하는 사유에 해당하면 제1항에도 불구하고 다수의 보험회사가 공동으로 제5조제1항부터 제3항까지의 규정에 따른 보험 또는 공제의 계약을 체결할 수 있다. 이 경우 보험회사는 자동차보유자에게 공동계약체결의 절차 및 보험료에 대한 안내를 하여야 한다. 〈개정 2013.3.23〉

제25조(보험 계약의 해제 등) 보험가입자와 보험회사등은 다음 각 호의 어느 하나에 해당하는 경우 외에는 의무보험의 계약을 해제하거나 해지하여서는 아니 된다. 〈개정 2013.3.23〉

1. 「자동차관리법」 제13조 또는 「건설기계관리법」 제6조에 따라 자동차의 말소등록(抹消登錄)을 한 경우
2. 해당 자동차가 제5조제4항의 자동차로 된 경우
3. 해당 자동차가 다른 의무보험에 이중으로 가입되어 하나의 가입 계약을 해제하거나 해지하려는 경우
4. 해당 자동차를 양도한 경우

5. 천재지변・교통사고・화재・도난, 그 밖의 사유로 자동차를 더 이상 운행할 수 없게 된 사실을 증명한 경우
6. 그 밖에 국토교통부령으로 정하는 경우

제26조(의무보험 계약의 승계) ① 의무보험에 가입된 자동차가 양도된 경우에 그 자동차의 양도일(양수인이 매매대금을 지급하고 현실적으로 자동차의 점유를 이전받은 날을 말한다)부터 「자동차관리법」 제12조에 따른 자동차소유권 이전등록 신청기간이 끝나는 날(자동차소유권 이전등록 신청기간이 끝나기 전에 양수인이 새로운 책임보험등의 계약을 체결한 경우에는 그 계약 체결일)까지의 기간은 「상법」 제726조의4에도 불구하고 자동차의 양수인이 의무보험의 계약에 관한 양도인의 권리의무를 승계한다.

② 제1항의 경우 양도인은 양수인에게 그 승계기간에 해당하는 의무보험의 보험료(공제계약의 경우에는 공제분담금을 말한다. 이하 같다)의 반환을 청구할 수 있다.

③ 제2항에 따라 양수인이 의무보험의 승계기간에 해당하는 보험료를 양도인에게 반환한 경우에는 그 금액의 범위에서 양수인은 보험회사등에게 보험료의 지급의무를 지지 아니한다.

제27조(의무보험 사업의 구분경리) 보험회사등은 의무보험에 따른 사업에 대하여는 다른 보험사업・공제사업이나 그 밖의 다른 사업과 구분하여 경리하여야 한다.

제28조(사전협의) 금융위원회는 「보험업법」 제127조제2항에 따라 금융위원회가 정하는 기준(같은 법 제4조제1항제2호다목에 따른 자동차보험의 보험약관에 대한 기준으로서 책임보험에만 적용되는 것에 한정한다)을 변경하려는 경우에는 국토교통부장관과 미리 협의하여야 한다. 〈개정 2013.3.23〉 [전문개정 2009.2.6]

제29조(보험금등의 지급 등) ① 「도로교통법」 제44조제1항에 따른 술에 취한 상태에서 운전금지 위반 등 대통령령으로 정하는 사유로 다른 사람이 사망 또는 부상하거나 다른 사람의 재물이 멸실되거나 훼손되어 보험회사등이 피해자에게 보험금등을 지급한 경우에는 보험회사등은 법률상 손해배상책임이 있는 자에게 국토교통부령으로 정하는 금액을 구상(求償)할 수 있다. 〈개정 2013.3.23〉

② 제5조제1항에 따른 책임보험등의 보험금등을 변경하는 것을 내용으로 하는 대통령령을 개정할 때 그 변경 내용이 보험가입자등에게 유리하게 되는 경우에는 그 변경 전에 체결된 계약 내용에도 불구하고 보험회사등에게 변경된 보험금등을 지급하도록 하는 다음 각 호의 사항을 규정할 수 있다.

1. 종전의 계약을 새로운 계약으로 갱신하지 아니하더라도 이미 계약된 종전의 보험금등을 변경된 보험금등으로 볼 수 있도록 하는 사항
2. 그 밖에 보험금등의 변경에 필요한 사항이나 변경된 보험금등의 지급에 필요한 사항

5) 자동차사고 피해지원사업 〈개정 2013.8.6〉

제30조(자동차손해배상 보장사업) ① 정부는 다음 각 호의 어느 하나에 해당하는 경우에는 피해자의 청구에 따라 책임보험의 보험금 한도에서 그가 입은 피해를 보상한다. 다만, 정부는 피해자가 청구하지 아니한 경우에도 직권으로 조사하여 책임보험의 보험금 한도에서 그가 입은 피해를 보상할 수 있다. 〈개정 2012.2.22〉

1. 자동차보유자를 알 수 없는 자동차의 운행으로 사망하거나 부상한 경우
2. 보험가입자등이 아닌 자가 제3조에 따라 손해배상의 책임을 지게 되는 경우. 다만, 제5조 제4항에 따른 자동차의 운행으로 인한 경우는 제외한다.

② 정부는 자동차의 운행으로 인한 사망자나 대통령령으로 정하는 중증 후유장애인의 유자녀(幼子女) 및 피부양가족이 경제적으로 어려워 생계가 곤란하거나 학업을 중단하여야 하는 문제 등을 해결하고 중증 후유장애인이 재활할 수 있도록 지원할 수 있다.

③ 국토교통부장관은 제1항에 따른 업무를 수행하기 위하여 다음 각 호의 기관에 대통령령에 따른 정보의 제공을 요청하고 수집·이용할 수 있으며, 요청받은 기관은 특별한 사유가 없으면 관련 정보를 제공하여야 한다. 〈신설 2012.2.22, 2013.3.23〉

1. 경찰청장
2. 특별시장·광역시장·도지사·특별자치도지사·시장·군수·구청장

④ 정부는 제11조제5항에 따른 보험회사등의 청구에 따라 보상을 실시한다. 〈개정 2012.2.22〉

⑤ 제1항·제2항 및 제4항에 따른 정부의 보상 또는 지원의 대상·기준·금액·방법 및 절차 등에 필요한 사항은 대통령령으로 정한다. 〈개정 2012.2.22〉

⑥ 제1항·제2항 및 제4항에 따른 정부의 보상사업(이하 "자동차손해배상 보장사업"이라 한다)에 관한 업무는 국토교통부장관이 행한다. 〈개정 2012.2.22, 2013.3.23〉

제30조의2(자동차사고 피해예방사업) ① 국토교통부장관은 자동차사고로 인한 피해 등을 예방하기 위하여 다음 각 호의 사업을 수행할 수 있다.

1. 자동차사고 피해예방을 위한 교육 및 홍보 또는 이와 관련한 시설 및 장비의 지원
2. 자동차사고 피해예방을 위한 기기 및 장비 등의 개발·보급
3. 그 밖에 자동차사고 피해예방을 위한 연구·개발 등 대통령령으로 정하는 사항

② 제1항에 따른 자동차사고 피해예방사업의 기준·금액·방법 및 절차 등에 관하여 필요한 사항은 대통령령으로 정한다. [본조신설 2013.8.6]

제31조(후유장애인의 재활 지원) ① 국토교통부장관은 자동차사고 후유장애인의 재활을 지원하기 위한 의료재활시설 및 직업재활시설(이하 "재활시설"이라 한다)을 설치하여 그 재활에 필요한 다음 각 호의 사업(이하 "재활사업"이라 한다)을 수행할 수 있다. 〈개정 2013.3.23〉

1. 의료재활사업 및 그에 딸린 사업으로서 대통령령으로 정하는 사업
2. 직업재활사업(직업재활상담을 포함한다) 및 그에 딸린 사업으로서 대통령령으로 정하는 사업

② 재활시설의 설치와 제32조제1항에 따른 재활시설 및 재활사업의 관리·운영 등에 필요한 재원은 제37조에 따른 자동차손해배상 보장사업 분담금 중에서 대통령령으로 정하는 금액으로 한다.

③ 재활시설의 용도로 건설되거나 조성되는 건축물, 토지, 그 밖의 시설물 등은 국가에 귀속된다.

④ 국토교통부장관이 재활시설을 설치하는 경우에는 그 규모와 설계 등에 관한 중요 사항에 대하여 자동차사고 후유장애인단체의 의견을 들어야 한다. 〈개정 2013.3.23〉

제32조(재활시설운영자의 지정) ① 국토교통부장관은 다음 각 호의 구분에 따라 그 요건을 갖춘 자 중 국토교통부장관의 지정을 받은 자에게 재활시설이나 재활사업의 관리·운영을 위탁할 수 있다. 〈개정 2009.5.27, 2013.3.23〉

1. 의료재활시설 및 제31조제1항제1호에 따른 재활사업: 「의료법」 제33조에 따라 의료기관의 개설허가를 받고 재활 관련 진료과목을 개설한 자로서 같은 법 제3조제3항에 따른 종합병원을 운영하고 있는 자
2. 직업재활시설 및 제31조제1항제2호에 따른 재활사업: 자동차사고 후유장애인단체 중에서 「민법」 제32조 및 「공익법인의 설립·운영에 관한 법률」에 따라 국토교통부장관의 허가를 받은 법인으로서 대통령령으로 정하는 요건을 갖춘 법인

② 제1항에 따라 지정을 받으려는 자는 대통령령으로 정하는 바에 따라 국토교통부장관에게 신청하여야 한다. 〈개정 2009.5.27, 2013.3.23〉

③ 제1항에 따라 지정을 받은 자로서 재활시설이나 재활사업의 관리·운영을 위탁받은 자(이하 "재활시설운영자"라 한다)는 재활시설이나 재활사업의 관리·운영에 관한 업무를 수행할 때에는 별도의 회계를 설치하고 다른 사업과 구분하여 경리하여야 한다. 〈개정 2009.5.27〉

④ 재활시설운영자의 지정 절차 및 그에 대한 감독 등에 관해 필요한 사항은 대통령령으로 정한다.

제33조(재활시설운영자의 지정 취소) ① 국토교통부장관은 재활시설운영자가 다음 각 호의 어느 하나에 해당하면 그 지정을 취소할 수 있다. 다만, 제1호 또는 제2호에 해당하면 그 지정을 취소하여야 한다. 〈개정 2013.3.23〉

1. 거짓이나 그 밖의 부정한 방법으로 지정을 받은 경우
2. 제32조제1항 각 호의 요건에 맞지 아니하게 된 경우

3. 제32조제3항을 위반하여 다른 사업과 구분하여 경리하지 아니한 경우
4. 정당한 사유 없이 제43조제4항에 따른 시정명령을 3회 이상 이행하지 아니한 경우
5. 법인의 해산 등 사정의 변경으로 재활시설이나 재활사업의 관리·운영에 관한 업무를 계속 수행하는 것이 불가능하게 된 경우

② 국토교통부장관은 제1항에 따라 재활시설운영자의 지정을 취소한 경우로서 다음 각 호에 모두 해당하는 경우에는 새로운 재활시설운영자가 지정될 때까지 그 기간 및 관리·운영조건을 정하여 지정이 취소된 자에게 재활시설이나 재활사업의 관리·운영업무를 계속하게 할 수 있다. 이 경우 지정이 취소된 자는 그 계속하는 업무의 범위에서 재활시설운영자로 본다. 〈개정 2013.3.23〉

1. 지정취소일부터 새로운 재활시설운영자를 정할 수 없는 경우
2. 계속하여 재활시설이나 재활사업의 관리·운영이 필요한 경우

③ 제1항에 따라 지정이 취소된 자는 그 지정이 취소된 날(제2항에 따라 업무를 계속한 경우에는 그 계속된 업무가 끝난 날을 말한다)부터 2년 이내에는 재활시설운영자로 다시 지정받을 수 없다.

제34조(재활시설운영심의위원회) ① 재활시설의 설치 및 재활사업의 운영 등에 관한 다음 각 호의 사항을 심의하기 위하여 국토교통부장관 소속으로 재활시설운영심의위원회(이하 "심의위원회"라 한다)를 둔다. 〈개정 2013.3.23〉

1. 재활시설의 설치와 관리에 관한 사항
2. 재활사업의 운영에 관한 사항
3. 재활시설운영자의 지정과 지정 취소에 관한 사항
4. 재활시설운영자의 사업계획과 예산에 관한 사항
5. 그 밖에 재활시설과 재활사업의 관리·운영에 관한 사항으로서 대통령령으로 정하는 사항

② 심의위원회의 구성·운영 등에 대하여 필요한 사항은 대통령령으로 정한다.

제35조(준용) ① 제30조제1항에 따른 피해자의 보상금 청구에 관하여는 제10조부터 제13조까지, 제13조의2 및 제14조를 준용한다. 이 경우 "보험회사등"은 "자동차손해배상 보장사업을 하는 자"로, "보험금등"은 "보상금"으로 본다. 〈개정 2009.2.6〉

② 제30조제1항에 따른 보상금 중 피해자의 진료수가에 대한 심사청구 등에 관하여는 제19조 및 제20조를 준용한다. 이 경우 "보험회사등"은 "자동차손해배상 보장사업을 하는 자"로 본다.

제36조(다른 법률에 따른 배상 등과의 조정) ① 정부는 피해자가 「국가배상법」, 「산업재해보상보험법」, 그 밖에 대통령령으로 정하는 법률에 따라 제30조제1항의 손해에 대하여 배상 또

는 보상을 받으면 그가 배상 또는 보상받는 금액의 범위에서 제30조제1항에 따른 보상 책임을 지지 아니한다.

② 정부는 피해자가 제3조의 손해배상책임이 있는 자로부터 제30조제1항의 손해에 대하여 배상을 받으면 그가 배상받는 금액의 범위에서 제30조제1항에 따른 보상 책임을 지지 아니한다.

③ 정부는 제30조제2항에 따라 지원받을 자가 다른 법률에 따라 같은 사유로 지원을 받으면 그 지원을 받는 범위에서 제30조제2항에 따른 지원을 하지 아니할 수 있다.

제37조(자동차사고 피해지원사업 분담금) ① 제5조제1항에 따라 책임보험등에 가입하여야 하는 자와 제5조제4항에 따른 자동차 중 대통령령으로 정하는 자동차보유자는 자동차사고 피해지원사업을 위한 분담금을 국토교통부장관에게 내야 한다. 〈개정 2013.8.6〉

② 제1항에 따라 분담금을 내야 할 자 중 제5조제1항에 따라 책임보험등에 가입하여야 하는 자의 분담금은 책임보험등의 계약을 체결하는 보험회사등이 해당 납부 의무자와 계약을 체결할 때에 징수하여 정부에 내야 한다.

③ 제1항에 따른 분담금은 정부의 세입세출예산 외로 운용하며, 그 금액과 납부 방법 및 관리 등에 필요한 사항은 대통령령으로 정한다.

[제목개정 2013.8.6]

제38조(분담금의 체납처분) ① 국토교통부장관은 제37조에 따른 분담금을 납부기간에 내지 아니한 자에 대하여는 10일 이상의 기간을 정하여 분담금을 낼 것을 독촉하여야 한다. 〈개정 2013.3.23〉

② 국토교통부장관은 제1항에 따라 분담금 납부를 독촉받은 자가 그 기한까지 분담금을 내지 아니하면 국세 체납처분의 예에 따라 징수한다. 〈개정 2013.3.23〉

제39조(청구권 등의 대위) ① 정부는 제30조제1항에 따라 피해를 보상한 경우에는 그 보상금액의 한도에서 제3조에 따른 손해배상책임이 있는 자에 대한 피해자의 손해배상 청구권을 대위행사(代位行使)할 수 있다.

② 정부는 제30조제4항에 따라 보험회사등에게 보상을 한 경우에는 제11조제3항 및 제4항에 따른 가불금을 지급받은 자에 대한 보험회사등의 반환청구권을 대위행사할 수 있다. 〈개정 2012.2.22〉

③ 정부는 다음 각 호의 어느 하나에 해당하는 때에는 제39조의2에 따른 자동차손해배상보장사업 채권정리위원회의 의결에 따라 제1항 및 제2항에 따른 청구권의 대위행사를 중지할 수 있으며, 구상금 또는 미반환가불금 등의 채권을 결손처분할 수 있다. 〈신설 2009.2.6〉

1. 해당 권리에 대한 소멸시효가 완성된 때

2. 그 밖에 채권을 회수할 가능성이 없다고 인정되는 경우로서 대통령령으로 정하는 경우

제39조의2(자동차손해배상보장사업 채권정리위원회) ① 제39조제1항 및 제2항에 따른 채권의 결손처분과 관련된 사항을 의결하기 위하여 국토교통부장관 소속으로 자동차손해배상보장사업 채권정리위원회(이하 "채권정리위원회"라 한다)를 둔다. 〈개정 2013.3.23〉

② 채권정리위원회의 구성·운영 등에 필요한 사항은 대통령령으로 정한다.

[본조신설 2009.2.6]

6) 보칙

제40조(압류 등의 금지) 제10조제1항, 제11조제1항 또는 제30조제1항에 따른 청구권은 압류하거나 양도할 수 없다.

제41조(시효) 제10조, 제11조제1항, 제29조제1항 또는 제30조제1항에 따른 청구권은 3년간 행사하지 아니하면 시효로 소멸한다. 〈개정 2009.2.6〉

제42조(의무보험 미가입자에 대한 등록 등 처분의 금지) ① 제5조제1항부터 제3항까지의 규정에 따라 의무보험 가입이 의무화된 자동차가 다음 각 호의 어느 하나에 해당하는 경우에는 관할 관청(해당 업무를 위탁받은 자를 포함한다. 이하 같다)은 그 자동차가 의무보험에 가입하였는지를 확인하여 의무보험에 가입된 경우에만 등록·허가·검사·해제를 하거나 신고를 받아야 한다.

1. 「자동차관리법」 제8조, 제12조, 제27조, 제43조제1항제2호, 제43조의2제1항, 제48조제1항부터 제3항까지 또는 「건설기계관리법」 제3조 및 제13조제1항제2호에 따라 등록·허가·검사의 신청 또는 신고가 있는 경우
2. 「자동차관리법」 제37조제3항 또는 「지방세법」 제131조에 따라 영치(領置)된 자동차등록번호판을 해제하는 경우

② 제1항제1호를 적용하는 경우 「자동차관리법」 제8조에 따라 자동차를 신규로 등록할 때에는 해당 자동차가 같은 법 제27조에 따른 임시운행허가 기간이 만료된 이후에 발생한 손해배상책임을 보장하는 의무보험에 가입된 경우에만 의무보험에 가입된 것으로 본다.

③ 제1항 및 제2항에 따른 의무보험 가입의 확인 방법 및 절차 등에 관하여 필요한 사항은 국토교통부령으로 정한다. 〈개정 2013.3.23〉

[전문개정 2012.2.22]

제43조(검사·질문 등) ① 국토교통부장관은 필요하다고 인정하면 소속 공무원에게 재활시설, 자동차보험진료수가를 청구하는 의료기관 또는 제45조제1항부터 제5항까지의 규정에 따라 권한을 위탁받은 자의 사무소 등에 출입하여 다음 각 호의 행위를 하게 할 수 있다. 다만,

자동차보험진료수가를 청구한 의료기관에 대하여는 제1호 및 제3호의 행위에 한한다. 〈개정 2009.5.27, 2013.3.23, 2013.8.6〉

1. 이 법에 규정된 업무의 처리 상황에 관한 장부 등 서류의 검사
2. 그 업무·회계 및 재산에 관한 사항을 보고받는 행위
3. 관계인에 대한 질문

② 국토교통부장관은 이 법에 규정된 보험사업에 관한 업무의 처리 상황을 파악하거나 자동차손해배상 보장사업을 효율적으로 운영하기 위하여 필요하면 관계 중앙행정기관, 지방자치단체, 금융감독원 등에 필요한 자료의 제출을 요청할 수 있다. 이 경우 자료 제출을 요청받은 중앙행정기관, 지방자치단체, 금융감독원 등은 정당한 사유가 없으면 요청에 따라야 한다. 〈개정 2013.3.23〉

③ 제1항에 따라 검사 또는 질문을 하는 공무원은 그 권한을 표시하는 증표를 지니고 이를 관계인에게 내보여야 한다.

④ 국토교통부장관은 제1항에 따라 검사를 하거나 보고를 받은 결과 법령을 위반한 사실이나 부당한 사실이 있으면 재활시설운영자나 권한을 위탁받은 자에게 시정하도록 명할 수 있다. 〈개정 2013.3.23〉

제43조의2(포상금) ① 국토교통부장관은 자동차보유자를 알 수 없는 자동차의 운행으로 다른 사람을 사망하게 하거나 부상하게 한 자동차 또는 운전자를 목격하고 대통령령으로 정하는 관계 행정기관이나 수사기관에 신고 또는 고발한 사람에 대하여 그 신고되거나 고발된 운전자가 검거될 경우 1백만원의 범위에서 포상금을 지급할 수 있다. 〈개정 2013.3.23〉

② 제1항의 포상금은 같은 항에 따라 신고되거나 고발된 운전자가 검거됨으로써 제30조제1항제1호에 따라 지급하여야 할 보상금이 절약된 금액의 범위에서 제37조제1항에 따른 분담금으로 지급할 수 있다.

③ 제1항에 따른 포상금 지급의 대상·기준·금액·방법 및 절차 등은 대통령령으로 정한다. [본조신설 2012.2.22]

제44조(권한의 위임) 국토교통부장관은 이 법에 따른 권한의 일부를 대통령령으로 정하는 바에 따라 특별시장·광역시장·도지사·특별자치도지사·시장·군수 또는 구청장에게 위임할 수 있다. 〈개정 2013.3.23〉

제45조(권한의 위탁 등) ① 국토교통부장관은 대통령령으로 정하는 바에 따라 다음 각 호의 업무를 보험회사등 또는 보험 관련 단체에 위탁할 수 있다. 이 경우 금융위원회와 협의하여야 한다. 〈개정 2012.2.22, 2013.3.23〉

1. 제30조제1항에 따른 보상에 관한 업무

2. 제35조에 따라 자동차손해배상 보장사업을 하는 자를 보험회사등으로 보게 됨으로써 자동차손해배상 보장사업을 하는 자가 가지는 권리와 의무의 이행을 위한 업무
3. 제37조에 따른 분담금의 수납·관리·운용에 관한 업무
4. 제39조제1항에 따른 손해배상 청구권의 대위행사에 관한 업무
5. 채권정리위원회의 안건심의에 필요한 전문적인 자료의 조사·검증 등의 업무
6. 제43조의2제1항에 따른 포상금의 지급에 관한 업무

② 국토교통부장관은 대통령령으로 정하는 바에 따라 제30조제2항에 따른 지원에 관한 업무 및 재활시설의 설치에 관한 업무를 「교통안전공단법」에 따라 설립된 교통안전공단에 위탁할 수 있다. 〈개정 2013.3.23〉

③ 국토교통부장관은 제7조에 따른 가입관리전산망의 구성·운영에 관한 업무를 보험요율산출기관에 위탁할 수 있다. 〈개정 2013.3.23〉

④ 국토교통부장관은 제30조제4항에 따른 보상 업무와 제39조제2항에 따른 반환 청구에 관한 업무를 보험 관련 단체 또는 특별법에 따라 설립된 특수법인에 위탁할 수 있다. 〈개정 2012.2.22, 2013.3.23〉

⑤ 국토교통부장관은 제30조의2제1항에 따른 자동차사고 피해예방사업에 관한 업무를 「교통안전공단법」에 따라 설립된 교통안전공단 및 보험 관련 단체에 위탁할 수 있다. 〈신설 2013.8.6〉

⑥ 국토교통부장관은 제1항 또는 제2항에 따라 권한을 위탁받은 자에게 그가 지급할 보상금 또는 지원금에 충당하기 위하여 예산의 범위에서 보조금을 지급할 수 있다. 〈개정 2013.8.6〉

⑦ 제1항부터 제5항까지의 규정에 따라 권한을 위탁받은 자는 「형법」 제129조부터 제132조까지의 규정을 적용할 때에는 공무원으로 본다. 〈신설 2009.2.6, 2013.8.6〉

⑧ 국토교통부장관은 제1항부터 제5항까지의 규정에 따라 업무를 위탁받은 자에게 제37조에 따른 분담금을 그 위탁업무를 수행하기 위하여 필요한 경비로 지원할 수 있다. 〈신설 2009.2.6, 2013.8.6〉

⑨ 제8항에 따른 분담금의 지원 범위 및 대상 등에 관하여 필요한 사항은 대통령령으로 정한다. 〈신설 2009.2.6, 2013.8.6〉

제45조의2(정보의 제공 및 관리) ① 제45조제3항에 따라 업무를 위탁받은 보험요율산출기관은 같은 조 제1항에 따라 업무를 위탁받은 자의 요청이 있는 경우 제공할 정보의 내용 등 대통령령으로 정하는 범위에서 가입관리전산망에서 관리되는 정보를 제공할 수 있다.

② 제1항에 따라 정보를 제공하는 경우 제45조제3항에 따라 업무를 위탁받은 보험요율산출기관은 정보제공 대상자, 제공한 정보의 내용, 정보를 요청한 자, 제공 목적을 기록한 자료를

3년간 보관하여야 한다.
[본조신설 2009.2.6]

제45조의3(정보 이용자의 의무) 제45조제3항에 따라 업무를 위탁받은 보험요율산출기관과 제45조의2제1항에 따라 정보를 제공받은 자는 그 직무상 알게 된 정보를 누설하거나 다른 사람의 이용에 제공하는 등 부당한 목적을 위하여 사용하여서는 아니 된다. [본조신설 2009.2.6]

7) 벌칙

제46조(벌칙) ① 다음 각 호의 어느 하나에 해당하는 자는 3년 이하의 징역 또는 1천만원 이하의 벌금에 처한다. 다만, 제1호에 해당하는 자에 대하여는 비밀누설로 피해를 받은 자의 고소가 있어야 공소를 제기할 수 있다. 〈개정 2009.2.6, 2012.2.22〉

1. 제14조제5항을 위반하여 진료기록 또는 교통사고 관련 조사기록의 열람으로 알게 된 다른 사람의 비밀을 누설한 자
2. 제27조를 위반하여 의무보험 사업을 구분 경리하지 아니한 보험회사등
3. 제32조제3항을 위반하여 다른 사업과 구분하여 경리하지 아니한 재활시설운영자
4. 제45조의3을 위반하여 정보를 누설하거나 다른 사람의 이용에 제공한 자

② 다음 각 호의 어느 하나에 해당하는 자는 1년 이하의 징역 또는 500만원 이하의 벌금에 처한다. 〈개정 2012.2.22〉

1. 제5조의2제2항을 위반하여 가입 의무 면제기간 중에 자동차를 운행한 자동차보유자
2. 제8조 본문을 위반하여 의무보험에 가입되어 있지 아니한 자동차를 운행한 자동차보유자

③ 제12조제3항을 위반하여 진료기록부의 진료기록과 다르게 자동차보험진료수가를 청구하거나 이를 청구할 목적으로 거짓의 진료기록을 작성한 의료기관에 대하여는 5천만원 이하의 벌금에 처한다.

제47조(양벌규정) 법인의 대표자나 법인 또는 개인의 대리인, 사용인, 그 밖의 종업원이 그 법인 또는 개인의 업무에 관하여 제46조의 위반행위를 하면 그 행위자를 벌하는 외에 그 법인 또는 개인에게도 해당 조문의 벌금형을 과(科)한다. 다만, 법인 또는 개인이 그 위반행위를 방지하기 위하여 해당 업무에 관하여 상당한 주의와 감독을 게을리하지 아니한 경우에는 그러하지 아니하다. [전문개정 2009.2.6]

제48조(과태료) ① 삭제 〈2013.8.6〉

② 다음 각 호의 어느 하나에 해당하는 자에게는 2천만원 이하의 과태료를 부과한다.

1. 제11조제2항을 위반하여 피해자가 청구한 가불금의 지급을 거부한 보험회사등
2. 제12조제5항을 위반하여 자동차보험진료수가를 교통사고환자(환자의 보호자를 포함한다)

에게 청구한 의료기관의 개설자
3. 제24조제1항을 위반하여 제5조제1항부터 제3항까지의 규정에 따른 보험 또는 공제에 가입하려는 자와의 계약 체결을 거부한 보험회사등
4. 제25조를 위반하여 의무보험의 계약을 해제하거나 해지한 보험회사등
③ 다음 각 호의 어느 하나에 해당하는 자에게는 300만원 이하의 과태료를 부과한다. 〈개정 2009.5.27〉
1. 제5조제1항부터 제3항까지의 규정에 따른 의무보험에 가입하지 아니한 자
2. 제6조제1항 또는 제2항을 위반하여 통지를 하지 아니한 보험회사등
3. 제13조제1항을 위반하여 입원환자의 외출이나 외박에 관한 사항을 기록·관리하지 아니하거나 거짓으로 기록·관리한 의료기관의 개설자
3의2. 제13조제3항을 위반하여 기록의 열람 청구에 따르지 아니한 자
3의3. 제43조제1항에 따른 검사·보고요구·질문에 정당한 사유 없이 따르지 아니하거나 이를 방해 또는 기피한 자
4. 제43조제4항에 따른 시정명령을 이행하지 아니한 자
④ 제1항부터 제3항까지의 규정에 따른 과태료는 대통령령으로 정하는 바에 따라 시장·군수·구청장이 부과·징수한다. 〈신설 2009.2.6〉
제49조 삭제 〈2009.2.6〉

8) 범칙행위에 관한 처리의 특례

제50조(통칙) ① 이 장에서 "범칙행위"란 제46조제2항의 죄에 해당하는 위반행위(의무보험에 가입되어 있지 아니한 자동차를 운행하다가 교통사고를 일으킨 경우는 제외한다)를 뜻하며, 그 구체적인 범위는 대통령령으로 정한다. 〈개정 2012.2.22〉
② 이 장에서 "범칙자"란 범칙행위를 한 자로서 다음 각 호의 어느 하나에 해당하지 아니하는 자를 뜻한다.
1. 범칙행위를 상습적으로 하는 자
2. 죄를 범한 동기·수단 및 결과 등을 헤아려 통고처분을 하는 것이 상당하지 아니하다고 인정되는 자
③ 이 장에서 "범칙금"이란 범칙자가 제51조에 따른 통고처분에 의하여 국고 또는 특별자치도·시·군 또는 구(자치구를 말한다)의 금고에 내야 할 금전을 뜻한다. 〈개정 2012.2.22〉
④ 국토교통부장관은 사법경찰관이 범칙행위에 대한 수사를 원활히 수행할 수 있도록 대통령령으로 정하는 범위에서 가입관리전산망에서 관리하는 정보를 경찰청장에게 제공할 수 있다.

〈개정 2012.2.22, 2013.3.23〉

제51조(통고처분) ① 시장·군수·구청장 또는 경찰서장은 범칙자로 인정되는 자에게는 그 이유를 분명하게 밝힌 범칙금 납부통고서로 범칙금을 낼 것을 통고할 수 있다. 다만, 다음 각 호의 어느 하나에 해당하는 자에게는 그러하지 아니하다. 〈개정 2012.2.22〉

1. 성명이나 주소가 확실하지 아니한 자
2. 범칙금 납부통고서를 받기를 거부한 자

② 제1항에 따라 통고할 범칙금의 액수는 차종과 위반 정도에 따라 제46조제2항에 따른 벌금액의 범위에서 대통령령으로 정한다.

제52조(범칙금의 납부) ① 제51조에 따라 범칙금 납부통고서를 받은 자는 범칙금 납부통고서를 받은 날부터 10일 이내에 시장·군수·구청장 또는 경찰서장이 지정하는 수납기관에 범칙금을 내야 한다. 다만, 천재지변이나 그 밖의 부득이한 사유로 그 기간에 범칙금을 낼 수 없을 때에는 그 사유가 없어진 날부터 5일 이내에 내야 한다. 〈개정 2012.2.22〉

② 제1항에 따른 범칙금 납부통고서에 불복하는 자는 그 납부기간에 시장·군수·구청장 또는 경찰서장에게 이의를 제기할 수 있다. 〈개정 2012.2.22〉

제53조(통고처분의 효과) ① 제51조제1항에 따라 범칙금을 낸 자는 그 범칙행위에 대하여 다시 벌 받지 아니한다.

② 특별사법경찰관리(「사법경찰관리의 직무를 수행할 자와 그 직무범위에 관한 법률」 제5조제35호에 따라 지명받은 공무원을 말한다) 또는 사법경찰관은 다음 각 호의 어느 하나에 해당하는 경우에는 지체 없이 관할 지방검찰청 또는 지방검찰청 지청에 사건을 송치하여야 한다. 〈개정 2012.2.22〉

1. 제50조제2항 각 호의 어느 하나에 해당하는 경우
2. 제51조제1항 각 호의 어느 하나에 해당하는 경우
3. 제52조제1항에 따른 납부기간에 범칙금을 내지 아니한 경우
4. 제52조제2항에 따라 이의를 제기한 경우

부칙 〈법률 제9065호, 2008.3.28〉

제1조 (시행일) 이 법은 공포 후 6개월이 경과한 날부터 시행한다.

제2조 (처분 등에 관한 일반적 경과조치) 이 법 시행 당시 종전의 규정에 따른 행정기관의 행위나 행정기관에 대한 행위는 그에 해당하는 이 법에 따른 행정기관의 행위나 행정기관에 대한 행위로 본다.

제3조 (벌칙이나 과태료에 관한 경과조치) 이 법 시행 전의 행위에 대하여 벌칙이나 과태료 규정을 적용할 때에는 종전의 규정에 따른다.

제4조 (다른 법률의 개정) 부담금관리기본법 일부를 다음과 같이 개정한다.

별표 제89호 중 "자동차손해배상보장법 제29조"를 "「자동차손해배상 보장법」 제37조"로 한다.

제5조 (다른 법령과의 관계) 이 법 시행 당시 다른 법령에서 종전의 「자동차손해배상 보장법」의 규정을 인용한 경우에 이 법 가운데 그에 해당하는 규정이 있으면 종전의 규정을 갈음하여 이 법의 해당 규정을 인용한 것으로 본다.

부칙 〈법률 제9449호, 2009.2.6〉 (자동차관리법)

제1조(시행일) 이 법은 공포 후 1년이 경과한 날부터 시행한다. 다만, ···〈생략〉··· 부칙 제6조제2항·제3항의 개정규정 중 자동차종합검사와 관련된 부분은 2009년 3월 29일부터 시행한다.

제2조부터 제5조까지 생략

제6조(다른 법률의 개정) ① 및 ② 생략

③ 자동차손해배상 보장법 일부를 다음과 같이 개정한다.

제42조제1항 중 "제43조제1항제2호"를 "제43조제1항제2호, 제43조의2제1항"으로 한다.

부칙 〈법률 제9450호, 2009.2.6〉

제1조(시행일) 이 법은 공포 후 1년이 경과한 날부터 시행한다.

제2조(자동차보험진료수가에 관한 적용례) 제2조제7호다목의 개정규정은 이 법 시행 후 최초로 교통사고환자가 의료기관에 지급하는 분부터 적용한다.

제3조(피해자에게 지급한 가불금에 대한 보험회사등의 보상청구에 관한 적용례) 제11조제5항의 개정규정은 이 법 시행 후 최초로 피해자에게 지급한 가불금에 대한 보상 청구분부터 적용한다.

제4조(보험회사등의 구상권 소멸시효에 관한 적용례) 제41조의 개정규정은 이 법 시행 후 최초로 보험회사등이 피해자에게 보험금등을 지급하는 분부터 적용한다.

부칙 〈법률 제9738호, 2009.5.27〉

이 법은 공포 후 3개월이 경과한 날부터 시행한다. 다만, 제32조의 개정규정은 공포한 날부터 시행한다.

부칙 〈법률 제11369호, 2012.2.22〉

제1조(시행일) 이 법은 공포 후 6개월이 경과한 날부터 시행한다. 다만, 제17조제3항의 개정규정은 공포 후 3개월이 경과한 날부터 시행한다.

제2조(자동차등록번호판 영치 해제에 관한 적용례) 제42조제1항제2호의 개정규정은 이 법 시행 후 최초로 「자동차관리법」 또는 「지방세법」에 따라 자동차등록번호판을 영치하는 경우부터 적용한다.

부칙 〈법률 제11690호, 2013.3.23〉 (정부조직법)

제1조(시행일) ① 이 법은 공포한 날부터 시행한다.

② 생략

제2조부터 제5조까지 생략

제6조(다른 법률의 개정) ①부터 〈622〉까지 생략

〈623〉 자동차손해배상 보장법 일부를 다음과 같이 개정한다.

제5조의2제3항, 제6조제2항 각 호 외의 부분, 같은 조 제7항, 제11조제2항, 제12조제5항제5호, 제12조의2제4항, 제15조제2항, 제24조제2항 전단, 제25조제6호, 제29조제1항 및 제42조제3항 중 "국토해양부령"을 각각 "국토교통부령"으로 한다.

제7조제1항, 같은 조 제2항 전단, 제12조제2항, 제15조제1항·제3항, 제16조제1항, 제17조제3항 전단 및 후단, 제20조제2항, 제23조의2제1항, 제28조, 제30조제3항 각 호 외의 부분, 같은 조 제6항, 제31조제1항 각 호 외의 부분, 같은 조 제4항, 제32조제1항 각 호 외의 부분, 같은 항 제2호, 같은 조 제2항, 제33조제1항 각 호 외의 부분 본문, 같은 조 제2항 각 호 외의 부분 전단, 제34조제1항 각 호 외의 부분, 제38조제1항·제2항, 제39조의2제1항, 제43조제1항 각 호 외의 부분 본문, 같은 조 제2항 전단, 같은 조 제4항, 제43조의2제1항, 제44조, 제45조제1항 각 호 외의 부분 전단, 같은 조 제2항부터 제4항까지 및 제50조제4항 중 "국토해양부장관"을 각각 "국토교통부장관"으로 한다.

〈624〉부터 〈710〉까지 생략

제7조 생략

부칙 〈법률 제12021호, 2013.8.6〉

이 법은 공포 후 6개월이 경과한 날부터 시행한다.

2. 자동차보험 진료수가에 관한 기준

제정 1999.9.8 건설교통부 고시 제1999-274호
개정 2013.6.28 국토교통부 고시 제2013-391호

1) 총 칙

제1조(목적) 이 고시는 자동차보험 진료수가에 관하여 「자동차손해배상 보장법」 제15조 및 같은 법 시행규칙 제7조에서 위임한 사항과 그 시행에 관하여 필요한 사항을 규정함을 목적으로 한다.

제2조(정의) 이 고시에서 사용하는 용어의 뜻은 다음과 같다.

1. "자동차보험"이란 「상법」 제726조의2에 따른 계약을 내용으로 하는 「보험업법」에 따른 보험과 「여객자동차운수사업법」·「화물자동차운수사업법」 및 「건설기계관리법」에 따른 공제를 말한다.
2. "자동차보험 진료수가"란 「자동차손해배상 보장법」(이하 "법"이라 한다) 제2조제7호에서 정한 것을 말한다.
3. "교통사고환자"란 자동차의 운행으로 인한 사고(이하 "자동차사고"라 한다)로 말미암아 의료기관에서 진료를 받았거나 받는 사람을 말한다.
4. "교통사고환자 진료비"란 교통사고환자가 자동차사고로 인한 상병(傷病 : 부상으로 인한 제 증상을 말한다)을 진료하기 위하여 소요된 비용을 말한다.
5. "의료기관"이란 「의료법」 제3조에 따른 "의료기관" 및 「지역보건법」 제8조에 따른 "보건의료원"을 말한다.
6. "보험회사등"이란 다음 각목의 어느 하나에 해당하는 자를 말한다.
   가. 「보험업법」에 따른 보험회사(이하 "보험회사"라 한다)
   나. 「여객자동차운수사업법」·「화물자동차운수사업법」 및 「건설기계관리법」에 따른 공제사업을 하는 자(이하 "공제사업자"라 한다)
   다. 법 제45조제1항에 따라 같은 항 제2호의 업무를 위탁받은 자 (이하 "자동차손해배상 보장사업자"라 한다)

제3조(적용범위) ① 이 고시는 다음 각 호의 경우에 이를 적용한다.

1. 법 제10조제1항 또는 법 제11조제1항에 따라 보험회사등이 보험금(공제금을 포함한다. 이하 "보험금등"이라 한다) 또는 가불금의 지급청구를 받아 피해자에게 교통사고환자 진료비를 직접 지급하는 경우

2. 제1호의 보험금등 또는 가불금의 지급을 받았거나 이를 지급받을 교통사고환자가 의료기관에게 진료비를 변제하는 경우. 다만, 국민건강보험법령 또는 산업재해보상보험법령에 따라 보험 처리될 수 있는 비용은 제외한다.
3. 법 제12조의2제2항에 따라 의료기관이 자동차보험 진료수가(이하 "진료수가"라 한다)를 「국민건강보험법」 제62조에 따른 건강보험심사평가원(이하 "심사평가원"이라 한다)에 청구하고 이에 대하여 심사평가원이 심사하는 경우 및 보험회사등이 의료기관에게 그 진료비를 지급하는 경우
4. 의료기관이 법 제12조제5항 단서에 따라 교통사고환자에게 직접 진료비의 납입을 청구하는 경우. 다만, 국민건강보험법령 또는 산업재해보상보험법령에 따라 보험 처리될 수 있는 비용은 제외한다.
5. 법 제17조에 따른 자동차보험 진료수가분쟁심의회(이하 "심의회"라 한다)가 법 제20조제1항에 따른 심사·결정을 하는 경우

2) 진료의 기준 및 진료수가의 인정범위 및 산정방법

제4조(진료의 기준) 의료기관은 교통사고환자의 조속한 원상회복을 위하여 필요한 진료에 최선을 다하되, 그 진료는 의학적으로 인정되는 범위 안에서 보편·타당한 방법·범위 및 기술 등에 따라 행하여야 한다.

제5조(진료수가의 인정범위) ① 교통사고환자에 대한 진료수가의 인정범위는 다음 각 호에 따른다.

1. 「국민건강보험법」 제41조제2항 및 제3항에 따라 보건복지부장관(보건복지부장관이 그 권한을 위임하거나 위탁한 경우에는 그 위임 또는 위탁을 받은 자를 포함한다. 이하 같다.)이 정한 내역 및 기준
2. 「국민건강보험법」 시행규칙 별표 7에 따른 '장애인보장구에 대한 보험급여기준'
3. 「응급의료에 관한 법률」 제23조제1항에 따른 응급의료수가기준

② 제1항에서 정한 인정범위(이하 "건강보험기준"이라 한다)와 달리 정하는 사항에 대해서는 다음 각 호에 따른다.

1. 건강보험기준과 달리 적용할 필요에 의하여 별표 1에 규정된 사항
2. 건강보험기준에 규정되지 않았거나 요양급여로 정하지 아니한 진료항목에 대해 별표 2에 규정된 사항
3. 제2호에서 정하지 아니한 항목의 진료수가에 대하여 고용노동부장관이 고시한 「산업재해보상보험 요양급여 산정기준」의 별표 "산재보험에서 추가로 인정하는 요양급여의 범위 및

비용산정기준"에 규정된 사항. 다만, 제1절 치과보철료의 [진료원칙] 중 제6호 및 제11절 이송료는 제외한다.

③ 진료수가 적용기준 및 방법에 관한 세부사항은 별표 3에 따른다.

④ 제2항제2호 및 제3호에 명시된 항목이 건강보험기준의 개정으로 새로이 요양급여의 범위에 포함되는 경우에는 그 날부터 건강보험기준에 따른다.

제6조(진료수가 인정 제외대상) ① 제5조에 따른 인정범위의 진료비에도 불구하고 다음 각 호에 해당하는 진료비는 그 인정범위에서 제외된다.

1. 명백히 해당 자동차사고와 인과관계가 없는 상병(傷病)에 대한 진료비. 다만, 해당 자동차사고 당시에는 증상이 없었으나 환자에게 고의 또는 중대한 과실이 없으며 의료기관 또한 고의 또는 과실 없이 진료 중에 발생한 증상("합병증"을 말한다)에 대한 진료비는 그러하지 아니하다.
2. 해당 자동차사고가 있기 전에 이미 가지고 있던 증상("기왕증"을 말한다)에 대한 진료비. 다만, 기왕증이라 하여도 해당 자동차사고로 인하여 악화된 경우에는 그 악화로 인한 진료비는 그러하지 아니하다.
3. 교통사고환자의 요구로 발생한 상급병실료(일반병실료와의 차액을 말한다.). 다만, 「보험업법」에 따라 인가된 자동차보험약관이 정하는 기준에 의하여 부득이하게 상급병실을 사용한 경우에는 그러하지 아니하다.
4. 교통사고환자가 제12조제1항에 따른 의료기관의 퇴원 또는 전원(轉院) 지시에 불응하는 경우에 그 지시일의 다음 날부터 그 의료기관에서 입원함으로 인하여 증가된 진료비. 다만, 퇴원 또는 전원 지시에 따라 통원치료 또는 다른 의료기관으로 전원하여 발생한 진료비는 그러하지 아니하다.

② 제1항에 따라 진료수가의 인정범위에서 제외되는 비용은 교통사고환자 등에게 청구할 수 있다. 다만, 제1항제1호 단서 중 의료기관의 고의 또는 과실로 인한 합병증에 대한 진료비는 그러하지 아니하다.

제7조(선택진료비용의 인정범위 등) ① 교통사고환자가 「의료법」 제46조제5항에 따른 선택진료를 받은 경우에 「선택진료에 관한 규칙」에 따라 추가되는 비용의 인정범위는 다음 각 호와 같다.

1. 진찰(한방 포함) (산정코드 세 번째 자리에 9로 기재)
2. 방사선특수영상진단료(일반전산화단층영상진단 및 자기공명영상진단 제외)
   (산정코드 세 번째 자리에 특수영상진단료는 9, 방사선혈관촬영료는 8로 기재)
3. 마취(산정코드 세 번째 자리에 9로 기재)

4. 수술 (산정코드 세 번째 자리에 주된 수술은 9, 제2의 수술은 8, 재수술 중 주된 수술은 7, 재수술 중 제2의 수술은 6으로 기재)

② 제1항에서 정한 항목 외에 추가되는 선택진료비용은 교통사고환자에게 청구할 수 없다.

제8조(진료수가의 산정방법) ① 제5조의 진료수가 인정범위는 다음 각 호의 비용으로 산정하되, 제4호 및 제5호는 각 호의 순서에 따라 적용한다.

1. 건강보험기준 중 상대가치점수, 금액이 정해진 행위·치료재료, 상한금액이 정해진 약제에 대해서는 「국민건강보험법」 제45조제4항 및 제46조, 같은 법 시행령 제21조제2항, 제3항제1호 및 제22조에 따른 요양급여의 상대가치점수 및 금액
2. 제5조제1항제2호에 의한 장애인보장구는 「국민건강보험법」시행규칙 [별표7]에 의한 금액
3. 제5조제2항 제1호부터 제3호까지에서 정한 항목에 대해서는 그 항목의 점수 및 금액
4. 제1호 및 제3호에서 비용이 정해지지 아니한 행위는 「건강보험 행위 급여·비급여 목록표 및 급여 상대가치점수」"제2부 행위 급여목록·상대가치점수 및 산정지침" 중 가장 유사한 분류항목의 점수 및 금액
5. 건강보험기준의 비급여대상으로 상대가치점수가 정해지지 아니한 행위는 해당 진료에 소요된 실제비용, 비급여로 정해진 치료재료 및 상한금액이 정해지지 않은 약제는 의료기관의 실구입가

② 제1항에도 불구하고 제5조제2항 각 호의 인정범위 중 금액으로 정한 항목은 의료기관 종별가산율을 적용하지 아니하되, 별도로 가산을 인정하는 항목은 그러하지 아니하다.

③ 개별 의료기관이 제5조의 진료수가 인정범위에 해당하는 비용에 관하여 별도로 정한 금액 또는 실제 구입금액이 제1항제1호부터 제4호까지의 규정에 따라 정한 금액보다 낮은 경우에는 제1항제1호부터 제4호까지의 규정에도 불구하고 그 금액을 산정한다.

3) 진료수가의 청구·지급절차 및 방법 등

제9조(진료수가의 청구·지급절차 및 방법 등) ① 「자동차손해배상 보장법 시행규칙」 제6조의2 및 제6조의3에 따른 진료수가의 청구·지급절차 및 방법 등은 국토교통부장관이 정하여 고시하는「자동차보험 진료수가 심사업무처리에 관한 규정」을 따른다.

② 의료기관이 제1항에 따라 진료수가를 청구할 때에는 반드시 해당 교통사고환자에 대한 진료기록부 등의 기록내용에 근거하여 청구서 등을 작성하여야 한다.

③ 의료기관이 제1항에 따라 다음 각 호의 진료수가를 청구할 때에는 그 내용·근거 및 진료비용을 객관적으로 알 수 있도록 소명하여야 한다. 이 경우 그 소명이 없거나, 소명된 내용·근거 및 진료비용이 객관적으로 인정될 수 없는 부분의 진료비는 교통사고환자 진료비의

인정범위에서 제외된다.

1. 제6조제1항 각 호의 단서에 해당하는 진료비
2. 별표 1에 명시된 진료항목(종별가산율 및 입원료는 제외한다)에 대한 진료비중 건강보험 기준을 초과하는 진료비

제10조(진료기록의 확인청구) ① 보험회사등은 진료수가 지급을 위하여 관계 진료기록이 필요한 경우 법 제12조의2제1항에 따라 위탁한 심사평가원 또는 의료기관에게 진료기록의 확인을 청구할 수 있다. 이 경우 그 청구는 별지 제1호 서식에 의한다.

② 제1항에 따른 보험회사등의 확인청구 내용이 진료에 관한 사실확인 및 진료수가 지급에 필요한 범위를 명백히 초과한 것으로 판단되는 경우 심사평가원 또는 의료기관은 관계진료기록의 일부만을 확인하게 하거나 그에 응하지 아니할 수 있다. 이 경우에는 보험회사등에게 그 사유를 소명하여야 한다.

제11조(조정협의) 「자동차손해배상보장법 시행규칙」 제7조제3호에 따른 자동차보험진료수가의 청구액 및 지급액에 관한 보험회사등과 의료기관간의 조정·협의를 위한 절차는「자동차보험진료수가 심사업무처리에 관한 규정」제28조에 따른다.

4) 보 칙

제12조(교통사고환자의 퇴원·전원 지시 등) ① 의료기관은 입원중인 교통사고환자가 수술·처치 등의 진료를 받은 후 상태가 호전되어 의학적으로 더 이상 그 의료기관에서의 입원진료가 불필요한 경우에는 해당 교통사고환자에게 퇴원 또는 「자동차손해배상 보장법 시행령」 제12조의2제2항에 따른 다른 의료기관으로의 전원(轉院)을 지시할 수 있다. 이 경우 의료기관은 해당 환자(보호자를 포함한다) 및 법 제12조제1항에 따라 진료수가의 지급의사를 통지한 해당 보험회사등에게 그 사유를 서면으로 설명·고지하여야 한다.

② 의료기관은 제1항에 따라 교통사고환자가 다른 의료기관으로 전원한 경우 새로운 의료기관이나 담당의사가 진료기록, 임상소견서 및 치료경위서의 열람이나 송부 등 진료에 관한 정보의 제공을 요구한 때에는 지체 없이 이에 응하여야 한다.

③ 보험회사등은 제1항에 따른 고지를 받은 후 또는 교통사고환자와 합의가 성립되어 더 이상 그 의료기관에게 진료비 지급 의사가 없는 경우 별지 제2호 서식으로 지급보증중지를 통보하여야 한다.

제13조(전자문서교환방식의 표준화) ① 국토교통부장관은 보험회사등, 의료기관 및 심의회가 다음 각 호의 업무를 효율적으로 처리하기 위하여 필요한 경우에는 전자문서교환(Electronic Data Interchange, EDI)방식의 표준을 정할 수 있다.

1. 법 제12조제1항에 따라 보험회사등의 의료기관에 대한 진료수가의 지급의사유무 및 지급한도 등의 통지
2. 법 제12조제5항에 따라 보험회사등의 의료기관에 대한 진료수가의 지급의사의 철회
3. 법 제14조제1항 및 이 고시 제10조의 규정에 따라 보험회사등의 의료기관에 대한 관계진료기록의 확인청구 및 그 확인청구에 대한 의료기관의 보험회사등에 대한 의사표시
4. 법 제19조제1항에 따라 보험회사등의 심의회에 대한 심사청구
5. 법 제21조제1항에 따라 심의회의 심사청구 당사자에 대한 결정내용의 통지
6. 법 제21조제2항에 따라 심의회의 결정내용에 대한 당사자의 수락 또는 거부의 의사표시
7. 법 제22조에 따라 심의회의 관계자에 대한 의견 등의 수집
8. 그 밖에 제1호부터 제7호까지의 업무를 위하여 필요한 사항

② 보험회사등, 의료기관 및 심의회가 제1항의 전자문서교환방식에 따라 통지 등을 행한 경우에는 법, 같은 법 시행령, 같은 법 시행규칙 및 이 고시에 적합한 것으로 본다.

제14조(재검토기한) 「훈령・예규 등의 발령 및 관리에 관한 규정」(대통령 훈령 제248호)에 따라 이 고시 발령후의 법령이나 현실여건의 변화 등을 검토하여 이 고시의 폐지, 개정 등의 조치를 하여야 하는 기한은 2015년 8월 19일까지로 한다.

부 칙(2013. 6. 28)

제1조(시행일) 이 고시는 고시일로부터 시행한다.

제2조(적용례) 이 고시는 2013년 7월 1일 진료분부터 적용한다.

※ 2013년 7월 1일 개정: 자동차보험 진료비 심사청구 및 지급방법 변경

제12조의 2 (업무의 위탁) ① 보험회사 등은 제12조제4항에 따라 의료기관이 청구하는 자동차보험 진료수가의 심사, 조정 업무 등을 대통령령이 정하는 전문심사기관(이하 "전문심사 기관"이라 한다)에 위탁할 수 있다.

② 전문심사기관은 제1항에 따라 의료기관이 청구한 자동차보험진료수가가 제15조에 따른 자동차보험진료수가에 관한 기준에 적합한지를 심사한다.

③ 보험회사등은 전문심사기관의 심의결과에 따라 자동차보험진료수가를 지급하여야 한다.

④ 제1항에 따라 전문심사기관에 위탁한 경우 청구, 심사, 지급, 이의제기 등의 방법 및 절차등은 국토교통부령으로 정한다.

◎ 근거: 자동차손해배상 보장법 제12조의2(업무의 위탁)

개정법에서 전문심사기관에 위탁 할 수 있는 근거를 마련하고 위탁한 경우 청구, 심사, 지급, 이의제기 등 방법 및 절차는 국토교통부령으로 위임

(시행일자 2012.8.23)

• 자동차손해배상 보장법 시행령 제11조의2(자동차보험진료수가 전문 심사기관) 법 제12조의2 제1항에서 "대통령으로 정하는 전문심사기관"이란 「국민건강보험법」 제62조에 따른 건강보험심사평가원을 말한다.

〈본조신설 2012.8.22〉

◎ 근거: 자동차손해배상 보장법 시행규칙

> 제6조의 2 (자동차보험 진료수가의 청구)
> ① 보험회사등이 법 제12조의 2제1항 및 영제11조의 2에 따라 건강보험심사평가원에 업무를 위탁한 경우에 의료기관은 건강보험심사평가원에 자동차보험 진료수가를 청구하여야 한다.
> ② 생략
>
> 제6조의 3 (자동차보험 진료수가의 청구, 심사 제23조)
> ① 의료기관은 교통사고 환자의 진료수가를 건강보험심사평가원에 정보통신망을 이용하여 심사청구.
> ② 심사평가원은 의료기관의 진료수가 청구 내역이 「자동차보험진료수가에 관란 기준」에 적합한지를 심사
> ③ 건강보험 심사평가원의 원장은 제6조의 2에 따라 자동차보험 진료수가를 청구받은 날부터 15일 이내에 해당 의료기관 및 보험회사등에 그 심사결과를 알려야 한다.
>
> 제6조의 4 (이의제기)
> ① 의료기관 및 보험회사등은 제6조의 3제3항에 따른 건강보험심사평가원의 심사결과에 이의가 있는 때에는 심사결과를 통보받은 날부터 10일 이내에 건강보험심사평가원에 이의제기를 할 수 있다.
> ② 건강보험심사평가원은 제1항에 따라 이의제기를 받은 때에는 이의제기를 받은날부터 10일 이내에 해당 의료기관 및 보험회사등에게 이의제기에 대한 심사결과를 알려야 한다.

◎ 심사청구 절차

• 의료기관은 교통사고 환자의 진료 후 진료비를 "심평원"에 청구
• 심평원"은 15일 이내에 진료비 심사 후 의료기관과 보험사에 그 결과를 통보
• 의료기관 및 보험회사등은 심평원의 심사결과에 이의가 있을 경우 10일 이내에 이의제기
• 이의제게를 받은 심평원은 10일 이내에 양 업계에 결과를 통보

◎ 자동차보험진료수가 지급 및 심사위탁수수료(안 제27조, 제31조)

- 심사평가원의 심사결과에 따라 보험회사등은 의료기관에 진료수가를 지급
- 보험회사등은 협의체를 구성하여 심사평가원과 심사위탁에 따른 수수료를 협의하여 수수료 지급

진료비 청구, 심사체계

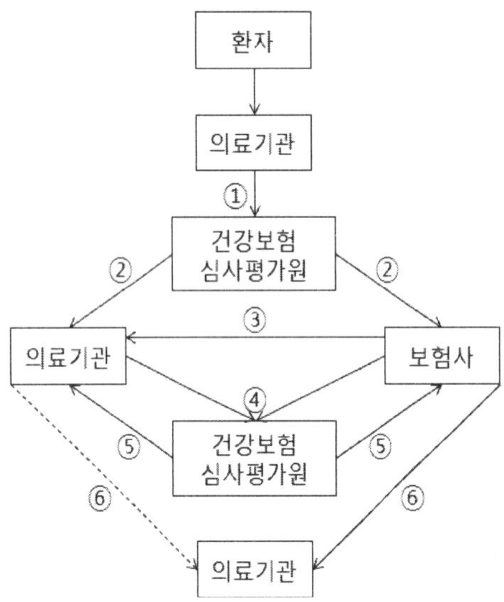

※ 진료제공
① 진료비청구 진료비 심사
② 심사결과 통보(1일이내) : 의료기과보험사등
③ 진료비지금, 보험사의 이의제기 없을 경우
④ 이의제기 : 10일 이내
⑤ 수용여부 결정 통보 : 10일 이내
- 보험사, 병원의 이의제기에 따른 수용여부
⑥ 가능 : 심의회 심사청구 - 5일이내
- '⑤'의 수용여부 결정에 불복할 경우

[별표 1]

건강보험기준과 달리 적용하는 사항(제5조 제2항 제1호 관련)

대 분 류	건강보험기준 및 응급의료기준 중 달리 적용하는 사항
일반사항	[의료기관 종별가산율] 「건강보험 행위 급여·비급여목록표 및 급여 상대가치점수」의 제1편 제1부 "Ⅱ. 요양기관 종별가산율" 1항의 의료기관 종별에 따라 가산하는 비율을 다음과 같이 한다. 1. 가목은 45% 2. 나목은 37% 3. 다목은 21% 4. 라목은 15%
제1장 기본진료료	[입원료] 「건강보험 행위 급여·비급여목록표 및 급여 상대가치점수」 제1편 제2부 제1장 [산정지침] 2.입원료 등 다. (5) 및 (6)을 다음 (5)와 같이 한다. (5) 입원료(가-2, 가-9, 가-10, 가-10-1)는 상급종합병원과 종합병원을 제외한 의료기관은 입원 51일째부터 150일까지는 해당 점수의 90%를 산정하고(산정코드 첫 번째 자리에 '8'로 기재), 입원 151일째부터 해당 점수의 85%를 산정하며(산정코드 첫 번째 자리에 '9'로 기재), 종합병원은 입원기간에 관계없이 해당 점수의 100%를 산정하고, 상급종합병원은 입원기간에 관계없이 해당 점수의 100%에 병원관리료 100%를 가산하여 산정한다(산정코드 두 번째 자리에 '9'로 기재).
제5장 주사료	[주사료] 피하 또는 근육내주사(마-1)는 외래는 1일 1회, 입원은 1일 4회 이내만 산정한다. 다만, 응급을 요하거나 진료상 반드시 필요한 경우에는 예외로 한다. 수액제 주입로를 통한 주사(마-5-1)는 외래는 1일 1회, 입원은 1일 4회 이내만 산정한다.
제7장 이학요법료	[이학요법료] 표층열치료(사-101), 한냉치료(사-101-1), 경피적전기자극치료(사-104), 간섭파전류치료(사-104의 '주')는 수상일로부터 17일까지 외래는 1일 1회 2부위까지, 입원은 1일 2회 2부위까지 산정하며, 수상일로부터 18일 이후부터는 부위 불문하고 외래는 1일 1회, 입원은 1일 2회만 산정한다.
제9장 처치 및 수술료 등	[처치 및 수술료 등] 중 안면 또는 경부에 대하여 창상봉합술(자-2-가)을 시행한 경우에는 1회의 시술에 한하여 별도로 50,000원을 가산한다.(키-9, VI010)
제14장 한방시술 및 처치료	[시술료] 온냉경락요법(하-70), 경피전기자극치료, 경근간섭저주파요법은 수상일로부터 17일까지 외래는 1일 1회 2부위까지, 입원은 1일 2회 2부위까지 산정하며, 수상일로부터 18일 이후부터는 부위 불문하고 외래는 1일 1회, 입원은 1일 2회만 산정한다.
응급의료 기준	[응급의료관리료] 응급의료수가기준의 2.산정기준 "가"항에 의거 응급의료관리료 산정대상 응급증상환자에게 응급처치 및 응급의료를 행한 경우 초일에 한하여 산정하되, 응급증상을 나타내지 않는 환자의 경우에도 보험회사등이 응급의료관리료 전액을 부담한다.

[별표 2]

건강보험기준에 규정되지 않았거나 요양급여로 정하지 아니한 진료항목에 대한 사항

(제5조 제2항 제2호 관련)

분류번호	코드	분류	점수	금액(원)
		[입 원 료]		
키-1		상급병실료		실제소요비용 (일반병실료 와의 차액)
	VA011 (90011)	가. 1인실		
	VA012 (90012)	나. 2인실		
	VA013 (90013)	다. 3인실		
	VA014 (90014)	라. 4인실		
	VA015 (90015)	마. 5인실		
		[검 사 료]		
노-72		혈소판복합기능검사 Platelet Multi-Function Test		
	BZ073	가. Epinephrine		30,710
	BZ074	나. ADP		30,710
노-115	CZ115	프로칼시토닌 정량검사 Procalcitonin Quantification Test		40,940
노-371	CZ371	약물동력학적 해석 및 보고 주: 「건강보험 행위 급여·비급여 목록표 및 급여 상대가치점수」 제1편 제2부 제2장 나-450가(2)의 소정점수에 6,140원을 가산하여 산정한다.		
노-671	FZ671	후각기능검사		
		가. 인지 (산정코드 첫 번째 자리에 '1'로 기재)		30,710
		나. 역치 (산정코드 첫 번째 자리에 '2'로 기재)		40,940
노-697	FZ697	단섬유근전도		
		가. 상급종합병원 (산정코드 세 번째 자리에 '1'로 기재)		50,000
		나. 종합병원 (산정코드 세 번째 자리에 '2'로 기재)		47,000

분류번호	코드	분류	점수	금액(원)
		다. 병원 (산정코드 세 번째 자리에 '3'으로 기재)		43,000
		라. 의원 (산정코드 세 번째 자리에 '4'로 기재)		41,000
노-704		신경인지기능검사		
		가. 각성도 및 주의력 검사 Alertness & Attention Test		
	FZ011 FZ012	(1) 연속수행력검사[시각1), 청각2) 각각] Continuous performance test [Visual, Auditory]	162.46	
	FZ021 FZ022	(2) 경계력검사 [시각1), 청각2) 각각] Vigilance Test[Visual, Auditory]	162.46	
	FZ023	(3) 무시증후군검사 Neglect test	239.81	
	FZ024	(4) 기호잇기검사 Trail making test	140.77	
	FZ025	(5) 숫자-기호바꾸기검사 Digit symbol modalities test	162.46	
		나. 기억력 검사 Memory test		
	FZ031 FZ032	(1) 단기기억력검사[시각1), 청각2) 각각] Short-term memory retention test[Visual, Auditory]	179.27	
	FZ033	(2) 캘리포니아 언어학습검사 California(Auditory) verbal learning test	179.13	
	FZ034	(3) 홉킨스 언어학습검사 Hopkins verbal learning test	335.96	
	FZ035	(4) 시각 학습 검사 Visual learning test	179.27	
	FZ036	(5) 자서전적 기억평가면접 Autobiographical memory interview	217.28	
	FZ037	(6) 웩슬러 기억 평정척도 Wechsler memory scale	168.14	
		다. 언어능력검사 Language test		
	FZ038	(1) 성인 진단적 언어능력 검사 Adult Diagnostic Language Ability Test	187.90	
	FZ039	(2) 성인 진단적 이해력 검사 Audlt Diagnostic Comprehension Test	187.90	
	FZ040	(3) 난어유창성검사 Verbal fluency test	117.54	
	FZ041	(4) 보스톤사물이름대기검사 Boston Naming test	308.97	
	FZ042	(5) 웨스턴 실어증검사 Western aphasia battery	564.41	
		라. 지각 및 시공간능력 검사 Perceptual and Visuospatial test		
	FZ051 FZ052	(1) 인식력검사[시각1), 청각2) 각각] Recognition test [Visual, Auditory]	186.61	

분류번호	코드	분류	점수	금액(원)
	FZ044	(2) 레이 복합도형검사 Rey-osterreith complex figure test	349.27	
	FZ045	(3) 좌-우 구분검사 Right-left orientation test	186.61	
	FZ046	(4) 구성능력검사 Construction test	186.61	
	FZ047	(5) 후퍼 시각조직화검사 Hooper visual organization test	202.29	
		마. 감각·운동 협응검사 Sensory-motor coordination test		
	FZ048	(1) 손가락 두드리기 검사 Finger tapping test	179.09	
	FZ071 FZ072	(2) 반응시간 검사[시각1), 청각2) 각각] Reaction time[Visual, Auditory]	179.09	
	FZ053	(3) 페그보드검사 Pegboard test	170.65	
	FZ054	(4) 시청각-운동 협응검사 Audiovisual-motor coordination test	179.09	
	FZ055	(5) 손잡이 검사 Handedness inventory	98.58	
		바. 전두엽 및 고위인지 기능검사 Frontal lobe & Higher Cognitive Function test		
	FZ056	(1) 논리적 사고력 검사 Reasoning test	183.33	
	FZ057	(2) 카테고리검사 Category test	183.33	
	FZ058	(3) 레이븐 매트릭스검사 Raven's progressive matrices	232.62	
	FZ059	(4) 위스콘신 카드분류검사 Wisconsin Card-Sorting test	241.54	
	FZ060	(5) 스트룹검사 Stroop test	206.75	
	FZ061	(6) 성인 진단적 계산력 검사 Audlt Diagnostic Arithmetic Test	183.33	
	FZ062	(7) 표정인식력(재인)검사 Facial affect recognition test	183.33	
	FZ063	(8) 보속성 검사 Perseverance test	183.33	
	FZ064	(9) 실행증검사 Apraxia test	199.72	
노-731	FZ731	동적체평형검사 Dynamic Posturography 주: 치료기간 중 1회 산정한다.		30,710
노-732	FZ732	회전검사 Rotatory Chair Test	2,444.00	

분류번호	코드	분류	점수	금액(원)
노-733	FZ733	비디오전기안진검사 Video-Nystagmography 주: 「건강보험 행위 급여·비급여 목록표 및 급여 상대가치점수」 제1편 제2부 제2장 나-633 평형기능검사[전기안진검사]의 소정점수를 산정한다.(산정코드 첫 번째 자리에 '1~9'로 기재)		
노-734	FZ734	전정유발근전위검사 Vestibular Evoked Myogenic Potential(VEMP) Test 주: 「건강보험 행위 급여·비급여 목록표 및 급여 상대가치점수」 제1편 제2부 제2장 나-618 뇌유발전위검사 라. 청각유발전위의 소정점수를 산정한다.		
노-775	EZ775	관절계를 이용한 무릎관절인대검사		20,470
노-776		체온열검사 Thermography(전신)		
	VB021 ~VB024 (91021 ~91024)	주 : 부위별 수가는 전신의 60%를 산정한다.		
	VB011 (91011)	가. 상급종합병원		117,510
	VB012 (91012)	나. 종합병원		95,710
	VB013 (91013)	다. 병원		92,120
	VB014 (91014)	라. 의원		92,120
노-794	EZ794	레이저시신경유두및섬유분석[편측] Optic Nerve Fiberlayer & Optic Disk Analysis		35,830
노-796	EZ796	안구광학단층촬영 Optical Coherence Tomography		
		가. 단안 (산정코드 첫 번째 자리에 '1'로 기재)		61,420
		나. 양안 (산정코드 첫 번째 자리에 '2'로 기재)		102,360
키-2		수면내시경검사 환자관리료 주: 사용된 약제는 실사용량으로 산정한다.		
	VB031	가. 입원		20,470
	VB032	나. 외래		40,940

분류번호	코드	분류	점수	금액(원)
키-3		수면 다원 검사 주: 치료기간 중 1회 산정한다.		
		가. 주간		
	VB041	(1) 상급종합병원		100,000
	VB042	(2) 종합병원		94,000
	VB043	(3) 병원		86,000
	VB044	(4) 의원		82,000
		나. 야간		
	VB051	(1) 상급종합병원		350,000
	VB052	(2) 종합병원		330,000
	VB053	(3) 병원		300,000
	VB054	(4) 의원		280,000
		다. 24시간		
	VB061	(1) 상급종합병원		400,000
	VB062	(2) 종합병원		370,000
	VB063	(3) 병원		340,000
	VB064	(4) 의원		320,000
키-4		음경기능진단 주: 수면중 발기검사, 시청각 성자극 발기검사를 실시한 경우 산정한다.		
		가. 주간		
	VB071	(1) 상급종합병원		80,000
	VB072	(2) 종합병원		75,000
	VB073	(3) 병원		69,000
	VB074	(4) 의원		65,000
		나. 야간		
	VB081	(1) 상급종합병원		100,000
	VB082	(2) 종합병원		94,000
	VB083	(3) 병원		86,000
	VB084	(4) 의원		82,000
		[영상진단 및 방사선 치료료]		
키-5		X-Ray 필름 복사(매당)		
	VC011	가. 상급종합병원		4,000

분류번호	코드	분류	점수	금액(원)
	VC012	나. 종합병원		3,700
	VC013	다. 병원		3,400
	VC014	라. 의원		3,200
키-6		타 의료기관 초음파영상판독료 주: 영상의학과전문의에게 의뢰하여 판독한 경우 산정한다.		
	VC021	가. 상급종합병원		5,000
	VC022	나. 종합병원		4,700
	VC023	다. 병원		4,300
	VC024	라. 의원		4,100
키-7		경두개혈류초음파 Transcranial Doppler 주: 산업재해보상보험 요양급여 산정기준[별표] 초음파 검사 심장(도플러) 소정금액을 산정한다.		
	VC031	가. 상급종합병원		
	VC032	나. 종합병원		
	VC033	다. 병원		
	VC034	라. 의원		
		[이학요법료]		
소-2	MZ002	기립경사훈련		4,910
소-8	MZ008	연하재활 기능적 전기자극치료 Functional Electrical Stimulation for Rehabilitative Dysphgia Therapy		25,590
키-8	VG010	정맥혈전예방처치(1일당)		11,260
		[정신요법료]		
오-5	NZ005	안구운동 민감소실 및 재처리요법 Eye Movement Desensitization & Reprocessing Therapy		102,360
오-6	NZ006	행동치료 Behavior Therapy		20,470
		[처치 및 수술료]		
조-83	SZ083	추간판내고주파열치료술 Intra Discal Electrothermal Therapy 주: 「건강보험 행위 급여·비급여 목록표 및 급여 상대가치점수」 제1편 제2부 제9장 자-49다. 척추수핵용해술 소정점수에 25%를 가산하여 산정한다.		
조-632	SZ632	신경계 수술을 위한 무탐침정위기법	5,000.00	

분류번호	코드	분류	점수	금액(원)
키-10		피부성형술		
		주: 1. 운동제한유무와 관계없이 반흔구축 성형술을 실시한 경우 산정한다. 2. 안면성형술시 사용된 특수봉합사는 실구입가로 산정한다. 3. 근성형, 피부식피술은 「건강보험 행위 급여·비급여 목록표 및 급여 상대가치점수」 제1편 제2부 제9장 자-16(피판작성술), 자-17(식피술)에 준용하여 별도 산정한다.		
		가. 안면(㎝당)		
	VI021	(1) 상급종합병원		100,000
	VI022	(2) 종합병원		80,000
	VI023	(3) 병원		70,000
	VI024	(4) 의원		60,000
		나. 기타부위(㎝당)		
	VI031	(1) 상급종합병원		70,000
	VI032	(2) 종합병원		60,000
	VI033	(3) 병원		50,000
	VI034	(4) 의원		40,000
키-11		자가지방이식술, 주입술 Fat Graft, Injection		
		주: 2부위 이상 시술시 이식한 부위 면적을 합하여 산정한다.		
	VI041	가. 4㎠ 미만		511,800
	VI042	나. 4㎠ 이상~16㎠ 미만		716,520
	VI043	다. 16㎠ 이상~36㎠ 미만		921,240
	VI044	라. 36㎠ 이상~100㎠ 미만		1,535,400
	VI045	마. 100㎠ 이상		2,047,200
키-12		비성형술 Corrective Rhinoplasty		
		주: 재료대는 소정금액에 포함되어 있으므로 별도 산정하지 아니한다.		
	VI051	가. 소 주: 한쪽만 골절시킨 경우에 산정한다.		2,047,200
	VI052	나. 중 주: 양쪽(4군데이하) 골절시킨 경우에 산정한다.		2,354,280
	VI053	다. 대 주: 5군데 이상 골절시킨 경우에 산정한다.		2,866,080

분류번호	코드	분류	점수	금액(원)
키-13		융비술 Augmentation 주: 재료대는 소정금액에 포함되어 있으므로 별도 산정하지 아니한다.		
	VI061	가. 소 주: 인공이식만 실시한 경우에 산정한다.		1,023,600
	VI062	나. 중 주: 인공이식과 자가조직이식을 실시한 경우에 산정한다.		1,535,400
	VI063	다. 대 주: 연골이나 자가조직이식과 더불어 비첨부성형술을 동시에 실시한 경우에 산정한다.		2,047,200
키-14		레이저 반흔성형술 주: 1. 시술전 반흔의 폭이 5mm이하의 hypertrophic scar에 시행한 경우 산정한다. 2. 2부위이상 시술시 길이를 합산하며 레이저기종에 불문하고 산정한다.		
	VI071	가. 소: 0~5㎝ 미만		153,540
	VI072	나. 중: 5㎝ 이상~10㎝ 미만		255,900
	VI073	다. 대: 10㎝ 이상		358,260
키-15	VI080	조직확장기 삽입술 주: 1. 소정금액에는 조직확장기 삽입술 및 확장유도술의 비용이 포함되어 있다. 2. 사용된 조직확장기는 별도 산정한다.		1,023,600
		[치과 처치·수술료]		
초-5	UZ005	광중합형 복합레진충전[1치당]	1,712.61	
초-42	UZ042	교합안정장치	8,555.92	
		[한방 투약 및 조제료]		
버-1	13010	한방 첩약(1첩당)		6,690
버-2	13020	한방 탕전료(1첩당)		670
키-100	92010	한방 생약제제 주: 허가사항 범위내에서 복합과립제제 및 한방파스 등을 산정한다.		실구입가

분류번호	코드	분류	점수	금액(원)
		[한방 시술 및 처치료]		
허-1	93011 93012	약침술 주: 1. 사용된 약제는 실사용량으로 산정한다. 2. 신체를 두・경부, 흉・복부, 요・배부, 상지부, 하지부의 5부위로 구분하여 2개 부위 이상을 시술한 경우에는 소정점수의 50%를 가산한다.	97.47	
허-2	93021 93022	추나요법 주: 신체를 두부(악관절 포함), 경・상지부, 흉・요추부, 골반・하지부의 4부위로 구분하여 2개 부위 이상을 시술한 경우에는 소정점수의 50%를 가산한다.	149.16	
		[기 타]		
키-16	VM010	Bobath sling		30,710
키-17	VM020	Shoe strap(foot plate)		23,030
키-18	VM030	Shoe elevation		23,540
키-19	VM040	Safety Walking Belt		51,180
키-20		사후처치		
	VM051	가. 상급종합병원		20,000
	VM052	나. 종합병원		18,000
	VM053	다. 병원		17,000
	VM054	라. 의원		16,000
키-21	VM060	팔걸이 arm sling		실구입가
키-22	VM070	캐스트 신발 cast or splint shoe		실구입가

[별표 3]

자동차보험 진료수가 적용기준 및 방법에 관한 세부사항(제5조 제3항 관련)

연번	항목	제 목	세 부 인 정 사 항
1	일반사항	진료수가(행위) 인정범위	1. 교통사고환자에 대한 진료수가(행위)는 건강보험 요양급여 목록에 등재(고시)되어 있는 행위를 우선 인정함 2. 건강보험기준에서 비급여로 정해진 행위에 대해서는 요양급여대상에 대체가능한 행위가 없거나 환자의 증상 및 질병의 정도에 따라 진료상 반드시 필요한 경우 사례별로 인정함
2		진료수가(약제) 인정범위	1. 교통사고환자에게 사용하는 약제는 약사법령에 의한 허가·신고사항(효능·효과, 용법·용량 등) 범위 내에서 환자의 증상 등에 따라 필요·적절하게 투여하여야 함 2. 이 경우 건강보험 「약제급여목록 및 급여상한 금액표」에 등재된 약제를 우선 인정하고, 등재되지 않은 약제를 사용하는 경우에는 별도 산정이 가능한 약제로서 등재된 약제 중 대체 가능한 약제가 없거나 환자의 증상 및 질병의 정도에 따라 진료상 반드시 필요한 경우 사례별로 인정함
3		진료수가(치료재료) 인정범위	1. 교통사고환자에게 사용하는 치료재료는 약사법 및 기타 다른 관계법령에 의하여 허가·신고 또는 인정된 사항(효능·효과 및 사용방법)의 범위 내에서 환자의 증상에 따라 의학적 판단에 의하여 필요 적절하게 사용하여야 함 2. 이 경우 건강보험에서 요양급여 대상인 치료재료를 우선 인정하고, 비급여대상으로 정해진 치료재료는 요양급여 대상 치료재료 중 대체가능한 치료재료가 없거나 환자의 증상 및 질병의 정도에 따라 진료상 반드시 필요한 경우 사례별로 인정함 3. 건강보험기준에서 인정범위 등이 별도 정해지지 않은 경우에는 「치료재료 급여·비급여 목록 및 급여 상한금액표」상 중분류의 사용 용도 범위 내에서 사용하되, 환자 진료상 불가피하게 사용 용도범위를 벗어나 사용한 것으로 확인이 되는 경우는 사례별로 인정함
4		진료수가(신의료기술등) 인정범위	1. 건강보험에서 요양급여대상 또는 비급여대상으로 결정되지 않은 새로운 행위 및 치료재료(신의료기술등)를 자동차사고환자에게 시행 또는 사용하는 경우, 인정범위는 건강보험 요양급여대상 여부의 결정신청서가 접수된 행위·치료재료로서, 건강보험기준 중 대체 가능한 행위·치료재료가 없거나 환자의 증상 및 질병의 정도에 따라 의학적으로 불가피한 경우에 인정함 2. 이 경우 의료기관은 해당 신의료기술등에 대한 가격(행위는 실제비용, 치료재료는 실구입가)을 기재한 비용산정 목록표를 심사평가원에 제출하여야 함

연번	항목	제 목	세 부 인 정 사 항
5		건강보험기준 중 전액본인부담 항목에 대한 인정기준	자동차보험 진료수가기준 제5조제1항에 의한 건강보험기준 중 인정기준을 초과하여 환자 본인이 전액을 부담하는 부분에 대해서는 교통사고환자의 진료를 위해 필요한 경우 인정할 수 있음
6	선택진료	교통사고환자의 선택진료비용 청구방법	교통사고환자가 「의료법」 제46조에 따른 선택진료를 받은 경우 「선택진료에 관한 규칙」에 따라 진료형태(입원, 외래)별로 선택진료신청서를 각각 작성하여야 하며, 의료기관은 자동차보험 진료수가 청구시 관련 선택진료신청서를 첨부하여 제출하여야 함
7	입원료	교통사고환자에 대한 상급병실료 산정기준	「자동차보험 진료수가에 관한 기준」 제6조제1항에 의거 보험업법에 따라 인가된 자동차보험약관에 의하여 부득이하게 상급병실을 사용한 경우에는 입원당 약관에서 정하는 범위 내에서 기본입원료 외에 상급병실료(일반병실료와의 차액)를 별도 산정하되, 보험회사등은 상급병실의 사용이 부득이한지 여부를 면밀히 관찰하여 불필요한 상급병실 사용이 발생하지 않도록 하여야 함
8		건강보험(의료급여 포함) 또는 산재 등 타 법령에 의거 진료를 받고 있던 환자가 자동차보험으로 적용될 경우 입원료 체감제 적용방법	건강보험(의료급여 포함) 또는 산재 등 타 법령에 의거 진료를 받고 있던 환자가 자동차보험으로 적용될 경우 입원료 체감제는 자동차보험 적용일로부터 적용함
9	의약품 관리료	건강보험(의료급여 포함) 또는 산재 등 타 법령에 의거 진료를 받고 있던 환자가 자동차보험으로 적용될 경우 입원환자 의약품 관리료 산정방법	건강보험(의료급여 포함) 또는 산재 등 타 법령에 의거 진료를 받고 있던 환자가 자동차보험으로 적용될 경우 입원환자 의약품관리료는 자동차보험 적용일을 시점으로 하여 해당 소정점수의 의약품관리료를 산정함
10	이학 요법료	교통사고환자에 대한 물리치료사 1인당 1일 물리치료 실시 인원	해당항목의 물리치료를 실시할 수 있는 일정한 면적의 해당 치료실과 실제 사용할 수 있는 장비를 보유하고 있는 의료기관에서 재활 및 물리치료를 실시한 경우에 상근하는 물리치료사 1인당 물리치료 실시인원(물리치료 실시 총 청구건수를 의미함)은 월평균(또는 주평균) 1일 30명까지 인정함. 다만, 상근물리치료사 1인 이상이 근무하는 기관에서 시간제, 격일제 근무자(주3일 이상이면서 주20시간 이상 근무하는 자)의 경우 0.5인으로 보아 월평균(또는 주평균) 1일 15명까지 인정함. ※ 월평균(주평균) 물리치료실시인원 = 1개월간(1주일간) 총 물리치료청구건수(물리치료 실시 연인원)÷1개월간(1주일간) 물리치료사 근무일수

연번	항목	제 목	세 부 인 정 사 항
11	한방 물리요법	교통사고환자에 대한 한의사 1인당 1일 한방물리요법 실시인원	의료기관(보건의료원 포함)의 침구실 등에서 한방물리요법을 실시한 경우에 상근하는 한의사 1인당 한방물리요법 실시인원(한방물리요법 실시 총 청구건수를 의미함)은 월평균(또는 주평균) 1일 20명까지 인정함. 다만, 시간제, 격일제 근무자는 주3일 이상이면서 주20시간 이상인 경우 0.5인으로 보아 월평균(또는 주평균) 1일 10명까지 인정함. ※ 월평균(주평균) 한방물리요법 실시인원 = 1개월간(1주일간) 총 한방물리요법 청구건수(한방물리요법 실시 연인원)÷1개월간(1주일간) 한의사 근무일수
12	입원료 및 식대	입원료 및 식대 심사기준	1. 교통사고환자의 입원은 의학적으로 필요한 경우에 최대 최초 진단서에 기재된 치료기간까지 인정하되, 입원기간 연장이 필요하여 의료기관이 소견서, 진료기록부 등의 자료를 제출하는 경우에는 입원 필요성을 확인하여 인정여부를 결정함 2. 의료기관은 입원 중인 교통사고환자의 입원이 불필요하다고 판단한 경우 환자에게 퇴원을 지시하여야 함 • 환자가 퇴원지시에 불응하는 경우 의료기관은 퇴원 또는 전원 소견을 보험회사등에 즉시 서면으로 통지(별지 제3호 서식)하고, 환자나 보호자에게 퇴원 및 전원의 필요성을 충분히 납득할 수 있도록 설명하고 진료기록부에 기재하여야 함 • 보험회사등은 의료기관에서 통지된 퇴원 또는 전원 가능 소견서에 대하여 의료기관에 입원진료비 지급보증 중지 여부를 회신하여야 함(별지 제4호 서식) • 심사기관은 의료기관이 자동차보험 진료수가 청구시 제출한 소견서 및 진료기록부, 보험회사등에서 제출한 환자에 대한 정보, 지급중지 통보서 등을 검토하여 입원료 및 식대의 적정성을 결정하되, 보험회사등이 입원진료비 지급보증 중지를 회신하기 전까지의 입원료는 인정함 3. 입원중인 환자가 주치의의 허가를 받아 외박시 입원료는 인정가능하나, 연속하여 24시간을 초과하는 경우에는 입원료 중 입원환자 병원관리료만 산정함. 이 때 병원관리료 산정방법은 건강보험 입원환자 외박시 병원관리료 산정방법과 동일함. 또한 입원중인 환자가 무단으로 외출, 외박하는 경우에는 무단 외출, 외박일 이후 입원료는 인정하지 아니함
13	진료수가 제외대상	진료비 처리방법	명백히 해당 자동차사고와 인과관계가 없는 상병에 대한 진료비 및 교통사고환자가 해당 자동차사고가 있기 전에 가지고 있던 증상("기왕증"을 말한다)의 진료비에 대하여 • 보험회사등은 환자 또는 보호자에게 '건강보험 등으로 처리됨'을 서면으로 안내(별지 제5호 서식) • 의료기관은 주치의의 의학적 판단에 따라 진료비 구분하여 청구 • 심사기관은 자동차보험 진료수가 인정범위에서 제외되는 것으로 판단하는 경우 그 진료비를 인정하지 아니하나, 제6조제1항제1호 및 제2호의 단서조항에 해당하는 경우 해당 진료비를 인정함

〔별지 제1호 서식〕

교통사고환자 진료기록 확인 요청서			
보 험 회 사 명 (기 호)		의 료 기 관 명 (기 호)	
환 자 명		환자 주민번호	
진 료 기 관		진 료 과 목	

목 록	세 부 확 인 요 청 사 항
□ 응급실 기록지	
□ 경과 기록지	
□ 의사 명령지	
□ 수술 기록지	
□ 마취 기록지	
□ 투약 기록지	
□ 간호 기록지	
□ 검사 결과지	
□ 방사선 결과지	
□ 기 타	

자동차손해배상보장법 제14조 제1항과 국토교통부고시 자동차보험 진료수가에 관한 기준 제10조 제1항에 따라 교통사고환자 진료기록의 □ 열 람 을 위와 같이 요청합니다.
□ 자료제출

년 월 일

○ ○ 보험주식회사(보상센터장) (인)

〔별지 제2호 서식〕

지급보증 중지번호 :

교통사고환자에 대한 진료비 지급보증 중지 통보서

수　　신 : ㅇㅇ병(의)원장 귀하
제　　목 : 교통사고환자에 대한 진료비 지급보증 중지 통보서

1. 귀 의료기관의 발전을 기원합니다.

2. 귀 의료기관에서 진료한 다음 교통사고 환자는 우리 회사(조합)와 합의가 성립되어 자동차손해배상보장법 제12조제1항에 따라 귀 의료기관에 자동차보험 진료수가기준에 의한 진료비를 지급할 의사가 없음을 통보합니다.

－ 다　　음 －

환자 성명 주민등록번호	(　　　　－　　　　)
지급보증번호	
지급보증 중지일자	20　년　월　일
특이사항	

20　년　월　일
ㅇㅇ보험주식회사　ㅇㅇ센터장 (인)

주소 :

〔별지 제3호 서식〕

문서번호 :

교통사고 입원환자 퇴원 가능 소견서

수　　신 : ○○보험 주식회사 (공제조합) ○○ 보상팀장(보상사무소장) 귀하
주　　소 :

제　　목 : 교통사고 입원환자 퇴원 가능 소견서 제출

1. 귀 사(조합)가 자동차보험 진료수가로 지급보증한 교통사고입원환자에 대하여 진료한 결과, 의학적인 판단상 우리 의료기관에서의 입원진료가 더 이상 필요하지 않다고 사료되기에 다음과 같이 통지하오니 참고하시기 바랍니다.

2. 따라서 자동차보험 진료수가에 관한 기준에 따라 귀 사(조합)가 이 통지를 받은 이후 별도의 지급보증 중지여부를 통지하지 아니할 경우에는 그 때까지의 입원진료비는 지급의사가 있는 것으로 간주하여 청구하겠으니 지급하여 주시기 바랍니다.

\- 다　　음 -

가. 환　자　명:
나. 주민등록번호:
다. 주요 진단명 :
라. 향후 치료 방법에 대한 소견 :
　("치료종료", "통원", "타의료기관으로의 전원입원" 중 하나를 기재)
마. 특기사항 : (환자의 퇴원가능 사유, 현 증상 및 상태, 향후 치료내용, 형태 등을 기술)

끝.

20　년　월　일

주치의 : ○○○ (면허번호 :　　　) (서명)

○○ 병(의)원 원장 ○○○ (인)

주소 :

도달증명	1. 직접전달, 팩스전송	수령일시		수령인명		수령인서명	
	2. 등기우편	등기번호 : ○○ 우체국 20 년 월 일 제 호					
	3. 내용증명	우체국 접수증명인으로 대체					

※ 비　고 : 동 서식은 2매 1조로 작성하여 1부는 의료기관이 보관하고 1부는 보험회사등에게 전달하여야 합니다. 의료기관보관용에는 반드시 도달증명에 대한 기재가 있어야 하며, 심사평가원에 진료수가 청구시 제출합니다.

〔별지 제4호 서식〕

문서번호 :

입원진료비 지급보증 중지(불가) 통보서

수　　신 : ○○ 병(의)원장 귀하
주　　소 :

제　　목 : 입원(식대 포함) 진료비 지급보증 중지(불가) 통보서

1. 귀 의료기관의 발전을 기원합니다.

2. 귀 의료기관에 입원한 다음 교통사고환자의 경우 (이전 진료 의료기관에서) 충분히 진료를 받아 통원진료가 가능하다는 소견이 제출되었던 바 우리 회사(조합)는 교통사고와 상당인과관계가 있는 의료행위에 대한 진료비는 그 지급을 보증하고 다만, 입원료 및 식대에 대하여는 지급 보증할 수 없음을 알려드리니 참고하시기 바랍니다.

－ 다　　　　　음 －

환 자 명 : ○○○ (주민등록번호 :　　　　　－　　　　　)

20　년　월　일

○○보험주식회사 ○○ 센터장 (인)

주소 :

도달증명	1. 직접전달, 팩스전송	수령일시		수령인명		수령인서명	
	2. 등기우편	등기번호 : ○○ 우체국 20 년 월 일 제 호					
	3. 내용증명	우체국 접수증명인으로 대체					

※ 비 고 : 동 서식은 2매 1조로 작성하여 1부는 보험회사등이 보관하고 1부는 의료기관에게 전달하여야 합니다. 보험회사 등 보관용에는 반드시 도달증명에 대한 기재가 있어야 하며 보험회사등은 심사평가원으로부터 청구내역 통보를 받으면 2일 이내에 심사평가원에 제출합니다.

〔별지 제5호 서식〕

교통사고환자 진료비 안내문

뜻하지 않은 교통사고로 고통을 겪고 계시는 귀하와 가족분들께 진심으로 위로의 말씀을 드리며, 조속히 쾌유하시길 바랍니다. 교통사고로 인하여 처리되는 진료비에 대한 이해를 돕고자 다음과 같이 안내를 드립니다.

- 다　　음 -

교통사고로 인한 진료비는 보험회사에서 지급되고, 기존질병에 대한 진료비는 건강보험 등으로 처리됩니다.

1. 교통사고로 인해 발생된 진료비는 자동차보험으로 처리됩니다. 이 경우 의료기관은 이에 해당하는 진료비를 교통사고환자에게 직접 청구할 수 없습니다.

2. 기존 질병 및 해당 자동차사고와 관련이 없는 상병에 대한 진료비는 건강보험 등으로 처리되며 이 경우 환자측의 본인부담금이 발생합니다.

3. 다만, 기존질병이라고 하여도 당해 교통사고로 인하여 악화된 경우, 그 악화로 인한 진료비 또는 자동차사고와 인과관계가 없으나 고의 또는 과실 없이 진료 중에 발생한 합병증 진료비는 자동차보험으로 처리됩니다.

※ 관련규정

1. 자동차손해배상보장법 제12조
2. 국토교통부 고시 「자동차보험 진료수가에 관한 기준」 제6조 제1항

손해보험협회 · 대한의사협회 · 대한병원협회 · 대한치과의사협회 · 대한한의사협회

(담당자 : ○○ 화재(공제), ○○○, 전화 ____-_________)

3. 자동차보험진료수가 심사업무처리에 관한 규정

제정 2013.5.8 국토교통부 고시 제2013-224호

1) 총칙

제1조(목적) 이 고시는 「자동차손해배상보장법」 제12조의2, 같은 법 시행령 제11조의2, 같은 법 시행규칙 제6조의5에 따라 건강보험심사평가원에 위탁된 자동차보험진료수가의 청구・심사・지급 및 이의제기 등에 관한 절차와 방법, 서식과 작성요령 등을 규정함을 목적으로 한다.

제2조(정의) 이 고시에서 사용하는 용어의 뜻은 다음과 같다.

1. "자동차보험진료수가"란 「자동차손해배상 보장법」(이하 "법"이라 한다) 제2조제7호에서 정한 것을 말한다.
2. "교통사고환자"란 자동차의 운행으로 인한 사고(이하 "자동차사고"라 한다)로 말미암아 의료기관에서 진료를 받았거나 받는 자를 말한다.
3. "의료기관"이란 「의료법」 제3조에 따른 "의료기관" 및 「지역보건법」 제8조에 따른 "보건의료원"을 말한다.
4. "보험회사등"이란 다음 각 목의 어느 하나에 해당하는 자를 말한다.
   가. 「보험업법」에 따른 보험회사(이하 "보험회사"라 한다)
   나. 「여객자동차운수사업법」・「화물자동차운수사업법」 및 「건설기계관리법」에 따른 공제사업을 하는 자(이하 "공제사업자"라 한다)
   다. 법 제45조제1항에 따라 같은 항 제2호의 업무를 위탁받은 자 (이하 "자동차손해배상보장사업자"라 한다)
5. "비용산정 목록표"란 「국민건강보험법」 제45조 및 제46조에 따른 요양급여의 내역 및 금액, 같은 법 제41조제2항 및 제3항에 따라 보건복지부장관(보건복지부장관이 그 권한을 위임하거나 위탁한 경우에는 그 위임 또는 위탁을 받은 자를 포함한다. 이하 같다.)이 정한 기준, 같은 법 제51조 및 같은 법 시행규칙 제26조제1항에 따른 '장애인보장구에 대한 보험급여기준' 등(이하 "건강보험기준"이라 한다)에서 정한 비급여행위, 건강보험기준에서 정한 급여・비급여 대상이 아닌 행위 및 치료재료("신의료기술등"이라 한다)의 급여 결정신청건에 소요되는 실제 비용에 대한 목록표를 말한다.
6. "비급여약제"란 건강보험기준에서 상한금액이 정해지지 않은 약제를 말한다.

제3조(적용범위) 이 고시는 다음 각 호의 경우에 이를 적용한다.

1. 「자동차손해배상 보장법 시행규칙」(이하 "규칙"이라 한다) 제6조의2부터 제6조의4까지의

규정에 따라 의료기관이 자동차보험진료수가(이하 "진료수가"라 한다)를 「국민건강보험법」 제62조에 따른 건강보험심사평가원(이하 "심사평가원"이라 한다)에 청구한 경우

2. 의료기관이 교통사고환자에게 진료비를 직접 받은 후 보험회사등으로부터 자동차보험진료수가의 지급의사와 지급한도를 통지받고 심사평가원에 청구할 것을 요청받은 경우

2) 진료수가의 청구 · 지급절차 및 방법 등

(1) 진료수가의 청구

제4조(청구인) 진료수가의 청구인 또는 검체검사공급내역 통보인은 해당 의료기관의 대표자(개설자)가 된다.

제5조(「정보통신망 이용촉진 및 정보보호 등에 관한 법률」의 준용) 의료기관이 진료수가를 「정보통신망 이용촉진 및 정보보호 등에 관한 법률」 제2조제1항제1호에 따른 정보통신망(이하 "정보통신망"이라 한다)을 이용하여 청구하거나, 보건복지부장관이 고시하는 「건강보험 행위 급여 · 비급여 목록표 및 급여 상대가치점수」 중 '검체검사위탁에 관한 기준'에 따른 수탁기관(이하 "수탁기관"이라 한다)이 검체검사공급내역을 정보통신망으로 통보하는 경우 전자문서, 전자서명, 전자문서의 효력, 전자문서의 도달시기, 전자문서 내용의 추정 등은 「정보통신망 이용촉진 및 정보보호 등에 관한 법률」의 관련규정을 준용한다.

제6조(진료수가 청구 및 자료제출 매체) ① 의료기관은 진료비청구포털서비스(이하 "포털"이라 한다), EDI를 이용한 전자문서교환방식(이하 "EDI"라 한다)의 정보통신망을 이용하여 전산으로 진료수가를 청구한다. 다만, 다음 각 호의 어느 하나에 해당하는 경우에는 서면으로 진료수가를 청구할 수 있다.

1. 보건복지부장관이 고시하는 「요양급여비용 청구방법, 심사청구서 · 명세서서식 및 작성요령」 제5조제1항에 따라 정보통신망(포털, EDI) 이외의 방법으로 요양급여비용을 청구하는 경우
2. 「국민건강보험법」 제47조제1항에 따른 요양급여비용 청구 실적이 없는 경우

② 의료기관이 정보통신망으로 진료수가를 청구하거나 수탁기관이 정보통신망으로 검체검사공급내역을 통보하고자 하는 경우에는 별지 제1-1호 서식에 따른 전산청구(포털, EDI)신청서를 심사평가원에 제출한다. 단, EDI의 경우에는 보건복지부장관이 지정한 전산망관리자의 전산망 이용서비스에 가입한 후 전산청구(포털, EDI)신청서를 심사평가원에 제출한다.

③ 제2항에도 불구하고 보건복지부장관이 고시한 「요양급여비용 청구방법, 심사청구서 · 명세서서식 및 작성요령」 제5조제2항에 따른 정보통신망을 동일하게 이용하는 의료기관은 전산청구신청서 제출을 생략할 수 있다.

④ 정보통신망으로 청구하는 의료기관에서 제2항에 따른 청구방법을 변경하고자 하는 경우에는 사전에 별지 제1-2호 서식에 따른 전산청구(포털, EDI) 변경신청서를 심사평가원에 제출한다.
⑤ 심사평가원은 제2항 및 제4항에 따른 신청이 접수되면 정보통신망 청구기관으로 등록, 변경한 후 의료기관에 통보한다.
⑥ 의료기관은 제1항에 따른 진료수가 청구를 「국민건강보험법」 제47조제6항 각 호의 단체가 대행하게 할 수 있고, 대행청구통지방법은 보건복지부장관이 고시한 「요양급여비용 청구방법, 심사청구서・명세서서식 및 작성요령」 제15조에 따른다.
⑦ 전산청구(포털, EDI) 신청・변경신청서 제출 및 결과 등에 대한 통보는 정보통신망을 이용할 수 있다.
제7조(진료수가 청구서 등의 제출 및 자료의 전송 등) ① 의료기관이 규칙 제6조의2제1항에 따라 진료수가를 청구하고자 하는 때에는 청구서에 명세서와 기타 필요한 자료를 첨부하여 심사평가원에 제출하여야 한다.
② 보험회사등은 의료기관이 교통사고환자로부터 진료비를 직접 받은 후 보험회사등으로부터 자동차보험진료수가의 지급의사와 지급한도를 통지받은 경우에 한하여 제1항의 명세서에 교통사고환자가 납부한 진료비의 세부내역을 기재하여 심사평가원에 청구할 것을 별지 제19호 서식에 따라 요청할 수 있다.
③ 의료기관은 제2항에 따라 보험회사등으로부터 청구요청을 받은 경우 통보받은 날로부터 30일 이내에 심사평가원에 진료수가를 청구하여야 한다.
④ 의료기관은 진료수가를 청구할 때에 전송한 전자문서가 심사평가원에 접수되었는지 여부를 확인하여야 하고, 접수일은 전자문서 전체가 심사평가원에 도달한 날로 한다.
⑤ 의료기관이 진료수가를 서면으로 청구한 경우 접수일은 서면청구 전체 자료가 심사평가원에 도달한 날로 한다.
제8조(진료수가 청구 시기) ① 입원진료의 청구시기는 다음 각 호와 같다.
1. 정보통신망으로 진료수가를 청구할 경우에는 퇴원일이 속한 날의 다음 주 월요일부터 주 1회 청구할 수 있다. 다만, 월의 말일과 초일이 모두 포함된 주의 진료수가를 청구하는 경우에는 이를 월별로 구분하여 청구한다.
2. 서면으로 진료수가를 청구하는 경우에는 퇴원일이 속한 다음 달 초일부터 월별로 청구한다.

② 30일을 초과하여 입원진료를 하는 경우에는 연계 심사가 가능하도록 다음 각 호의 기재방법에 따라 월단위로 분할 청구할 수 있다. 다만, 의약품관리료의 경우에는 일괄하여 청구한다.
1. 정보통신망의 경우 청구구분란에 분리청구코드, 기청구명세서의 접수번호, 명세서일련번

호 및 최초입원개시일을 기재한다.

2. 서면의 경우 명세서 상단에 최초입원개시일을 기재하고, 진료내역 하단의 "특정내역"란에 기청구명세서의 접수번호, 명세서일련번호, 당월진료개시일, 수술명, 주요진료내용 및 월별 진료비총액 등을 기재한다.

③ 외래진료는 내원일이 속한 날의 다음 달 초일부터 월별로 청구하거나, 방문일이 속한 다음 주 월요일부터 주단위로 구분하여 청구할 수 있다. 다만, 월의 말일과 초일이 모두 포함된 주의 진료수가를 청구하는 경우에는 이를 월별로 구분하여 청구한다.

④ 제1항 및 제2항의 규정에도 불구하고 요양병원형 수가를 적용하는 진료수가는 청구매체 및 입원기간에 관계없이 월별로 구분하여 진료월 다음달 초일부터 청구한다. 이 경우 명세서 기재방법은 제2항 각 호에 따른다.

제9조(목록표 등의 제출) ① 의료기관은 진료수가를 최초로 청구하는 때에는 다음 각 호의 목록표 등을 심사평가원에 제출하여야 한다. 이 경우 목록표 등은 진료수가 청구 전에 도달될 수 있도록 한다.

1. 원료약 구입목록표
2. 치료재료 및 비급여약제 구입목록표
3. 자체 조제(제제)약 목록표
4. 비용산정 목록표

② 의료기관은 제1항에 따라 제출한 내용이 변경된 경우에는 변경사항을 심사평가원에 제출하여야 한다.

③ 의료기관으로부터 검체검사를 수탁 받은 기관은 위탁기관에 검사결과를 통보하는 시점에 검체검사공급내역을 심사평가원에 제출하여야 한다.

④ 요양병원은 보건복지부장관이 고시한 「건강보험 행위 급여·비급여 목록표 및 급여 상대가치점수」 제3편 제2부에 따른 환자평가표를 해당 진료분의 명세서 청구 전에 심사평가원에 제출하여야 한다.

⑤ 제1항부터 제4항까지의 규정에 따른 목록표 등은 정보통신망을 이용하여 제출한다. 다만, 제6조제1항에 따라 서면으로 청구하는 의료기관은 이를 서면으로 제출할 수 있다.

⑥ 제1항 및 제2항에도 불구하고 보건복지부장관이 고시한 「요양급여비용 청구방법, 심사청구서·명세서서식 및 작성요령」 제6조제2항에 따라 원료약, 자체 조제(제제)약 및 치료재료의 실구입 가격을 확인할 수 있는 목록표를 심사평가원에 제출한 경우에는 이를 생략할 수 있다.

제10조(의료기관의 신고 등) ① 의료기관은 진료수가를 최초로 청구하는 때에는 「국민건강보

험법」 제43조제1항에 따라 시설・장비 및 인력 등에 대한 현황을 심사평가원에 신고하여야 한다.

② 의료기관은 제1항에 따라 신고한 내용이 변경된 경우에는 「국민건강보험법」 제43조제2항에 따라 15일 이내에 변경사항을 심사평가원에 신고하여야 한다.

③ 제1항 및 제2항에도 불구하고 「국민건강보험법」 제43조제1항 및 제2항에 따라 시설・장비 및 인력 등에 대한 현황을 심사평가원에 신고한 의료기관은 제1항 및 제2항에 따른 신고를 생략할 수 있다.

(2) 청구서, 명세서 서식 및 작성요령

제11조(전자청구 서식) ① 의료기관과 심사평가원이 진료수가 청구와 관련하여 사용할 수 있는 전자청구 서식의 종류는 다음 각 호와 같다.

1. 자동차보험진료수가청구서
2. 자동차보험진료수가명세서
   가. 의・치과용명세서
   나. 한방용명세서
3. 치료재료 및 비급여약제 구입내역 통보서
4. 의료기관 자체 조제・제제약 내역 통보서
5. 비용산정 통보서
6. 보완자료 제출내역서
7. 검체검사 공급내역 통보서
8. 자동차보험진료수가청구서・명세서 등 접수(반송)증
9. 자동차보험진료수가 심사결과 통보서
10. 보완자료 요청내역서
11. 수탁기관 통보확인결과 통보서
12. 이의제기(정산심사)결과 통보서
13. PACS 등 영상자료 제출내역서
14. 환자평가표 파일

② 제1항 각호에서 정한 전자문서의 서식번호는 별표 2와 같다.

제12조(서면청구 서식) 의료기관이 서면으로 진료수가를 청구하고자 하는 경우 사용할 수 있는 서식은 다음 각 호와 같다.

1. 자동차보험진료수가청구서(C001, 별지 제2호 및 제2-1호 서식)

2. 자동차보험진료수가명세서(의과입원)(C002, 별지 제3호 및 제3-1호 서식)
3. 자동차보험진료수가명세서(의과외래)(C003, 별지 제4호 서식)
4. 자동차보험진료수가명세서(치과입원)(C004, 별지 제5호 서식)
5. 자동차보험진료수가명세서(치과외래)(C005, 별지 제6호 서식)
6. 자동차보험진료수가명세서(한방입원)(C006, 별지 제7호 서식)
7. 자동차보험진료수가명세서(한방외래)(C007, 별지 제8호 서식)
8. 교통사고환자에 대한 진료비 지급보증서(별지 제9호 서식)
9. 치료재료 구입목록표(별지 제10호 서식)
10. 비급여약제 구입목록표(별지 제11호 서식)
11. 조제(제제)약 목록표(별지 제12호 서식)
12. 비용산정 목록표(별지 제13호 서식)
13. 자동차보험진료수가 청구서·명세서 접수증(별지 제14호 서식)
14. 진료수가 현지확인 통보서(별지 제15호 서식)
15. 진료수가심사결과 통보서(별지 제16호 서식)
16. 이의제기서(별지 제17호 서식)
17. 이의제기결과 통보서(별지 제18호 서식)
18. 교통사고환자 진료비에 대한 심사요청서(별지 제19호 서식)

제13조(청구서와 명세서의 구분 작성 등) ① 청구서와 명세서는 보험회사별(공제사업자를 포함한다), 의과·치과 및 한방, 입원과 외래로 각각 구분하여 작성한다.

② 수탁기관의 검체검사공급내역통보서는 위탁기관별로 구분한다.

③ 제1항에도 불구하고 요양병원입원 진료수가 청구서와 명세서는 「국민건강보험법 시행령」 제21조제3항제1호 및 「국민건강보험 요양급여의 기준에 관한 규칙」 제8조제4항의 규정에 의하여 포괄적인 행위가 적용되는 환자(이하 "장기환자"라 한다)와 포괄적인 행위가 적용되지 않는 환자(이하 "제외환자"라 한다)로 각각 구분한다.

④ 서면으로 진료수가를 청구하는 의료기관 중 검체검사를 위탁한 의료기관은 검체검사위탁분에 대하여 입원, 외래로 분철하여 작성 청구한다.

⑤ 제1항부터 제4항까지 규정과 제6조에 따른 진료수가의 청구는 별표 1과 같이 한다.

⑥ 동일 교통사고환자에 대한 명세서는 제1항에 따라 구분하여 다음 각 호와 같이 작성한다.

1. 입원의 경우 입원진료기간의 진료내역을 동일한 명세서에 통합하여 작성한다. 다만, 요양병원형 수가를 적용하는 교통사고환자의 명세서는 정액수가 적용기간과 행위별수가 적용기간(특정기간)의 진료내역을 구분하여 각각 작성한다.

2. 외래의 경우 진료내역을 방문일자별로 작성한다.

⑦ 제6항제2호에 따른 동일 교통사고환자의 명세서는 연이어 각각 작성한다.

제14조(끝수 계산) ① 청구서와 명세서에 기재하는 금액 중 진료비총액, 청구액, 환자납부총액은 10원 미만의 끝수가 있을 때에는 그 끝수는 계산하지 아니한다.

② 제1항에서 정한 금액 이외의 금액은 원 미만을 사사오입한다. 다만, 정보통신망으로 청구하는 기관은 코드단위 금액을 기재한다.

제15조(한글 전용) 청구서, 명세서 및 진료수가 청구에 필요한 자료의 기재사항은 한글과 아라비아 숫자로 정확하게 기재한다. 다만, 의학용어 등 특수한 용어가 필요한 경우에는 영문 또는 한문으로 표기할 수 있다.

제16조(사고접수번호 및 지급보증번호) ① 보험회사등이 부여한 사고접수번호를 명세서에 기재한다.

② 법 제12조제1항에 따라 자동차보험진료수가의 지급 의사 유무와 지급 한도를 통보받은 별지 제9호 서식의 지급보증번호를 명세서에 기재한다.

제17조(교통사고환자 성명, 주민등록번호 등) ① 신생아로서 주민등록번호를 받지 못한 경우에는 "환자 성명"란에 산모이름과 신생아임을 구분할 수 있도록 "아기"를 함께 쓰거나 "이름"을 쓰고, "주민등록번호"란에는 앞부분에 생년월일과 뒷부분은 남아는 "3", 여아는 "4"로 기재한다. 다만, 쌍태아의 경우에는 "주민등록번호"란의 끝자리에 첫째 아이는 "1", 둘째 아이는 "2"를 기재한다.

② 주민번호가 없는 경우에는 "주민등록번호"란에는 앞부분에 생년월일과 뒷부분은 다음 각 호로 기재한다.

1. "9": 1800 ~ 1899년에 태어난 남성
2. "0": 1800 ~ 1899년에 태어난 여성
3. "1": 1900 ~ 1999년에 태어난 남성
4. "2": 1900 ~ 1999년에 태어난 여성
5. "3": 2000 ~ 2099년에 태어난 남성
6. "4": 2000 ~ 2099년에 태어난 여성
7. "5": 1900 ~ 1999년에 태어난 외국인 남성
8. "6": 1900 ~ 1999년에 태어난 외국인 여성
9. "7": 2000 ~ 2099년에 태어난 외국인 남성
10. "8": 2000 ~ 2099년에 태어난 외국인 여성

제18조(상병명 및 상병분류기호) ① 진료수가 청구시 사용하는 상병명 및 상병분류기호는 "한

국표준질병·사인분류"에 따라 기재하되, 분류기호가 6단위로 분류되어 있는 경우 6단 분류기호까지 기재하고, 분류기호가 3단위, 4단위 또는 5단위까지만 분류된 경우는 3단, 4단 또는 5단 분류기호를 기재하며, 분류기호란의 앞자리에서부터 기재한다. 다만, 국토교통부장관이 별도의 기재요령을 정하는 경우는 그에 따른다.

② 치과진료의 경우에는 상병의 부위(치식)를 상병명과 함께 기재하되 치식의 구분은 별표 8 "치식구분 기재 요령"에 따른다.

제19조(진료결과) 명세서상의 최종 진료일의 교통사고환자 상태를 다음과 같이 구분하여 해당 코드를 기재한다.

1. 명세서상 최종진료일 당시 입원중이거나 계속 내원이 예정된 경우: 계속(1)
2. 다른 의료기관으로 진료를 의뢰한 경우: 이송(2)
3. 당초 의뢰한 의료기관으로 보낸 경우: 회송(3)
4. 의료기관내에서 사망이 확인된 경우: 사망(4)
5. 제2호부터 제4호까지에 해당되지 않은 퇴원 또는 외래 치료종결인 경우: 퇴원 또는 외래 치료종결(9)

제20조(기타 작성요령) ① 서면으로 진료수가를 청구하는 경우에는 별첨1 "서면서식 작성요령"에 따른다.

② 정보통신망으로 진료수가를 청구하거나 검체검사공급내역을 통보할 경우에는 별첨2 "전자문서 작성요령"을 따른다.

③ 진료과목은 실제 진료를 받은 진료과목(병원급 의료기관) 또는 상병명에 해당하는 진료과목(의원급 의료기관)을 별표 3 "진료과목별 코드"에 따라 기재하되, 진료과목이 2개 이상에 해당되는 경우에는 이를 모두 기재한다.

④ 의약분업 예외사항 발생으로 의료기관에서 자체 조제·투약하는 경우에는 별표 4 "의약분업 예외 구분코드"에 해당하는 코드를 기재한다.

⑤ 별도 명세서 작성구분 등 특정의 진료내역 및 청구내역에 대한 추가적 기술사항 등이 있을 경우에는 별표 5 "특정내역 구분코드"에 따라 해당 구분코드 및 내역을 "특정내역기재란"에 기재한다.

⑥ 진료수가 청구시 사용하는 보험회사등 코드와 명칭은 별표 6 "보험회사등 코드"에 따른다.

⑦ 진료수가 청구시 사용하는 진료코드는 별표 7 "진료코드"에 따른다.

⑧ 제1항 및 제2항에 따른 요령에서 정하지 않은 세부작성요령은 심사평가원장이 정할 수 있다.

(3) 진료수가 청구의 접수, 심사 및 통보 등

제21조(진료수가 청구의 접수) ① 의료기관이 제7조제1항에 따라 진료수가를 청구한 경우 심사평가원은 별지 제14호 서식에 따른 자동차보험진료수가 청구서·명세서 접수증을 발급하여야 한다.

② 심사평가원은 제7조제1항에 따른 청구 내역을 보험회사등에 통보하여야 하며, 보험회사등은 청구 내역 통보를 받은 날부터 2일 이내에 진료수가 심사에 필요한 자료를 심사평가원에 제출하여야 한다.

제22조(청구서 등의 반려 및 수정·보완 요청) ① 심사평가원은 의료기관으로부터 제출받은 청구서와 명세서가 이 규정에서 정한 기재사항 중 진료수가 심사에 필요한 필수사항을 누락하였거나 착오기재 등(이하 "청구오류"라 한다)으로 진료수가의 심사가 곤란한 경우에는 그 사유를 명기하여 반려하거나, 2일 이내에 수정·보완할 것을 정보통신망을 이용하여 요청할 수 있다.

② 제1항에 따라 심사평가원으로부터 청구서와 명세서를 반려 받은 의료기관은 그 사유를 수정·보완하여 다시 청구하여야 하며, 진료수가명세서에 대한 수정·보완 요청을 받은 의료기관은 제1항에서 정한 기간 이내에 청구오류를 수정·보완하여야 한다.

제23조(진료수가의 심사) ① 심사평가원은 진료수가의 청구를 받은 때에는 그 청구 내역이 국토교통부장관이 고시하는 「자동차보험진료수가에 관한 기준」에 적합한지를 심사하여야 한다.

② 심사평가원은 진료수가를 심사(제3항에 따른 심사내역 확인을 포함한다)함에 있어 효율성을 기하기 위하여 전문가로 구성된 자문단을 운영할 수 있으며, 「국민건강보험법」 제66조에 따른 진료심사평가위원회의 의학적 전문지식에 대한 자문을 받을 수 있다.

③ 심사평가원은 다음 각 호의 어느 하나에 해당하는 경우에는 진료수가의 지급 후 심사내역에 대하여 확인·조정할 수 있다.

1. 약제 및 치료재료의 금액
2. 기타 심사평가원장이 진료수가 심사내역의 확인이 필요하다고 인정하는 경우

제24조(심사관련 보완자료의 요청) ① 심사평가원은 제7조 및 제28조에 따라 의료기관으로부터 제출받은 자료만으로 진료수가의 심사 및 이의제기 처리가 곤란하다고 인정되는 경우에는 법 제14조제2항 및 규칙 제6조의3제2항에 따라 진료기록부, 환자에게 발행된 진료비계산서 사본 등 진료수가 심사에 필요한 보완자료의 제출을 요청할 수 있다.

② 제1항에 따라 보완자료의 제출을 요청하는 경우에는 심사평가원은 10일의 기간을 정하여 요청하여야 하며, 보완자료 요청을 받은 의료기관은 동기간내에 제출하여야 한다.

제25조(진료수가 내역의 현지확인) 심사평가원장은 규칙 제6조의3제2항에 따라 심사평가원의

소속직원이 현지를 방문하는 경우에는 별지 제15호 서식에 따른 진료수가 현지확인 통보서와 심사평가원의 소속직원임을 증명할 수 있는 신분증을 의료기관의 장에게 제시하여야 한다.

제26조(진료수가 심사결과의 통보 등) ① 심사평가원은 진료수가를 심사한 경우에는 별지 제16호 서식에 따른 진료수가심사결과통보서(이하 "심사결과통보서"라 한다)에 다음 각 호의 사항을 기재하여 의료기관 및 보험회사등에 통보하여야 한다.

1. 심사청구서에 관한 사항
2. 진료수가 심사담당자의 성명 및 전화번호
3. 명세서별 심사내역(심사조정내역이 없을 경우 생략할 수 있다.)
4. 진료수가 심사조정사항이 있을 경우 항목별, 사유별 조정내역 및 심사결정 사항
5. 진료수가의 심사가 불가하거나 보류 중일 경우 그 내역

② 심사평가원은 제23조제3항에 따른 심사내역에 대한 확인결과 새로운 조정사유를 확인한 경우에는 그 내역을 의료기관 및 보험회사등에 통보하여야 한다.

③ 심사평가원은 제21조제1항에 따른 청구서 접수증 및 제1항에 따른 심사결과통보서를 정보통신망을 이용하여 의료기관 또는 보험회사등에 통보할 수 있으며, 의료기관이 진료수가를 서면으로 청구한 경우도 이와 같다.

④ 심사평가원은 제28조제3항에 따른 이의제기결과를 정보통신망을 이용하여 의료기관 또는 보험회사등에 통보할 수 있다.

(4) 진료수가 지급, 이의제기 및 자료보존 등

제27조(진료수가의 지급 등) ① 보험회사등은 심사평가원의 심사결과에 따라 지체없이 진료수가를 지급하여야 한다.

② 보험회사등은 의료기관이 제7조제3항에 따라 청구하지 아니한 경우 환자납부액을 의료기관에 지급할 진료비 금액 중에서 공제하거나 정산할 수 있다.

제28조(심사결과에 대한 이의제기) ① 의료기관 또는 보험회사등이 심사평가원의 진료수가 심사결과에 이의가 있을 때에는 규칙 제6조의4에 따라 심사결과통보서를 받은 날부터 10일 이내에 별지 제17호 서식에 따라 이의제기를 하여야 한다.

② 의료기관은 제23조제3항에 따른 조정사유에 대하여는 조정사유를 통보받은 날로부터 10일 이내에 이의제기를 하여야 한다.

③ 심사평가원은 제1항부터 제2항까지의 규정에 따른 이의제기를 받은 때에는 규칙 제6조의4제2항에 따라 이의제기를 받은 날로부터 10일 이내에 별지 제18호 서식에 따른 문서로 의료기관 및 보험회사등에게 이의제기에 대한 결과를 통보하여야 한다.

제29조(진료에 관한 기록 등의 보존) 의료기관이 교통사고환자를 진료한 경우에는 다음 각 호의 서류를 해당 진료가 끝난 날부터 5년간 보존하여야 한다.

1. 자동차보험진료수가청구서 및 자동차보험진료수가명세서
2. 약제 및 치료재료 기타 진료의 구성요소의 구입에 관한 서류
3. 개인별 투약기록
4. 그 밖에 보건복지부장관이 고시한「건강보험 행위 급여·비급여 목록표 및 급여 상대가치 점수」제1편 제2부에 따른 간호관리등급료의 산정자료 등 진료수가의 산정에 필요한 서류 및 이를 증명하는 서류
5. 제1호부터 제4호까지의 서류 등을 디스켓·마그네틱테이프 등 전산기록장치를 이용하여 자기매체에 저장하고 있는 경우에는 해당 자료

제30조(청구서와 명세서의 보관) ① 보험회사등 및 심사평가원은 청구서와 명세서를 5년간 보관한다. 다만, 조사연구 등을 위하여 필요한 경우에는 보험회사등의 장 및 심사평가원장은 보관기간을 별도로 정할 수 있다.

② 제1항에 따른 보관기간의 기산일은 심사가 완결된 날이 속하는 연도의 다음 연도 1월 1일로 한다.

3) 보칙

제31조(기간의 계산) ① 규칙 제6조의3제3항 및 제6조의4제2항에 따른 기간의 계산은 심사평가원이 의료기관으로부터 자동차보험진료수가를 청구받은 날 또는 이의제기를 받은 날부터 기산한다.

② 다음 각 호의 어느 하나에 해당하는 경우에는 그에 소요되는 기간은 규칙 제6조의3제3항 및 제6조의4제2항에 따른 기간에 산입하지 아니한다.

1. 제21조제2항에 따른 자료 제출
2. 제22조에 따른 청구오류에 대한 수정·보완
3. 제23조제2항 및 제3항에 따른 자문
4. 제24조에 따른 심사관련 보완자료의 제출
5. 제25조에 따른 현지확인

제32조(수수료의 지급 등) ① 보험회사등은「자동차손해배상보장법 시행령」제11조의2에 따른 업무위탁 수수료를 심사평가원에 지급하여야 한다.

② 심사평가원과 보험회사등은 협의체를 구성하여 심사업무 위탁에 따른 수수료를 협의하여 정할 수 있다. 이 경우 수수료가 협의되기 전까지는 전년도 수수료를 준용하여 운영한다.

③ 제2항에 따라 장기간 수수료가 협의되지 아니하는 경우 국토교통부장관이 중재할 수 있다.
④ 제2항 및 제3항에 따라 협의체에서 정하여진 수수료는 심사평가원과 각각의 보험회사등 사이에 합의된 것으로 본다.
⑤ 기타 수수료의 징수, 납부절차 및 방법 등에 관하여 필요한 사항은 심사평가원장과 보험회사등의 장과의 협의에 의하여 별도로 정하여 운영할 수 있다.

제33조(재검토기한) 「훈령·예규 등의 발령 및 관리에 관한 규정」(대통령훈령 제248호)에 따라 이 고시 발령 후의 법령이나 현실여건의 변화 등을 검토하여 이 고시의 폐지, 개정 등의 조치를 하여야 하는 기한은 2015년 11월 30일까지로 한다.

부 칙(2013. 5. 8.)

① **(시행일)** 이 고시는 고시일로부터 시행한다.
② **(적용례)** 이 고시는 2013년 7월 1일 진료분부터 적용한다.
③ **(정보통신망을 이용한 진료수가 청구에 관한 적용례)** 제6조제1항에도 불구하고 보건복지부장관이 고시한 「요양급여비용 청구방법, 심사청구서·명세서서식 및 작성요령」 제5조제2항에 따라 전산청구 프로그램을 자체개발하여 사용하는 것으로 심사평가원에 신청한 의료기관은 2013년 9월 30일까지 서면으로 진료수가를 청구할 수 있다.

[별지 제1-1호 서식] [자동차보험]

전산청구(포털, EDI) 신청서

1. 의료기관 현황 및 청구 관련사항

의료기관 명 칭		의료기관 기호	
대 표 자 성 명			
의료기관 주 소	(우편번호 -)	전 화 번 호	
신 청 구 분 * 해당란에 ∨표기	자동차보험진료수가( ), 검체검사공급내역( )		
청 구 방 법 * 해당란에 ∨표기	포털( ), 〔EDI 청구방식 VAN( ), WEB( )〕		
청구희망 청구년월		수·발신 식별자 (KT가 부여) * EDI 청구기관만 기재	

2. 프로그램 관련사항

가. 의원급

형 태 * 해당란에 ∨표기	① 상용패키지 ( ) ② 외주개발 ( ) ③ 자체개발 ( )
공급업체명	
소프트웨어명	

나. 병원급 이상

구 분		의과	치과	한방
① 상용패키지	공급업체명			
	소프트웨어명			
② 외주개발	공급업체명			
	소프트웨어명			
③ 자체개발				

자동차보험진료수가 심사업무처리에 관한 규정 제6조제2항에 따라 정보통신망으로 자동차보험진료수가를 청구하기 위해 신청합니다.

년 월 일

신청인 의료기관 대 표 자(원장) (인)

건강보험심사평가원장 귀하

210㎜×297㎜(일반용지60g/㎡(재활용품))

[별지 제1-2호 서식] [자동차보험]

전산청구(포털, EDI) 변경 신청서

1. 의료기관 현황

의료기관 명 칭		의료기관기호	
대 표 자 성 명			
의료기관 주 소	(우편번호 -)	전 화 번 호	
신 청 구 분 * 해당란에 V표기	자동차보험진료수가( ), 검체검사공급내역( )		

2. 프로그램 변경 관련사항

가. 의원급

구 분		변 경 전	변 경 후
① 상용패키지	공급업체명		
	소프트웨어명		
② 외주개발	공급업체명		
	소프트웨어명		
③ 자체개발(V표기)			
변경년월		년 월 청구분부터	년 월 청구분부터

나. 병원급 이상

구 분		변경전			변경후		
		의과	치과	한방	의과	치과	한방
① 상용패키지	공급업체명						
	소프트웨어명						
② 외주개발	공급업체명						
	소프트웨어명						
③ 자체개발							
변경년월		년 월 청구분부터			년 월 청구분부터		

위와 같이 변경사항을 신청하고자 합니다.

년 월 일

신청인 의료기관 대 표 자(원장) (인)

건강보험심사평가원장 귀하

210㎜×297㎜(일반용지60g/㎡(재활용품))

[별지 제2호 서식]

<table>
<tr><td rowspan="3">서식번호</td><td rowspan="3">C</td><td rowspan="3">0</td><td rowspan="3">0</td><td rowspan="3">1</td><td rowspan="3" colspan="3">(년 월분)
자동차보험진료수가청구서</td><td colspan="2">※접수번호</td><td colspan="2"></td></tr>
<tr><td rowspan="2">보험회사등</td><td>①코드</td><td colspan="2"></td></tr>
<tr><td>②명칭</td><td colspan="2"></td></tr>
<tr><td rowspan="4">의료기관</td><td>③기 호</td><td colspan="3"></td><td>④명칭</td><td></td><td>⑤전화번호</td><td></td><td>⑥청구단위 구분</td><td></td></tr>
<tr><td>⑦소재지</td><td colspan="6"></td><td colspan="2">⑧우편번호</td><td colspan="2"></td></tr>
<tr><td rowspan="2">작성자</td><td colspan="3">⑨성 명</td><td colspan="2">(서명 또는 날인)</td><td rowspan="2">대행청구 단 체</td><td>⑪기호</td><td colspan="2"></td></tr>
<tr><td colspan="3">⑩생년월일</td><td colspan="2"></td><td>⑫명칭</td><td colspan="2"></td></tr>
</table>

구 분			⑬건수	⑭진료비 총액	⑮환자납부총액	⑯청구액
계						
의과	입원	1				
	외래	2				
치과	입원	3				
	외래	4				
한방	입원	5				
	외래	6				

주) 보험회사등(코드)는 [별표6]에 따른다.

자동차손해배상 보장법 시행규칙 제6조의2제1항의 규정에 의거 진료수가의 심사·지급을 청구합니다.

청구일자: 년 월 일

청 구 인: (서명 또는 날인)

건강보험심사평가원장 귀하
보험회사 및 공제조합의 장 귀하

첨 부: 자동차보험 진료수가 명세서 매

주 : ※란은 건강보험심사평가원이 기재합니다.

257㎜×364㎜ (B4 일반용지 70g/㎡)

[별지 제2-1호 서식]

서식번호	C	0	0	1	(년 월분) **요양병원 자동차보험진료수가청구서**	※접수번호		
						보험회사등	①코드	
							②명칭	

의료기관	③기 호		④명칭		⑤전화번호		⑥청구단위구분	
	⑦소재지				⑧우편번호			
	작성자	⑨성 명	(서명 또는 날인)		대행청구단 체	⑪기호		
		⑩생년월일				⑫명칭		

구 분				⑬건수	⑭진료비 총액	⑮환자납부총액	⑯청구액
계							
의과	입원	장기환자	11				
		제외환자	1				
	외래		2				
치과	입원		3				
	외래		4				
한방	입원		5				
	외래		6				

주) 보험회사등(코드)는 [별표6]에 따른다.

자동차손해배상 보장법 시행규칙 제6조의2제1항의 규정에 의거 진료수가의 심사·지급을 청구합니다.

청구일자: 년 월 일

청 구 인: (서명 또는 날인)

건강보험심사평가원장 귀하
보험회사 및 공제조합의 장 귀하

첨 부: 자동차보험 진료수가 명세서 매

주 : ※란은 건강보험심사평가원이 기재합니다.

257㎜×364㎜ (B4 일반용지 70g/㎡)

[별지 제3호 서식] [의과입원]

자동차보험 진료수가 명세서

보험회사등 명칭		서식번호	C	0	0	2
보험회사등 코드		의료기관 기호				
환 자 성 명		의료기관 명칭				
환자 주민번호	-	사고접수번호				

상병명	분류기호	수술	진료과목	당월진료개시일 / 최초입원개시일	지급보증번호	
					당월진료일수 (투약일수포함)	일
					진료결과	

입원일수	일	기본진료, 약제, 특정재료(I) (원)	진료행위(II) (원)
구 분			
1.	①초진		
	②재진		
	③의약품관리료		
	④응급및회송료		
	⑤선택진료비		
	⑥기타		
2.	①일반		
	②내과질환자, 정신질환자 만8세미만의소아		
	③중환자실		
	④격리병실		
	⑤신생아		
	⑥기타		
	⑦기본식대		
	⑧가산식대		
	⑨상급병실료		
3.	①내 복		
	②외 용		
	③처방전		
4.	①피하또는근육내		
	②정맥내		
	③수액제		
	④기타		
	⑤특정재료		
	⑥수혈		
5.	①마취		
	②선택진료비		
6.	①이학요법료		
7.	①정신요법료		
8.	①처치 및 수술		
	③캐스트		
	④선택진료비		
	⑤기타		
9.	①자체검사		
	②위탁검사관리		
	③위탁검사		
10.	①진단		
	②치료		
	③선택진료비		
11.	①환자납부액		
S.	①CT		
	②MRI		
	③PET		
12.소계			
13.가산율		%	
14.약제상한차액총액			
15.진료비총액			
16.환자납부총액			
17.청구액			
일련번호		※ 심사조정	

처방전 발급번호			처방일수	
점검번호				

줄번호	코드구분	약품코드 (일반명 또는 제품명코드)	약품명(일반명 또는 제품명)			1회 투약량	1일투여 횟수	총투약 일수		
줄번호	코드구분	코드	분류 (예외구분코드)	상한가	단가	1회 투약량	1일투여량 또는 실시횟수	총투여일수 또는 실시횟수	금 액	약제상 한차액

특정내역

※ 심사내역	구분	코드	조정	약제상한 차액조정	I.II	구분	코드	조정	약제상한 차액조정	I.II
	계					계				

주) 구분 : 1.진찰료(외래관리료 포함), 2.입원료, 3.투약료 및 처방전, 4.주사료, 5.마취료, 6.이학요법료, 7.정신요법료, 8.처치 및 수술료, 9.검사료, 10.영상진단 및 방사선 치료료, 11.환자납부액, S. 특수장비

257㎜×364㎜ (B4 일반용지 70g/㎡)

[별지 제3-1호 서식] [의과입원 - 요양병원 정액]

보험회사등 명칭		자동차보험 진료수가 명세서	서식번호		C	0	0	2
보험회사등 코드			의료기관	기호				
환 자 성 명				명칭				
환자 주민번호	-		사고접수번호					

상병명	분류기호	수술	진료과목	당월진료개시일 / 최초입원개시일	지급보증번호	
	.				당월진료일수 (투약일수포함)	일
	.					
	.				진료결과	
	.					
	.					

입원일수		일	기본진료, 약제, 특정재료(Ⅰ) (원)	진료행위(Ⅱ) (원)
구 분				
1.	①초진			
	②재진			
	③의약품관리료			
	④응급및회송료			
	⑤선택진료비			
	⑥기타			
2.	①일반			
	②내과질환자, 정신질환자 만8세미만의소아			
	③중환자실			
	④격리병실			
	⑤신생아			
	⑥기타			
	⑦기본식대			
	⑧가산식대			
	⑨상급병실료			
3.	①내 복			
	②외 용			
	③처방전			
4.	①피하또는근육내			
	②정맥내			
	③수액제			
	④기 타			
	⑤특정재료			
	⑥수혈			
5.	①마취			
	②선택진료비			
6.	①이학요법료			
7.	①정신요법료			
8.	①처치 및 수술			
	③캐스트			
	④선택진료비			
	⑤기타			
9.	①자체검사			
	②위탁검사관리			
	③위탁검사			
10.	①진단			
	②치료			
	③선택진료			
11.	①환자납부액			
L.	①요양병원 정액			
S.	①CT			
	②MRI			
	③PET			
12. 소계				
13. 가산율			%	
14. 약제상한차액총액				
15. 진료비총액				
16. 환자납부총액				
17. 청구액				
일련번호			※ 심사조정	

처방전 발급번호										처방일수	
점검번호											
줄번호	코드구분	약품코드 (일반명 또는 제품명코드)	약품명(일반명 또는 제품명)			1회 투약량	1일투여 횟수	총투약 일수			
줄번호	코드구분	코드	분류 (예외구분코드)	상한가	단가	1회 투약량	1일투여량 또는 실시횟수	총투여일수 또는 실시횟수	금 액	약제상 한차액	

특정내역										
※ 심사내역	구분	코드	조정	약제상한 차액조정	Ⅰ.Ⅱ	구분	코드	조정	약제상한 차액조정	Ⅰ.Ⅱ
	계					계				

주) 구분 : 1.진찰료(외래관리료 포함), 2.입원료, 3.투약료 및 처방전, 4.주사료, 5.마취료, 6.이학요법료, 7.정신요법료, 8.처치 및 수술료, 9.검사료, 10.영상진단 및 방사선 치료료, 11.환자납부액, L.요양병원정액, S. 특수장비

257㎜×364㎜ (B4 일반용지 70g/㎡)

[별지 제4호 서식] [의과외래]

자동차보험 진료수가 명세서

보험회사등 명칭		서식번호	C	0	0	3
보험회사등 코드		의료기관 기호				
환 자 성 명		의료기관 명칭				
환자 주민번호	-	사고접수번호				

상병명	분류기호	수술	진료과목	내원일자	지급보증번호	
	.				당월진료일수(투약일수포함)	일
	.					
	.				진료결과	
	.					
	.					

구 분		기본진료, 약제, 특정재료(Ⅰ) (원)	진료행위(Ⅱ) (원)
1.	①초진		
	②재진		
	③의약품관리료		
	④응급및회송료		
	⑤가정간호기본방문료		
	⑥만성질환관리료		
	⑦선택진료비		
	⑧기타		
3.	①내 복		
	②외 용		
	③처방전		
4.	①피하또는근육내		
	②정맥내		
	③수액제		
	④기 타		
	⑤특정재료		
	⑥수혈		
5.	①마취		
	②선택진료비		
6.	①이학요법료		
7.	①정신요법료		
8.	①처치 및 수술		
	②캐스트		
	③선택진료비		
	④기타		
9.	①자체검사		
	②위탁검사관리		
	③위탁검사		
10.	①진단		
	②치료		
	③선택진료비		
11.	①환자납부액		
S.	①CT		
	②MRI		
	③PET		
12. 소계			
13. 가산율		%	
14. 약제상한차액총액			
15 진료비총액			
16. 환자납부총액			
17. 청구액			
일 련 번 호		※ 심사조정	
환자일련번호	-		

처방전 발급번호			처방일수	
점검번호				

줄번호	코드구분	약품코드(일반명 또는 제품명코드)	약품명(일반명 또는 제품명)			1회 투약량	1일투여 횟수	총투약 일수		
줄번호	코드구분	코드	분류(예외구분코드)	상한가	단가	1회 투약량	1일투여량 또는 실시횟수	총투여일수 또는 실시횟수	금 액	약제상 한차액

특정내역	

※ 심사내역	구분	코드	조정	약제상한 차액조정	Ⅰ, Ⅱ	구분	코드	조정	약제상한 차액조정	Ⅰ, Ⅱ
	계					계				

주) 구분 : 1. 진찰료(외래관리료 포함), 3. 투약료 및 처방전, 4. 주사료, 5. 마취료, 6. 이학요법료, 7. 정신요법료, 8. 처치 및 수술료, 9. 검사료, 10. 영상진단 및 방사선 치료료, 11. 환자납부액, S. 특수장비

257㎜×364㎜ (B4 일반용지 70g/㎡)

[별지 제5호 서식] [치과입원]

자동차보험 진료수가 명세서

보험회사등 명칭		서식번호	C	0	0	4
보험회사등 코드		의료기관 기호				
환 자 성 명		의료기관 명칭				
환자 주민번호	-	사고접수번호				

상병명		분류기호	수술	진료과목	당월진료개시일 / 최초입원개시일	지급보증번호	
		.				당월진료일수 (투약일수포함)	일
		.					
		.					
		.				진료결과	
		.					

입원일수	일	기본진료,약제, 특정재료(Ⅰ) (원)	진료행위(Ⅱ) (원)
구 분			
1.	①초진		
	②재진		
	③의약품관리료		
	④응급및회송료		
	⑤선택진료비		
	⑥기타		
2.	①일반		
	②내과질환자, 정신질환자 만8세미만의소아		
	③중환자실		
	④격리병실		
	⑤신생아		
	⑥기타		
	⑦기본식대		
	⑧가산식대		
	⑨상급병실료		
3.	①내 복		
	②외 용		
	③처방전		
4.	①피하또는근육내		
	②정맥내		
	③수액제		
	④기 타		
	⑤특정재료		
	⑥수혈		
5.	①마취		
	②선택진료비		
6.	①이학요법료		
8.	①처치 및 수술		
	③캐스트		
	④선택진료비		
	⑤기타		
9.	①자체검사		
	②위탁검사관리		
	③위탁검사		
10.	①진단		
	②치료		
	③선택진료비		
11.	①환자납부액		
S.	①CT		
	②MRI		
	③PET		
12.소계			
13.가산율		%	
14.약제상한차액총액			
15.진료비총액			
16.환자납부총액			
17.청구액			
일련번호		※ 심사조정	

처방전 발급번호			처방일수	
점검번호				

줄번호	코드구분	약품코드 (일반명 또는 제품명코드)	약품명(일반명 또는 제품명)			1회 투약량	1일투여 횟수	총투약 일수		
줄번호	코드구분	코드	분류 (예외구분코드)	상한가	단가	1회 투약량	1일투여량 또는 실시횟수	총투여일수 또는 실시횟수	금 액	약제상 한차액
특정내역										

※ 심사내역	구분	코드	조정	약제상한 차액조정	Ⅰ.Ⅱ	구분	코드	조정	약제상한 차액조정	Ⅰ.Ⅱ
	계					계				

주) 구분: 1.진찰료(외래관리료 포함), 2.입원료, 3.투약료 및 처방전, 4.주사료, 5.마취료, 6.이학요법료, 8.처치 및 수술료, 9.검사료, 10.영상진단 및 방사선 치료료, 11.환자납부액, S. 특수장비

257㎜×364㎜ (B4 일반용지 70g/㎡)

[별지 제6호 서식] [치과외래]

자동차보험 진료수가 명세서

보험회사등 명칭		서식번호		C	0	0	5
보험회사등 코드		의료기관	기호				
환 자 성 명			명칭				
환자 주민번호	-	사고접수번호					

상병명		분류기호	수술	진료과목	내원일자	지급보증번호	
		.				당월진료일수 (투약일수포함)	일
		.					
		.					
		.				진료결과	
		.					

구 분		기본진료, 약제, 특정재료(Ⅰ) (원)	진료행위(Ⅱ) (원)
1.	①초진		
	②재진		
	③의약품관리료		
	④응급 및 회송료		
	⑤선택진료비		
	⑥기타		
3.	①내복		
	②외용		
	③처방전		
4.	①피하또는근육내		
	②정맥내		
	③수액제		
	④기 타		
	⑤특정재료		
	⑥수혈		
5.	①마취		
	②선택진료비		
8	①처치 및 수술		
	보통 x / 복조 x / 측처 x / 지각과민 x		
	치수절단 x / 즉발근충 x x / 근관와동 x / 근관성형 x		
	발 수 x / 근세척 x / 근 충 x / 근관확대 x		
	치면세마 x / 치근활택술 x / 후처치 x x x x / 내소염 x x x x		
	치석제거 x x / 치주소파 x x / 치은박리 x x / 치은절제 x		
	치주처치 x x / 교합조정 x / 러버댐 x / 응급근관 x		
	충전물연마 x / 신부착 x / 보철물제거 x x / 치아진정 x		
	발유치 x / 전 x / 구 x / 난 x / 매 xxx		
	충전: 아 1면 x, 말 2면 x, 감 3면 x, 4면 x / 복합레진: 1면 x, 2면 x, 3면 x, 4면 x / 와동형성: 1면 x, 2면 x, 3면 x, 4면 x		
	②기 타		
	③선택진료비		
9.	①자체검사		
	②위탁검사관리		
	③위탁검사		
10.	①진단		
	②치료		
	③선택진료비		
11.	①환자납부액		
S.	①CT		
	②MRI		
	③PET		
12. 소계			
13. 가산율		%	
14. 약제상한차액총액			
15. 진료비총액			
16. 환자납부총액			
17. 청구액			
일 련 번 호		※ 심사조정	
환자 일련번호			

처방전 발급번호			처방일수	
점검번호				

줄번호	코드구분	약품코드(일반명 또는 제품명코드)	약품명(일반명 또는 제품명)			1회 투약량	1일투여 횟수	총투약 일수		
줄번호	코드구분	코드	분류(예외구분코드)	상한가	단가	1회투약량(3,4항 해당)	1일투여량 또는 실시횟수	총투여일수 또는 실시횟수	금 액	약제상한차액

특정내역	

※ 심사내역	구분	코드	조정	약제상한 차액조정	Ⅰ, Ⅱ	구분	코드	조정	약제상한 차액조정	Ⅰ, Ⅱ
	계					계				

주) 구분: 1.진찰료(외래관리료 포함), 3.투약료 및 처방전, 4.주사료, 5.마취료, 8.처치 및 수술료, 9.검사료, 10.영상진단 및 방사선 치료료, 11.환자납부액, S. 특수장비

257㎜×364㎜ (B4 일반용지 70g/㎡)

[별지 제7호 서식] [한방입원]

자동차보험 진료수가 명세서

보험회사등 명칭		서식번호		C	0	0	6
보험회사등 코드		의료기관	명칭				
환자 성명			기호				
환자 주민번호	-	사고접수번호					

상 병 명	한방상병 분류기호	진료과목	당월진료개시일 / 최초입원개시일	지급보증번호	
	.		.	당월진료일수 (투약일수포함)	일
	.				
	.			진료결과	
	.				
	.				

입원일수	일	기본진료, 약제, 특정재료(Ⅰ) (원)	진료행위(Ⅱ) (원)
구 분			
1.	①초진		
	②재진		
	③기타		
	④선택진료비		
2.	①일반		
	②내과질환자, 정신질환자 만8세미만의소아		
	③중환자실		
	④기본식대		
	⑤가산식대		
	⑥상급병실료		
3.	①내복약		
	②처방·조제·복약지도료		
4.	①침술		
	②구술		
	③부항술		
	④처치료		
	⑤기타		
5.	①양도락검사		
	②맥전도검사		
	③경락기능검사		
	④기타		
11.	①환자납부액		
12. 소계			
13. 가산율		%	
14. 진료비총액			
15. 환자납부총액			
16. 청구액			
일 련 번 호		※심사조정	

줄번호	코드구분	코드	분 류	단가	1일투여량 또는 실시횟수	총투여일수 또는 실시횟수	금 액
특정내역							

※ 심사내역	구분	코드	조정금액	Ⅰ.Ⅱ	구분	코드	조정금액	Ⅰ.Ⅱ
	계				계			

주) 구분: 1.진찰료(외래관리료 포함), 2.입원료, 3.투약료, 4.시술 및 처치료, 5.검사료, 11.환자납부액

257㎜×364㎜ (B4 일반용지 70g/㎡)

[별지 제8호 서식] [한방외래]

자동차보험 진료수가 명세서

보험회사등 명칭		서식번호		C	0	0	7
보험회사등 코드		의료기관	명칭				
환 자 성 명			기호				
환자 주민번호	-	사고접수번호					

상 병 명	한방상병 분류기호	진료과목	내원일자	지급보증번호	
	.			당월진료일수 (투약일수포함)	일
	.				
	.				
	.			진료결과	
	.				

구 분		기본진료, 약제, 특정재료(Ⅰ) (원)	진료행위(Ⅱ) (원)	줄번호	코드구분	코드	분 류	단가	1일투여량 또는 실시횟수	총투여일수 또는 실시횟수	금 액
1.	①초진										
	②재진										
	③기타										
	④가정간호기본방문료										
	⑤선택진료비										
3.	①내복약										
	③처방·조제·복약지도료										
4.	①침술										
	②구술										
	③부항술										
	④처치료										
	⑤기타										
5.	①양도락검사										
	②맥전도검사										
	③경락기능검사										
	④기타										
11.	①환자납부액										
12. 소계											
13. 가산율		%									

14. 진료비총액		특정내역	
15. 환자납부총액			
16. 청구액			

일 련 번 호		※심사조정	
환자 일련번호	-		

※심사내역	구분	코드	조정금액	Ⅰ, Ⅱ	구분	코드	조정금액	Ⅰ, Ⅱ
	계				계			

주) 구분: 1.진찰료(외래관리료 포함), 3.투약료, 4.시술 및 처치료, 5.검사료, 11.환자납부액

257㎜×364㎜ (B4 일반용지 70g/㎡)

[별지 제9호 서식]

지급보증번호 :

교통사고환자에 대한 진료비 지급보증서

수　　신 : ㅇㅇ병(의)원장 귀하
제　　목 : 교통사고환자에 대한 진료비 지급보증서

1. 귀 의료기관의 발전을 기원합니다.

2. 귀 의료기관에 진료한 다음 교통사고환자는 우리 회사(조합)가 보상책임을 지고 있는 피해자로서 우리 회사(조합)는 자동차손해배상 보장법 제12조제1항에 의거하여 귀 의료기관에 자동차보험진료수가기준에 의해 진료비를 지급할 것을 보증합니다.

－다　　음－

환 자 성 명		주 민 등 록 번 호	
접 수 번 호		피보험차량번호	
사 고 일 자		담 보 종 목	
상 해 급 수		보 상 한 도	
보상 담당자		연 락 처	
특 이 사 항			

20　년　월　일
ㅇㅇ보험주식회사　ㅇㅇ센터장 (인)

주소 :

210mm×297mm(일반용지 60g/㎡(재활용품))

[별지 제10호 서식] [자동차보험]

<table>
<tr><td colspan="11">치료재료 구입목록표</td></tr>
<tr><td rowspan="3">의료기관</td><td>기 호</td><td colspan="5"></td><td rowspan="2">작성자</td><td colspan="3">(인)</td></tr>
<tr><td>명 칭</td><td colspan="5"></td></tr>
<tr><td>T E L</td><td colspan="5"></td><td>확인자</td><td colspan="3">(인)</td></tr>
<tr><td rowspan="2">코 드</td><td colspan="6">구 입 내 용</td><td rowspan="2">구입처
(상호 & 납세번호)</td><td rowspan="2">제조회사</td><td rowspan="2" colspan="2">비 고</td></tr>
<tr><td>품 명</td><td>규 격</td><td>구입년월일</td><td>수 량</td><td>구 입 가</td><td>단 가</td></tr>
<tr><td></td><td></td><td></td><td></td><td></td><td></td><td></td><td></td><td></td><td colspan="2"></td></tr>
</table>

첨부 : 구입증빙자료(사본) 매

210mm×297mm(일반용지 60g/㎡(재활용품)

[별지 제11호 서식] [자동차보험]

비급여약제 구입목록표

<table>
<tr><td rowspan="3">의료기관</td><td>기 호</td><td colspan="4"></td><td rowspan="2">작성자</td><td colspan="2">(인)</td></tr>
<tr><td>명 칭</td><td colspan="4"></td></tr>
<tr><td>TEL</td><td colspan="4"></td><td>확인자</td><td colspan="2">(인)</td></tr>
<tr><td rowspan="2">코드</td><td colspan="7">구 입 내 용</td><td rowspan="2">비 고</td></tr>
<tr><td>품명</td><td>규격 / 단위</td><td>수입업소명/ 제조회사명</td><td>구입년월일</td><td>구입량</td><td>구입가</td><td>단가</td></tr>
<tr><td></td><td></td><td></td><td></td><td></td><td></td><td></td><td></td><td></td></tr>
</table>

첨부 : 구입증빙자료(사본) 매

210mm×297mm(일반용지 60g/㎡(재활용품))

[별지 제12호 서식] [자동차보험]

조제 · 제제약 목록표

의료기관	기 호		작성자	(인)
	명 칭		확인자	(인)
	TEL			

조제 (제제) 약품명	사용약품내용						용법용량
	코드	약품명	규격 / 단위	단위당가격	분량	분량당가격	
규격 / 단위							
조제 (제제) 약품코드 (건강보험심사평가원이 기재)							효능 · 효과
청구가							
							비고
구 분							
제제약( ) 조제약( )							

주) 제제약 및 조제약 구분에는 해당란에 V로 표시

210mm×297mm(일반용지 60g/㎡(재활용품))

[별지 제13호 서식] [자동차보험]

<table>
<tr><th colspan="6">비용산정 목록표</th></tr>
<tr><td rowspan="3">의료기관</td><td>기 호</td><td colspan="2"></td><td rowspan="2">작성자</td><td rowspan="2">(인)</td></tr>
<tr><td>명 칭</td><td colspan="2"></td></tr>
<tr><td>T E L</td><td colspan="2"></td><td>확인자</td><td>(인)</td></tr>
</table>

코드구분	진료구분	코드	분류(신청)명	비용	적용(신청)일

주 1) 코드 구분은 해당 코드를 기재

– A: 수가, B: 신의료기술등 급여 결정신청건(행위), C: 신의료기술등 급여 결정신청건(치료재료)

2) 진료구분은 해당 구분자를 기재

– 1: 의과, 2: 치과, 9: 한방

210mm×297mm(일반용지 60g/㎡(재활용품))

[별지 제14호 서식]

(앞쪽)

자동차보험진료수가 청구서 · 명세서 접수증

의료기관기호 :　　　　　　　　　　의료기관명 :

접수번호	진료 년월	보험회사 등 코드	청구 구분	청구 건수	청구액	접수번호	진료 년월	보험회사 등 코드	청구 구분	청구 건수	청구액

주) 1. 보험회사등 코드는 뒤쪽과 같다.
　　2. 청구구분란은 0=원청구, 1=보완청구, 2=추가청구, 8=약제상한차액 추가청구

귀하께서 제출하신 자동차보험진료수가 청구서와 명세서를 상기와 같이 접수하였음을 알려드립니다.

20　　년　　월　　일

건강보험심사평가원장 　직 인

210㎜×297㎜(일반용지60g/㎡(재활용품))

(뒤쪽)

보험회사등	코드	보험회사등	코드
메리츠화재해상보험	01	전국택시공제조합	21
한화손해보험	02	전국버스공제조합	22
롯데손해보험	03	전국화물자동차공제조합	23
GFMI손해보험	04	전국개인택시공제조합	24
흥국화재해상보험	05	전국전세버스공제조합	25
삼성화재해상보험	08	전국렌터카공제조합	30
현대해상화재보험	09	AXA손해보험	41
LIG손해보험	10	The-K 손해보험	42
동부화재해상보험	13	ERGO다음다이렉트손해보험	43
AIG손해보험	17	현대하이카다이렉트자동차보험	45

[별지 제15호 서식] [자동차보험]

진료수가 현지확인 통보서

의료기관 명　칭 :
기　호 :
대표자 :
소재지 :

자동차손해배상 보장법 시행규칙 제6조의3에 따라 자동차보험 진료수가에 대한 현지확인을 아래와 같이 실시하고자 합니다.

가. 기 간 :
나. 내 용 :
다. 방문자 성명 :

20　.　.　.

건강보험심사평가원장

210㎜×297㎜(일반용지60g/㎡(재활용품))

[별지 제16호 서식]

진 료 수 가 심 사 결 과 통 보 서

페이지 :

대표자 귀하　　　　의료기관기호 :

명세서 일련번호	사고접수번호		진찰횟수		내원일수	청구사항	심사결정사항	수탁기관지급액	심사결정액	증감내역사항 (주2)											진료개시일
			초	재진						계				항목	사유	감액	I II	기타감액 I II	증액 I II		
	환자 성명		가산횟수		진료일수	진료비총액	진료비총액			항목	사유	감액	I II								청구 약제상한차액총액
진료구분 (주1)		생년월일	성별		처방횟수	환자납부총액	환자납부총액														심사결정 약제상한차액총액
						청구액	청구액														

합계	구분	건수	진료비총액	환자납부총액	청구액	구분	건수	환자납부총액	청구액	수탁기관지급액	심사결정액
	청구사항					심사불능사항					
	심사결정사항					증감사항					

297㎜×210㎜(일반용지60g/㎡(재활용품))

[별지 제17호 서식] [자동차보험]

<table>
<tr><td colspan="7" rowspan="2">이의제기서(□ 의료기관 □ 보험회사등)</td><td>처리기간</td></tr>
<tr><td>10일</td></tr>
<tr><td colspan="2">문서번호</td><td></td><td colspan="2">진료과목</td><td colspan="3"></td></tr>
<tr><td rowspan="2">의료
기관</td><td>명칭</td><td></td><td rowspan="4">진료
수가
심사
결과
통보서</td><td>접수번호</td><td></td><td rowspan="5">첨
부
서
류</td><td rowspan="5">1. 심사결과통보서
2. 진료기록부
3. X-ray film
4. 검사결과지
5. 기타 이의제기 사유를 입증할 수 있는 서류</td></tr>
<tr><td>기호</td><td></td><td>묶음번호</td><td></td></tr>
<tr><td rowspan="2">보험
회사
등</td><td>명칭</td><td></td><td>심사차수</td><td></td></tr>
<tr><td>코드</td><td></td><td>통보서
도달일자</td><td></td></tr>
<tr><td colspan="2">이의제기
건수총계</td><td></td><td colspan="2">이의제기 비용총액</td><td></td></tr>
</table>

<table>
<tr><td rowspan="2">순번</td><td rowspan="2">명세서
번호</td><td rowspan="2">환 자
성 명</td><td rowspan="2">진료구분
(입원·
외래)</td><td colspan="2">이의제기
금액</td><td rowspan="2">이의제기사유 및 내역
(상세히 기술)</td><td rowspan="2">첨부
서류</td></tr>
<tr><td>I항</td><td>II항</td></tr>
<tr><td></td><td></td><td></td><td></td><td></td><td></td><td></td><td></td></tr>
</table>

자동차손해배상 보장법 시행규칙 제6조의4에 따라 위와 같이 심사평가원의 심사결과에 대하여 이의제기합니다.

. . .

신청인 : (서명 또는 인)

주소 :

전화번호 :

건강보험심사평가원장 귀하

주) 첨부서류란은 환자별로 상단의 첨부서류의 해당번호를 기재하며, 기타는 해당 자료의 명칭을 기재하시기 바랍니다.

210mm×297mm(일반용지 60g/㎡(재활용품))

[별지 제18호 서식] [자동차보험]

이의제기결과통보서(□ 의료기관 □ 보험회사등)

문서번호			관련근거		
의료기관	명칭		보험회사등	명칭	
	기호			코드	

귀 원(보험회사등)에서 이의제기한 사항에 대한 처리결과를 아래와 같이 알려드립니다.

. . .

건강보험심사평가원장

접수번호 (연번)	심사차수	명세서 일련번호	환자성명	심사결정금액		결정내용
				Ⅰ항	Ⅱ항	

210mm×297mm(일반용지 60g/㎡(재활용품))

[별지 제19호 서식]

지급보증번호 :

교통사고환자 진료비에 대한 심사요청서

수　　신 : ㅇㅇ병(의)원장 귀하
제　　목 : 교통사고환자 진료비에 대한 심사요청서

1. 귀 의료기관의 발전을 기원합니다.

2. 귀 의료기관에 진료한 다음 교통사고환자는 우리 회사(조합)가 보상책임을 지고 있는 피해자로서 우리 회사(조합)는 자동차보험진료수가 심사업무처리에 관한 규정 제7조에 따라 귀 의료기관이 교통사고 환자로부터 직접 지급받은 진료비를 통보하오니 세부내역을 기재하여 건강보험심사평가원에 30일 이내에 심사청구하여 주시기 바랍니다.

－ 다　　　음 －

환 자 성 명		주 민 등 록 번 호	
사고접수번호		사 고 일 자	
진 료 기 간		환자납부액	
담당자 이름		담당자 연락처	
특 이 사 항			

20　　년　　월　　일

ㅇㅇ보험주식회사　ㅇㅇ센터장 (인)

주소 :

210mm×297mm(일반용지 60g/㎡(재활용품))

자동차보험진료수가 청구서·명세서 서식 규격

연번	서식명	서식번호	활자색채	용지의 크기		서식 실제크기		인쇄의 면	지질 및 정량		서식매수
				수작업 용지 (㎜)	전산 용지 (inch)	수작업 용지 (㎜)	전산 용지 (inch)		수작업 용지	전산 용지	
1	자보진료수가 청구서	C001	녹색	257×364 (B4)		227×310 (B4)		단면	일반 용지		2매
2	자보진료수가 명세서 (의과 입원)	C002	남색	257×364 (B4)	10×14	227×310 (B4)	9×12	단면	일반 용지	전산 용지	2매
3	자보진료수가 명세서 (의과 외래)	C003	녹색	257×364 (B4)	10×14	227×310 (B4)	9×12	단면	일반 용지	전산 용지	1매
4	자보진료수가 명세서 (치과 입원)	C004	흑색	257×364 (B4)	10×14	227×310 (B4)	9×12	단면	일반 용지	전산 용지	1매
5	자보진료수가 명세서 (치과 외래)	C005	갈색	257×364 (B4)	10×14	227×310 (B4)	9×12	단면	일반 용지	전산 용지	1매
6	자보진료수가 명세서 (한방 입원)	C006	흑색	257×364 (B4)	10×14	227×310 (B4)	9×12	단면	일반 용지	전산 용지	1매
7	자보진료수가 명세서 (한방 외래)	C007	흑색	257×364 (B4)	10×14	227×310 (B4)	9×12	단면	일반 용지	전산 용지	1매

(별첨 1)

서면서식 작성요령(제20조제1항 관련)

※ 청구서 및 명세서 작성시 유의사항

1. 청구서 및 명세서는 반드시 제12조(서면서식)에서 정한 양식과 규격을 사용하여 작성한다.
2. 청구서 및 명세서의 각 항목은 정해진 작성요령에 따라 명확히 기재한다.
3. "의료기관기호"는 「국민건강보험법 시행규칙」 제12조에 따라 요양기관 현황 신고를 함에 있어 심사평가원으로부터 부여받은 요양기관 기호를 기재한다.

Ⅰ. 자동차보험진료수가청구서(별지 제2호부터 제2-1호까지의 서식)

1. ※ 란은 심사평가원이 기재한다.
2. "보험회사등"란의 "① 코드"와 "② 명칭"은 (별표 6)에 따라 기재한다.
3. "⑥ 청구단위구분"란은 외래진료수가를 주단위나 월단위로 통합 청구하는 경우 해당 구분자를 기재한다.
   - 구분자 : 월단위 청구(0), 주단위 청구(1주-1, 2주-2, 3주-3, 4주-4, 5주-5, 6주-6)
4. "⑬ 건수"란은 첨부된 명세서의 건수를 기재한다.
5. "⑮ 환자납부총액"과 "⑯ 청구액"은 각 명세서상의 환자납부총액 및 청구액을 각각 합계한 금액으로 기재하고, "⑭ 진료비총액"란은 "⑮ 환자납부총액"과 "⑯ 청구액"의 합계액을 기재한다.
6. 검체검사 위탁의 경우 일반 진료수가청구서와 구분할 수 있도록 3cm×7cm의 "위탁 검사용" 적색도장을 진료수가청구서 청구일자 상단 여백에 날인한다.
7. "청구인"란에는 해당 의료기관의 대표자(개설자)가 청구내용 및 금액을 확인한 후 성명을 기재하고, 서명 또는 날인하여야 한다.
8. "작성자"란에는 청구서 및 명세서를 직접 작성한 자의 ⑨ 성명 및 ⑩ 생년월일을 정확히 기재하고 서명 또는 날인한다. 만약 2인 이상이 공동으로 작성한 경우 작성책임자만 기재한다.
9. "대행청구단체 ⑪ 기호 및 ⑫ 명칭"란에는 심사평가원에서 "대행청구단체"에 부여한 기호 및 대행청구업무를 수행하는 관련의약단체(지부, 분회 포함)의 명칭을 기재한다.

Ⅱ. 진료수가명세서 (별지 제3호부터 별지 제8호까지의 서식)

1. 진료개시일 및 내원일수 등

가. "상병명 및 상병분류기호"란에는 통계청 고시에 따른 「한국표준질병·사인분류」의 상병명 및 분류기호를 주상병, 부상병, 배제된 상병 순으로 기재(영문자는 반드시 대문자로

기재, '·' 또는 *, † 등 특수기호는 기재 생략)한다. 이 경우 주상병은 반드시 첫 번째 자리(제1단)에 기재하여야 하며, 주상병과 함께 있었거나 발생된 병태로서 환자 진료에 영향을 주었던 병태(부상병)는 두 번째 자리(제2단)부터 중요도 순으로 기재한다. 또한, 배제된 상병(최종상병이 확진된 경우 이전에 고려하였지만 배제된 상병)은 상병명에 배제된 상병임을 별도 명시한다.

나. "사고접수번호 및 지급보증번호"는 보험회사등이 부여한 사고접수번호와 보험회사등으로부터 받은 "교통사고환자에 대한 진료비 지급보증서"(별지 제9호 서식)에 기재된 자동차보험진료수가의 지급 의사와 한도를 통지받은 관리번호를 기재한다

다. "당월진료개시일"란에는 해당 의료기관에 해당 상병의 진료를 위하여 그 달에 최초 입원한 연, 월, 일을 기재하고, 30일을 초과한 입원진료수가의 분리청구시에는 "최초입원개시일"란에 해당 상병의 진료를 위해 최초 입원한 연, 월, 일을 기재한다.

라. "내원일자"란에는 해당 의료기관에 해당 상병의 진료를 위하여 외래에 내원한 일자를 기재하며, 동일인에게 초진 및 재진을 1일에 2회 이상 행하고 초·재진 진찰료를 2회 이상 산정하는 경우에는 명세서 '특정내역'란에 그 사유를 기재하고 내원일수는 1일로 기재한다.

마. "당월진료일수"에는 해당 상병으로 당월(당일)에 진료를 받은 실 일수를 기재하며, 입원 또는 내원일수에 투약일수(의료기관의 경우 원내투약일수)를 산입하여 산정한다. 이때 입원 또는 내원일수와 투약일수가 중복될 때에는 1일로 계산한다.

바. "입원일수"는 「건강보험 행위 급여·비급여 목록표 및 급여 상대가치점수」(이하 「상대가치점수표」라 한다) 제2부 제1장 2.입원료 등 산정지침에도 불구하고 환자가 입원한 날부터 퇴원일까지의 일수를 기재한다.

사. 요양병원 입원환자 중 동일인에 대하여 의과 명세서, 요양병원 정액 명세서 등으로 각각 작성될 경우에 "최초입원개시일"은 환자의 최초 입원일자를, "당월진료일수"는 해당 명세서상의 투약일수를 포함한 진료기간만을 기재한다.

아. "특정내역"란은 신생아체중 등 특정의 진료내역, 처방내역 및 청구내역에 대한 추가적 기술사항 등을 기재한다.

자. "환자 일련번호"란(외래 명세서에만 해당)에는 동일 환자가 진료를 받은 일수가 여러 날인 경우 해당 명세서마다 총 내원(방)일수에 일련번호를 부여하여 기재한다.

2. **진료의 내용 및 처방내역 등**(별지 제3호부터 별지 제8호까지의 서식)

가. 명세서 중단 우측 란에는 "진료내역과 처방내역"을 다음과 같은 순서로 구분하여 기재하되, 항목 간 구분을 위하여 시작과 끝에 가로선을 삽입하고 항목의 시작 시 "분류"란에

제목을 기재한다.

1) 상병명 및 상병기호(상병란의 5개 초과시)

2) 진료내역(가로선으로 각 항별 구분)

3) 처방내역

• 처방전 발급내역별 처방전 발급번호, 점검번호, 처방일수, 처방내역

4) 특정내역(심사시 참고사항 등)

나. "진료내역과 처방내역"은 내역별(줄번호, 코드구분, 코드, 분류, 단가 등)로 구분할 수 있도록 세로선을 삽입하여 인쇄하되, 좌측세로선과 우측세로선 사이에 각각 한 칸의 공백을 두어 기재한다. 또한, "코드"는 심사평가원에서 제공하는 코드(마스터 파일)를 기재하고, "분류"란 기재 시 1줄을 넘기지 않는 범위내에서 기재한다.

다. 동일월에 하나의 상병에 대한 진료중에 다른 상병에 대하여 진료를 한 경우 또는 하나의 상병에 대한 진료가 끝나고 새로운 다른 상병에 대하여 진료한 경우에는 한 장의 명세서에 작성하되, 상병별 진료 내역 등은 구분하여 기재한다.

라. 명세서 중단 좌측 란에 "진료의 내역과 처방내역"을 구분한 내역에 따라 기본진료 · 약제 · 특정재료(Ⅰ)에 해당하는 금액, 진료행위(Ⅱ)에 해당하는 금액을 각각 구분 기재한다.

1) "기본진료, 약제, 특정재료(Ⅰ)"란은 기본진료료, 의약품관리료, 약제, 치료재료 및 혈액 등 의료기관 종별 가산율이 적용되지 아니하는 비용을 기재한다.

2) "진료행위(Ⅱ)"란은 의료기관 종별 가산율이 적용되는 비용을 기재한다.

마. "처방전 발급번호"는 발급연월일(CCYYMMDD)과 일련번호(5자리수이내)로 구성된 처방전 발급번호를 발급일자 순으로 기재하고, 하단의 "점검번호"는 "처방전 발급번호의 일련번호"를 합산한 값을 기재한다.

바. "처방일수"는 처방전에 기재된 처방약품별 처방일수 중 가장 긴 처방일수를 기재하되, 일자별로 처방내역이 달라 각각 다른 의약품을 조제하도록 처방된 경우에는 각각의 처방일수를 합산하여 기재한다.

사. 처방내역은 "처방전 발급번호"를 기재한 순서대로 각각 구분하여 약품코드, 약품명, 1회 투약량, 1일 투여횟수, 총 투약일수를 기재한다. 이때 「약사법」 제26조와 제27조에 따라 처방내역을 수정 또는 변경한 경우에는 수정 · 변경된 처방내역을 기재하되, 대체 조제의 경우에는 원 처방내역을 기재한다.

아. 진료의 내역은 진찰료, 입원료(식대 · 상급병실료 포함), 투약료 및 처방전, 주사료, 마취료, 이학요법료, 정신요법료, 처치 및 수술료, 검사료, 영상진단 및 방사선 치료료, 환자납부액, 요양병원 정액, 특수장비 순서로 줄번호, 코드구분, 코드, 분류, 단가, 1회 투약

량[의약품인 경우만 해당. 단, 한방은 제외], 1일 투여량 또는 투여(실시)횟수, 총투여일수 또는 실시횟수, 금액, 약제상한차액(비급여약제 및 환자납부액란에 기재된 약제 제외)을 각각 기재한다.

1) 명세서 좌측의 “구분”의 분류별(‘항’별)로 합계 금액을 기재하되, 분류별(‘항’별) 끝 가로선 윗줄에 “분류”란에 “합계”라 기재하고 “금액”란에 금액합계를 기재한다.

2) “줄번호”는 진료코드에 일련번호를 4자리 숫자로 부여하되 연이어 부여 기재한다.

3) “코드구분”은 코드를 구분하는 구분자로서, 코드를 기재할 경우는 해당 구분자를 “별표 7. 진료코드”의 코드개요를 참조하여 반드시 기재한다.

※ 상한가, 약제상한차액은 「국민건강보험법 시행령」에 따라 2012년 2월 1일부터 효력 정지되어 기재를 생략

자. 평일 18시(토요일은 13시)~09시 또는 공휴일(「관공서의 공휴일에 관한 규정」)에 진찰 또는 기타 진료행위를 하여 가산하는 경우 진료일자와 진료개시 시간을 명시한다.

차. 「약사법」의 관련규정에 해당되어 원내 투약한 경우에는 “분류”란에 “별표 4. 의약분업 예외구분코드”의 해당 코드와 의약품명을 함께 기재한다.

카. 검체검사 위탁의 경우 의뢰기관은 “검사료”란의 (Ⅰ)란에 ② 위탁검사관리료, ③ 위탁검사료를 구분하여 각각 총 합산한 금액을 기재하되, ③ 위탁검사료에는 위탁검사 해당항목의 소정 검사료와 별도 산정 가능한 재료대를 합산하여 기재하여야 하며, 이 경우 해당 검사항목 뒷줄 여백에 검체검사 위탁 구분코드 “L”과 실시(수탁)한 의료기관의 “기호”, “검사의뢰일“을 기재한다.

타. 「의료법」 제39조(시설 등의 공동이용)에 따라 의료자원(시설·장비 및 인력 등)을 공동이용하는 계약에 따른 경우에는 해당 진료항목 뒷줄 여백에 시설 등의 공동이용 진료구분자 “K”와 실시한 의료기관(수탁기관)의 ”기호“, ”진료의뢰일“을 기재하며, 공동이용계약에 따른 경우가 아닌 시설·장비 및 인력 등을 보유한 다른 의료기관에 진료를 의뢰한 경우에는 해당 진료항목 뒷줄 여백에 위탁진료 구분자 “T”와 수탁한 의료기관의 “기호”, “진료의뢰일”을 기재한다. 참여의의 참여없이 개방병원에 검사 등만 의뢰하여 진료한 경우 해당 진료항목 뒷줄 여백에 개방병원 진료구분자 “P”와 실시한 의료기관(개방병원)의 “기호”, “진료의뢰일”을 기재하고, 참여의에 의해 개방병원에서 이루어진 입원 및 외래 수술 등의 진료인 경우에는 “특정내역”란에 개방병원 진료구분자 “P”와 의뢰한 의료기관(참여병·의원)의 “기호”, “진료형태(입원, 외래)”를 기재한다.

파. 「상대가치점수표」 제1부 Ⅰ. 일반기준 제3호에 따라 제2부 각 장에 분류되지 아니한 진찰·처치·수술 및 기타의 치료에 대한 진료를 실시한 경우에 우선적으로 행위의 내용·성

격과 상대가치점수가 가장 유사한 분류항목으로 산정하는 경우에는 "준용"항목임을 명시하고 해당코드 외에 실 진료행위 명칭을 기재한다. 다만, 급여 결정신청 후 건강보험 급여 또는 비급여로 결정·고시되기 전인 신의료기술등은 'SSSSSS' 코드로 청구하고, 급여 결정신청일과 신의료기술등 명칭을 기재한다.

하. 환자가 상급병실을 사용한 경우 "입원료"란의 (Ⅰ)란에 ⑨ 상급병실료에 상급병실을 사용한 금액을 기재(코드에 대한 세부내역은 "별표 7. 진료코드" 참조)한다.(단, 환자가 직접 지불한 경우 환자납부액란에 기재)

거. 「자동차보험진료수가에 관한 기준」 제5조제3항에 의거 선택진료비용이 발생하는 경우 선택진료비 산정가능 행위료의 아랫줄에 해당 선택진료비를 별도로 구분하여 기재(코드에 대한 세부내역은 "별표 7. 진료코드" 참조)하고, 해당 항목의 (Ⅰ)란에 선택진료비 횟수와 금액을 기재한다.(단, 환자가 직접 지불한 경우 환자납부액란에 기재)

너. "환자납부액"란에는 의료기관이 교통사고환자(환자 보호자 포함)로부터 직접 받은 진료비 세부내역을 의료기관종별 가산율 적용여부에 따라 기본진료·약제·특정재료(Ⅰ)란과 진료행위(Ⅱ)란을 구분하여 기재한다.

3. 한방 의료기관(별지 제7호부터 제8호까지의 서식)

가. "한방건강보험 기준처방별 가격표"에 따른 한방기준처방을 투여하는 경우에는 진료수가명세서 코드란에 투여처방의 표준코드를, 분류란에는 처방명(제품명)을 기재한다.

나. 단미엑스산제를 56개 고시처방에 의하지 아니하고 한의사 임의 처방으로 투여하는 경우에는 분류란 상단에 처방명을 기재하고, 그 하단에 「한약제제 급여목록 및 상한금액표」에 등재된 단미엑스산제의 코드, 품명, 단가 등을 기재한다.

다. "단가"란에는 기준처방(임의처방)별 1일당 약가, 「한약제제 급여목록 및 상한금액표」상의 단위가격, 건강보험기준에서의 비급여약제의 경우 구입내역 목록표상의 단가를 기재하되, 원미만을 4사5입하여 금액을 정확히 기재한다. 단미엑스산제(분할투여한 처방)인 경우 1일투여량 란에 1일 총투여량(소수 셋째자리에서 4사5입)을 기재하며, 총투여일수 란에는 실투여일수를 기재한다. 금액은 단가에 1일투여량 및 총투여일수를 곱하여 금액란에 기재한다.

라. "처방·조제·복약지도료"란은 외래 또는 입(퇴)원 환자에게 투약한 경우에 산정하며, 만 6세 미만의 소아에게 내복약을 처방·조제한 경우에는 소정금액의 20%를 가산하여 "진료행위(Ⅱ)"란에 기재한다. 입원환자에 대하여 입원기간 중 투약한 경우에는 투약 1일당으로 산정하며, 퇴원환자에게 투약한 경우에는 퇴원익일부터 산정하되, 입원명세서

의 “분류”란에 투약내역 기재시 “퇴원약 ○일분” 이라고 기재한다.

마. 부항술-자락관법(하-31-나)에 사용된 1회용 부항컵과 고정용 신축성 붕대 및 처치시 사용된 재료대는 “4.시술 및 처치료 ⑤ 기타”란의 “기본진료, 약제, 특정재료(Ⅰ)”란에 기재한다.

바. 변증기술료(40400)는 “4. 시술 및 처치료 ⑤ 기타”란의 “진료행위(Ⅱ)”란에 기재한다.

사. 첩약(13010) 및 탕전료(13020)는 “4. 시술 및 처치료 ⑤ 기타”란의 “기본진료, 약제, 특정재료(Ⅰ)”란에 기재한다. 첩약을 투여하는 경우에는 진료수가 명세서 코드란에 코드(13010)와 분류란에 “첩약”이라고 기재하고, 처방한 첩약명은 특정내역란에 기재하되, 처방명이 2개 이상인 경우 2개 이상의 처방명을 모두 기재한다.

4. 소계, 가산율 및 금액, 진료비총액, 환자납부총액, 청구액 등

가. “소계”란은 “1”란부터 “S”란까지(“11”란 포함)의 (Ⅰ)란의 합계금액과 (Ⅱ)란의 합계금액을 각각 기재한다.

나. “가산율”란은 의료기관종별 가산율을 기재하고, “가산금액”란은 (Ⅱ)란의 소계금액에 의료기관종별 가산율을 곱한 금액으로 기재하되, “원”미만은 4사5입한다.

다. “약제상한차액총액”란은 약제상한차액을 모두 합하여 총 금액을 10원미만 절사하여 기재한다.

※ 약제상한차액총액은 「국민건강보험법 시행령」에 따라 2012년 2월 1일부터 효력 정지되어 기재를 생략

라. “진료비총액”란은 기본진료, 약제, 특정재료(Ⅰ)란(약제상한차액 제외)의 소계와 진료행위(Ⅱ)란의 소계와 가산금액 및 약제상한차액총액을 모두 합하여 총 금액에서 10원미만 절사하여 기재한다.

마. “환자납부총액”란은 환자납부액 (Ⅰ)란과 (Ⅱ)란 및 의료기관종별 가산율에 따른 가산금액을 합한 총 금액에서 10원미만 절사하여 기재한다.

바. “청구액”란은 진료비총액에서 환자납부총액을 제외한 금액을 기재한다.

5. 기 타

가. 「상대가치점수표」의 각 장별 산정지침과 자동차보험 진료수가기준 등에 의거 첨부(증빙)자료를 제출하여야 하는 건에 대하여는 해당 진료수가명세서에 자료(검사결과지 등)를 첨부하여야 한다.

나. 보건의료원은 의료기관과 같은 명세서를 사용한다.

다. 가정간호기관으로 등록된 의료기관에서 가정간호를 실시한 경우 명세서는 외래의 서식(별지 제4호, 제8호)을 사용하며, 명세서 하단 "특정내역"란에 가정간호 구분자 "Z"를 반드시 기재하되, 응급상황으로 인한 외래진료가 발생한 경우에는 가정간호건과 함께 앞뒤로 편철하여 청구한다.

라. 사업장부속의료기관은 해당 산정항목에 대하여 공휴·야간가산 등 각종 가산율을 산정하지 아니한다.

(별첨 2)

전자문서 작성요령(제6조 및 제20조제2항 관련)

Ⅰ. 의료기관이 심사평가원에 전송하는 전자문서

1. 진료수가청구서

항 목 명	MODE	POSITION	항 목 설 명
청구서서식버전	an(3)	1	'010'
명세서서식버전	an(3)	4	'010'
보험회사등(코드)	an(2)	7	보험회사등(코드)는 "별표 6"에 의해 기재
청구번호	an(10)	9	진료수가 심사청구시 의료기관에서 부여하는 번호로서 '진료년월'과 해당 진료월에 발생된 청구서의 개수를 '일련번호'로 연이어 기재 • 유형 : CCYYMM+일련번호 CCYYMM : 진료년월(6자리) 일련번호 : 해당 진료년월에 발생한 청구서의 일련번호(4자리)
서식번호	an(4)	19	• 서식번호 C010 : 자동차보험 진료수가 청구서
의료기관기호	an(8)	23	「국민건강보험법 시행규칙」 제12조에 따라 요양기관 현황 신고를 함에 있어 심사평가원으로부터 부여받은 요양기관 기호를 기재
수신기관	an(1)	31	• "1"로 기재한다
보험자종별구분	an(1)	32	"8"로 기재(8: 자동차보험)
청구구분	an(1)	33	의료기관이 당초 청구한 명세서 중 심사불능 건에 대해서는 심사불능 사유를 확인하여 보완 청구할 수 있으며, 의료기관이 기 청구하여 심사 지급된 명세서 중 진료내역의 일부가 당초 청구에서 누락된 경우는 누락된 내역을 추가청구 할 수 있다. 이 경우 청구구분란에 반드시 "보완청구", "추가청구", "약제상한차액 추가청구" 구분자를 기재 • 청구구분 1: 보완청구 2: 추가청구 8: 약제상한차액 추가청구
청구단위구분	an(1)	34	제8조제3항에 따라 외래 진료수가를 주단위로 구분 청구하거나, 월단위로 청구하는 경우 해당 구분자를 기재 • 구분 1~6 : 해당 주단위 0 : 월단위 통합청구

항 목 명	MODE	POSITION	항 목 설 명
진료구분	an(1)	35	• 진료구분 1: 의과 2: 치과 9: 한방
진료분야구분	an(1)	36	상급종합병원, 종합병원, 치과대학부속치과병원 및 한방병원의 진료수가명세서는 구분하여 기재 • 진료분야 구분 2: 의과(치과・한의과를 제외한 진료분야) 6: 치과 9: 한의과
진료형태	an(1)	37	• 진료형태 1: 의과입원 2: 의과외래 3: 치과입원 4: 치과외래 8: 한방입원 9: 한방외래 A: 요양병원 장기환자입원(의과)
진료년월	an(6)	38	입원의 경우 퇴원일이 속한 월을 진료 년 월로 기재 • 유형 : CCYYMM
건수	n(6)	44	진료수가명세서의 청구건수를 합하여 기재
진료비총액	n(12)	50	진료수가명세서의 진료비총액을 합하여 기재
환자납부총액	n(12)	62	진료수가명세서의 환자납부총액을 합하여 기재
청구액	n(12)	74	진료수가명세서의 청구액을 합하여 기재
청구일자	an(8)	86	청구일자를 아래 유형(8자리)으로 기재 • 청구일자 : CCYYMMDD
청구인	an(20)	94	의료기관 대표자(개설자)의 성명을 한글로 기재
작성자성명	an(20)	114	진료수가청구명세서 작성자 또는 2인 이상이 공동으로 작성한 경우 작성책임자의 성명을 한글로 기재 다만, 대행청구단체로 하여금 심사청구하게 하는 경우에는 대행청구단체의 작성자 또는 2인 이상이 공동으로 작성한 경우 작성책임자의 성명을 기재
작성자생년월일	an(13)	134	진료수가청구명세서 작성자 또는 2인 이상이 공동으로 작성한 경우 작성책임자의 생년월일을 기재 다만, 대행청구단체로 하여금 심사청구하게 하는 경우에는 대행청구단체의 작성자 또는 2인 이상이 공동으로 자성한 경우 자성채인자의 생년월일을 기재
대행청구단체 기호	an(5)	147	의약단체에서 심사청구를 대행하는 경우 대행청구단체의 기호(5자리)를 기재. 이 경우 기호는 제6조제6항에 따라 대행청구통지를 받은 심사평가원장이 부여한 기호를 말한다.
참조란	an(1750)	152	추가기술사항을 기재

2. 진료수가 명세서

1) 의・치과

(1) 명세서 일반내역

항 목 명	MODE	POSITION	항 목 설 명
청구번호	an(10)	1	(진료수가청구서의 항목설명 참조)
명세서일련번호	an(5)	11	진료수가명세서의 일련번호로 아래 예시와 같이 5자리 숫자로 순차적으로 기재하되 반드시 00001부터 연이어 기재 단, 100,000번째부터는 A0000부터 연이어 기재 • 유형 1. 50번째 명세서인 경우 다음과 같이 기재 - 00050 2. 100,500번째 명세서인 경우 다음과 같이 기재 - A0500
내역구분	an(1)	16	• A : 일반내역
서식번호	an(4)	17	• 서식번호 C020 : 자동차보험 의과 입원 진료수가명세서 C120 : 자동차보험 의과 입원 진료수가명세서 (요양병원 장기 환자) C021 : 자동차보험 의과 외래 진료수가명세서 C022 : 자동차보험 치과 입원 진료수가명세서 C023 : 자동차보험 치과 외래 진료수가명세서
의료기관기호	an(8)	21	(진료수가청구서와 동일)
정액수가・행위별수가 구분	an(1)	29	요양병원 장기환자 입원진료수가명세서의 경우 정액수가 적용과 행위별수가 적용(특정기간) 여부를 기재 1: 정액수가 적용 2: 행위별수가 적용(특정기간)
청구구분			보완청구, 추가청구(진료내역 일부 누락분 추가청구), 입원진료수가 분리청구 시 구분코드를 기재
코드	an(1)	30	1: 보완청구 2: 추가청구 3: 분리청구 8: 약제상한차액 추가청구
접수번호	an(7)	31	보완청구, 추가청구, 약제상한차액 추가청구, 입원진료수가 분리청구의 경우 당초 청구한 명세서의 접수번호를 기재.
명세서일련번호	an(5)	38	보완청구, 추가청구, 약제상한차액 추가청구, 입원진료수가 분리청구의 경우 당초 청구한 명세서의 일련번호를 기재
사유코드	an(2)	43	보완청구의 경우 당초 청구한 명세서의 심사불능 사유를 기재
최초입원개시일	an(8)	45	입원 진료수가 분리청구의 경우 최초입원개시일을 기재 • 유형 : CCYYMMDD

항 목 명	MODE	POSITION	항 목 설 명
사고접수번호	an(30)	53	자동차사고 접수시 보험회사등에서 부여한 일련번호를 기재하되 "-" 기재 포함
지급보증번호	an(17)	83	자동차보험진료수가의 지급의사와 한도를 통지받은 관리번호를 기재하되 "-" 기재 포함
환자성명	an(20)	100	환자의 성명을 한글로 기재하되 반드시 성과 이름을 붙여서 기재
환자 주민등록번호	an(13)	120	환자의 주민등록번호를 기재하되 생년월일 다음의 "-"는 기재 생략
진료일수	n(3)	133	해당 진료수가명세서에서 진료를 받은 실 일수를 기재하되, 입원 또는 내원일수에 원내투약일수를 산입하여 기재. 이때 내원 또는 입원일수와 투약일수가 중복될 때에는 1일로 계산함
입원일수, 총내원일수	n(3)	136	입원 또는 내원하여 진료를 받은 실 일수를 기재
입원경로	an(2)	139	병원급이상 입원 환자의 경우 의료기관 도착경로와 입원경로를 조합하여 기재 • 도착경로 1: 타 의료기관경유 2: 응급구조대후송 3: 기타 • 입원경로 1: 응급실 2: 외래
진료결과	an(1)	141	진료수가명세서상 최종 진료일의 환자상태를 구분하여 기재 • 진료결과 1: 계속 2: 이송 3: 회송 4: 사망 9: 퇴원 또는 외래 치료종결
약제상한차액총액	n(10)	142	약제상한차액을 모두 합하여 총 금액을 10원미만 절사하여 기재 ※「국민건강보험법 시행령」에 따라 2012년 2월 1일부터 효력 정지되어 기재 생략
진료비총액	n(10)	152	기본진료료, 약제 등 의료기관 종별 가산율이 적용되지 않는 진료수가(약제상한차액 제외), 의료기관 종별 가산율이 적용되는 진료행위료와 가산금액, 약제상한차액총액을 합한 총금액을 10원미만 절사하여 기재
환자납부총액	n(10)	162	환자납부액의 기본진료료, 약제 등 의료기관 종별 가산율이 적용되지 않는 진료수가, 의료기관 종별 가산율이 포함된 진료행위료를 모두 합하여, 10원미만 절사한 금액을 기재
청구액	n(10)	172	진료비총액에서 환자납부총액을 제외한 금액을 기재

(2) 명세서 상병내역

항 목 명	MODE	POSITION	항 목 설 명
청구번호	an(10)	1	(진료수가청구서의 항목설명 참조)
명세서일련번호	an(5)	11	진료수가명세서의 일련번호로 아래 예시와 같이 5자리 숫자로 순차적으로 기재하되 반드시 00001부터 연이어 기재 단, 100,000번째부터는 A0000부터 연이어 기재 • 유형 1. 50번째 명세서인 경우 다음과 같이 기재 - 00050 2. 100,500번째 명세서인 경우 다음과 같이 기재 - A0500
내역구분	an(1)	16	• B : 상병내역
상병분류구분	an(1)	17	- 각 상병분류기호별 주·부상병, 배제된 상병을 구분하는 구분자로서 상병분류기호별로 반드시 해당 구분자를 기재 - 구분코드 '1'(주상병)은 '상병분류기호' 첫번째 자리(제1단)의 상병에만 기재 • 구분코드 1: 주상병(진료기간 중 치료나 검사 등에 대한 환자의 요구가 가장 컸던 상병) 2: 부상병(진료기간 중 주상병과 함께 있었거나 발생된 상병으로 환자 진료에 영향을 주었던 상병) 3: 배제된 상병(최종상병이 확진된 경우 이전에 고려하였지만 배제된 상병)
상병분류기호	an(6)	18	- 통계청 고시에 따라 「한국표준질병·사인분류」의 분류기호를 주상병, 부상병, 배제된 상병순으로 기재하되, 주상병은 반드시 첫번째 자리(제1단)에만 기재하고, 부상병, 배제된 상병은 각각 2개 이상인 경우 중요도 순으로 각각 기재 - 영문자는 반드시 대문자로 기재하고 '·' 또는 *, † 등 특수기호는 기재 생략
진료과목	an(2)	24	진료를 받은 진료과목(병원급이상) 또는 상병명에 해당하는 진료과목(의원급)을 기재하되, 진료과목이 2개 이상에 해당되는 경우 상병별로 모두 기재하며, 진료과목별 코드는 (별표 3)과 같이 한다
내과 세부전문과목	an(2)	26	- 내과 진료과목 중 '세부전문의 제도인증 규정(대한의학회)'에 따라 인증받은 세부전문과목을 운영하고 있는 종합병원, 상급종합병원의 경우 진료를 받은 세부전문과목을 기재하되, 세부전문과목이 2개 이상인 경우 상병별로 모두 기재 - 세부전문과목 코드는 (별표 3)을 참조

항 목 명	MODE	POSITION	항 목 설 명
내원일자, 당월진료개시일	an(8)	28	- 내원일자 : 외래 진료수가명세서의 경우 진료일자를 기재 - 당월진료개시일 : 입원 진료수가명세서의 경우 의료기관에 해당 상병 진료를 위하여 그 달에 최초 입원한 년·월·일을 기재. 단, 입원진료수가 분리청구시 해당 진료수가명세서의 최초 입원일자를 기재 • 유형 : CCYYMMDD
치식구분			치식번호를 우상, 좌상, 우하, 좌하 순으로 일렬로 위치한 뒤 상병명과 관련된 치식번호를 (별표 8. 치식구분 기재 요령)과 같이 기재
우상	an(8)	36	우측 윗부분의 치아
좌상	an(8)	44	좌측 윗부분의 치아
우하	an(8)	52	우측 아랫부분의 치아
좌하	an(8)	60	좌측 아랫부분의 치아

(3) 명세서 진료내역

항 목 명	MODE	POSITION	항 목 설 명
청구번호	an(10)	1	(진료수가청구서의 항목설명 참조)
명세서일련번호	an(5)	11	진료수가명세서의 일련번호로 아래 예시와 같이 5자리 숫자로 순차적으로 기재하되 반드시 00001부터 연이어 기재 단, 100,000번째부터는 A0000부터 연이어 기재 • 유형 1. 50번째 명세서인 경우 다음과 같이 기재 - 00050 2. 100,500번째 명세서인 경우 다음과 같이 기재 - A0500
내역구분	an(1)	16	• C : 진료내역
항번호	an(2)	17	"진찰료"항부터 "특수장비"항까지 13개 항에 부여된 번호를 기재 01: 진찰료 02: 입원료 03: 투약료 04: 주사료 05: 마취료 06: 이학요법료 07: 정신요법료 08: 처치 및 수술료 09: 검사료 10: 영상진단 및 방사선치료료 11: 환자납부액 L: 요양병원 정액 S: 특수장비

항 목 명	MODE	POSITION	항 목 설 명
목번호	an(2)	19	13개 항의 소분류 단위로 부여된 번호 기재 • 목번호 분류 예시 – 진찰료 01: 초진 02: 재진 03: 응급 및 회송료 등 98: 선택진료비 – 입원료 01: 일반 02: 내과, 정신질환자, 만8세미만의 소아 03: 중환자실 04: 격리병실 10: 기본식대 11: 가산식대 14: 상급병실료 99: 기타입원료 – 투약료 01: 내복약 02: 외용약 03: 처방전 – 주사료 01: 주사 99: 기타 – 마취료 01: 마취료 98: 선택진료비 – 이학요법료 01: 이학요법료 – 정신요법료 01: 정신요법료 – 처치 및 수술료 01: 처치 및 수술, (치과)보통처치외 처치항목 02: (치과)절개 외 수술항목 03: 캐스트 98: 선택진료비 99: 치과기타 – 검사료 01: 자체검사 02: 위탁검사 – 영상진단 및 방사선치료료 01: 진단 02: 치료 98: 선택진료비 – 환자납부액 01: 진료행위 02: 의약품 03: 치료재료 – 요양병원 정액 01: 요양병원 정액수가 – 특수장비 01: CT진단 02: MRI진단 03: PET진단
줄번호	n(4)	21	진료코드에 일련번호를 4자리 숫자로 부여하되 항, 목 순으로 연이어 부여 기재 • 유형 (101번째 줄번호인 경우 다음과 같이 기재) – 0101

항 목 명	MODE	POSITION	항 목 설 명
코드구분	an(1)	25	코드를 구분하는 구분자로서, 코드를 기재할 경우는 반드시 해당 구분자를 기재. • 코드구분 1: 수가 2: 준용수가, 신의료기술등 급여 결정신청건(행위 및 치료재료 포함) 3: 약제(코드구분 4 제외) 4: 원료약, 의료기관 자체 조제(제제)약 8: 치료재료
코드	an(9)	26	진료수가, 약제, 원료약, 조제・제제약, 치료재료 코드를 기재하며, 코드에 대한 세부내역은 "별표 7. 진료코드" 참조
단가	n(8.2)	35	「상대가치점수표」상의 점수에 점수당 단가를 곱하여 10원 미만은 4사5입한 금액을 기재 단, 다음의 경우는 원 미만은 4사5입하여 기재하되, 단가(비용)가 1원 미만인 경우 1원으로 기재 - 건강보험기준에서의 급여 약제, 치료재료, 원료약 등의 경우는 「약제 및 치료재료의 비용에 대한 결정기준」에 따른 단가 - 건강보험기준에서 비급여치료재료(이하 "비급여치료재료"라 한다) 및 비급여약제는 치료재료 및 비급여약제 구입내역 통보서상의 단가 - 건강보험기준에서 비급여행위, 신의료기술등 급여 결정신청건은 비용산정 통보서상 비용
1일투여량, 투여(실시)횟수	n(5.2)	45	1일 실시횟수(소수 셋째자리에서 4사5입하여 소수 둘째자리까지 기재)를 기재(의약품의 경우는 1일 투여횟수를 기재) 단, 위탁검사의 경우 위탁검사관리료를 반영하여 1.1을 기재하며, 위탁진료, 개방병원진료 및 시설 등의 공동이용 진료시에는 실시(수탁)한 기관의 종별 가산율을 적용하여 기재
총투여일수, 실시횟수	n(3)	52	총 투여일수 또는 실시횟수를 기재 단, 수탁기관에 위탁한 진료(검사)료 산정시에는 총 실시횟수(1일 진료(검사)실시횟수×총 실시일수)를 기재
1회투약량	n(5.4)	55	1회 투약량(소수 다섯째자리에서 4사5입하여 소수 넷째자리까지 기재)을 기재(의약품인 경우만 해당)
금액	n(10)	64	단가×1회 투약량×1일 투여량(투여(실시)횟수)×총 투여일수(실시횟수)를 계산한 후 원미만은 4사5입하여 기재
상한가	n(10)	74	「약제 급여 목록 및 급여 상한금액표」에 따른 상한금액을 기재 (비급여약제 및 환자납부액에 기재된 약제 제외) ※「국민건강보험법 시행령」에 따라 2012년 2월 1일부터 효력 정지되어 기재 생략

항 목 명	MODE	POSITION	항 목 설 명
약제상한차액	n(10)	84	약제의 상한가와 의료기관이 구입한 단가와의 차액 중 100분의 70에 해당하는 금액(소수 첫째자리까지 계산)에 1회 투약량×1일 투여량(투여횟수)×총 투여일수를 곱하여 산출한 금액을 원 미만은 4사5입하여 기재 (비급여약제 및 환자납부액에 기재된 약제 제외) ※「국민건강보험법 시행령」에 따라 2012년 2월 1일부터 효력 정지되어 기재 생략
변경일	an(8)	94	다음의 (당월 진료개시일 이후에 신설, 단가변경 또는 약제상한차액산정유예) 경우, 신설단가, 변경된 단가 또는 약제상한차액산정유예기간의 최초 투여(실시) 일자를 기재 • 당월진료개시일 이후에 단가가 변경된 경우 - 수가 등의 고시가가 변경 고시된 경우 - 실구입가 인정품목(치료재료, 조제·제제약 등)을 진료개시일 이후에 구입(조제)하여 사용한 경우 - 보건복지부에서 실구입가 인정품목 중 가격을 기준단가 범위 내 실구입가로 인정하도록 별도 고시한 품목의 기준단가 기준이 변경된 경우 - 비용산정 통보서상 해당 진료에 소요되는 실제 비용이 변경된 경우 • 당월진료개시일 이후에 코드가 신설된 경우 - 수가 항목이 신설되거나 의약품이 신규 등재된 경우, 의약품을 최초 구입 사용한 경우 등 • 당월진료개시일 이후에 약제상한차액산정이 유예된 경우 • 유형 : CCYYMMDD
치식구분			치과의 경우 처치 및 수술의 해당 치식번호를 (별표 8. 치식구분기재요령)과 같이 기재
우상	an(8)	102	우측 윗부분의 치아
좌상	an(8)	110	좌측 윗부분의 치아
우하	an(8)	118	우측 아랫부분의 치아
좌하	an(8)	126	좌측 아랫부분의 치아

(4) 명세서 처방내역

항 목 명	MODE	POSITION	항 목 설 명
청구번호	an(10)	1	(진료수가청구서의 항목설명 참조)
명세서일련번호	an(5)	11	진료수가명세서의 일련번호로 아래 예시와 같이 5자리 숫자로 순차적으로 기재하되 반드시 00001부터 연이어 기재 단, 100,000번째부터는 A0000부터 연이어 기재 • 유형 1. 50번째 명세서인 경우 다음과 같이 기재 - 00050 2. 100,500번째 명세서인 경우 다음과 같이 기재 - A0500
내역구분	an(1)	16	• D : 처방내역
처방내역			처방전을 발급한 경우에 기재
처방전발급번호	an(13)	17	의료기관에서 부여하는 번호로서 처방전 발급일과 처방전 발급순서에 따른 일련번호를 연이어 기재 • 유형 : CCYYMMDD+(일련번호) CCYYMMDD : 처방전발급 년·월·일(8자리) 일련번호 : 처방전발급 년·월·일에 발생한 처방전의 일련번호(5자리)
처방일수	n(3)	30	해당 처방전에 따라 조제투약하도록 처방한 일수를 기재
줄번호	n(4)	33	처방전발급번호별로 처방약품의 일련번호를 4자리 숫자로 연이어 부여 기재 • 유형(3번째 줄번호인 경우 다음과 같이 기재) - 0003
코드구분	an(1)	37	처방약품의 코드를 구분하는 구분자로서, 코드를 기재할 경우는 반드시 해당 구분자를 기재 • 코드구분 3: 약제 4: 원료약 5: 약제의 일반명
코드	an(9)	38	처방약품의 약제 또는 일반명 코드, 원료약 코드를 기재하며 코드에 대한 세부내역은 "별표 7. 진료코드" 참조
1회투약량	n(5.4)	47	1회 투약량(소수 다섯째자리에서 4사5입하여 소수 넷째자리까지 기재)을 기재
1일투여횟수	n(2)	56	1일 투여횟수를 기재
총투약일수	n(3)	58	총 투약일수를 기재

(5) 명세서 특정내역기재란

항 목 명	MODE	POSITION	항 목 설 명
청구번호	an(10)	1	(진료수가청구서의 항목설명 참조)
명세서일련번호	an(5)	11	진료수가명세서의 일련번호로 아래 예시와 같이 5자리 숫자로 순차적으로 기재하되 반드시 00001부터 연이어 기재 단, 100,000번째부터는 A0000부터 연이어 기재 • 유형 1. 50번째 명세서인 경우 다음과 같이 기재 - 00050 2. 100,500번째 명세서인 경우 다음과 같이 기재 - A0500
내역구분	an(1)	16	• E : 특정내역기재란
특정내역기재란			원내투약일수 등을 기재
발생단위구분	an(1)	17	특정내역 발생 단위별로 해당 구분자를 기재 1: 명세서단위 2: 줄번호단위 3: 처방내역 줄번호단위 4: 처방내역단위
처방전발급번호	n(13)	18	처방내역 줄번호단위 또는 처방내역단위로 특정내역을 기재할 경우 해당 처방전발급번호를 기재
줄번호	n(4)	31	진료내역 또는 처방내역의 줄번호단위로 특정내역을 기재할 경우에 해당 줄번호를 4자리 숫자로 기재 (단, 명세서단위의 특정내역인 경우에는 기재하지 않음)
특정내역구분 특정내역	an(5) an(700)	35 40	당해 내역의 구분코드를 특정내역구분란에 기재하고 그에 해당되는 기술사항을 특정내역란에 기재하되, 세부구분코드는 별표 5."특정내역구분코드"를 참조

2) 한방

(1) 명세서 일반내역

항목명	MODE	POSITION	항목설명
청구번호	an(10)	1	(진료수가청구서의 항목설명 참조)
명세서일련번호	an(5)	11	진료수가명세서의 일련번호로 아래 예시와 같이 5자리 숫자로 순차적으로 기재하되 반드시 00001부터 연이어 기재 단, 100,000번째부터는 A0000부터 연이어 기재 • 유형 1. 50번째 명세서인 경우 다음과 같이 기재 - 00050 2. 100,500번째 명세서인 경우 다음과 같이 기재 - A0500
서식번호	an(4)	16	• 서식번호 C110 : 자동차보험 한방 입원 진료수가명세서 C111 : 자동차보험 한방 외래 진료수가명세서
의료기관기호	an(8)	20	(진료수가청구서와 동일)
청구구분			보완청구, 추가청구(진료내역 일부 누락분 추가청구), 입원진료수가 분리청구시 구분코드를 기재
코드	an(1)	28	1: 보완청구 2: 추가청구 3: 분리청구
접수번호	an(7)	29	보완청구, 추가청구, 입원진료수가 분리청구의 경우 당초 청구한 명세서의 접수번호를 기재
명세서일련번호	an(5)	36	보완청구, 추가청구, 입원진료수가 분리청구의 경우 당초 청구한 명세서의 일련번호를 기재
사유코드	an(2)	41	보완청구의 경우 당초 청구한 명세서의 심사불능 사유를 기재
최초입원개시일	an(8)	43	입원 진료수가 분리청구의 경우 최초 입원개시일을 기재 • 유형 : CCYYMMDD
사고접수번호	an(30)	51	자동차사고 접수시 보험회사등에서 부여한 일련번호를 기재하되 "-"기재 포함
지급보증번호	an(17)	81	자동차보험진료수가의 지급의사와 한도를 통지받은 관리번호를 기재하되 "-"기재 포함
환자성명	an(20)	98	환자의 성명을 한글로 기재하되 반드시 성과 이름을 붙여서 기재
환자 주민등록번호	an(13)	118	환자의 주민등록번호를 기재하되 생년월일 다음의 "-"는 기재 생략
진료일수	n(3)	131	해당 진료수가명세서에서 진료를 받은 실 일수를 기재하되, 입원 또는 내원일수에 원내투약일수를 산입하여 기재. 이때 내원 또는 입원일수와 투약일수가 중복될 때에는 1일로 계산함

항목명	MODE	POSITION	항목설명
입원일수, 총내원일수	n(3)	134	입원 또는 내원하여 진료를 받은 실 일수를 기재
진료결과	an(1)	137	진료수가명세서상 최종 진료일의 환자상태를 구분하여 기재 • 진료결과 1: 계속 2: 이송 3: 회송 4: 사망 9: 퇴원 또는 외래 치료종결
진료비총액	n(10)	138	기본진료료, 약제 등 의료기관 종별 가산율이 적용되지 않는 진료수가, 의료기관 종별 가산율이 적용되는 진료행위료와 가산금액을 합한 총금액을 10원미만 절사하여 기재
환자납부총액	n(10)	148	환자납부액의 기본진료료, 약제 등 의료기관 종별 가산율이 적용되지 않는 진료수가, 의료기관 종별 가산율이 포함된 진료행위료를 모두 합하여, 10원미만 절사한 금액을 기재
청구액	n(10)	158	진료비총액에서 환자납부총액을 제외한 금액을 기재

(2) 명세서 상병내역

항목명	MODE	POSITION	항목설명
청구번호	an(10)	1	(진료수가청구서의 항목설명 참조)
명세서일련번호	an(5)	11	진료수가명세서의 일련번호로 아래 예시와 같이 5자리 숫자로 순차적으로 기재하되 반드시 00001부터 연이어 기재 단, 100,000번째부터는 A0000부터 연이어 기재 • 유형 1. 50번째 명세서인 경우 다음과 같이 기재 - 00050 2. 100,500번째 명세서인 경우 다음과 같이 기재 - A0500
상병분류구분	an(1)	16	- 각 상병분류기호별 주·부상병, 배제된 상병을 구분하는 구분자로서 상병분류기호별로 반드시 해당 구분자를 기재 - 구분코드 '1'(주상병)은 '상병분류기호' 첫번째 자리(제1단)의 상병에만 기재 • 구분코드 1: 주상병(진료기간 중 치료나 검사 등에 대한 환자의 요구가 가장 컸던 상병) 2: 부상병(진료기간 중 주상병과 함께 있었거나 발생된 상병으로 환자 진료에 영향을 주었던 상병) 3: 배제된 상병(최종상병이 확진된 경우 이전에 고려하였지만 배제된 상병)

항 목 명	MODE	POSITION	항 목 설 명
상병분류기호	an(6)	17	- 통계청 고시에 따라 「한국표준질병·사인분류」의 분류기호를 주상병, 부상병, 배제된 상병순으로 기재하되, 주상병은 반드시 첫번째 자리(제1단)에만 기재하고, 부상병, 배제된 상병은 각각 2개 이상인 경우 중요도 순으로 각각 기재 - 영문자는 반드시 대문자로 기재하고 '·' 또는 *, † 등 특수기호는 기재 생략
진료과목	an(2)	23	진료를 받은 진료과목(병원급이상) 또는 상병명에 해당하는 진료과목(의원급)을 기재하되, 진료과목이 2개 이상에 해당되는 경우 상병별로 모두 기재하며, 진료과목별 코드는 "별표 3"과 같이 한다
내원일자, 당월진료개시일	an(8)	25	- 내원일자 : 외래 진료수가명세서의 경우 진료일자를 기재 - 당월진료개시일 : 입원 진료수가명세서의 경우 의료기관에 해당 상병 진료를 위하여 그 달에 최초 입원한 년·월·일을 기재. 단, 입원진료수가 분리청구시 해당 진료수가명세서의 최초 입원일자를 기재 • 유형 : CCYYMMDD

(3) 명세서 진료내역

항 목 명	MODE	POSITION	항 목 설 명
청구번호	an(10)	1	(진료수가청구서의 항목설명 참조)
명세서일련번호	an(5)	11	진료수가명세서의 일련번호로 아래 예시와 같이 5자리 숫자로 순차적으로 기재하되 반드시 00001부터 연이어 기재 단, 100,000번째부터는 A0000부터 연이어 기재 • 유형 1. 50번째 명세서인 경우 다음과 같이 기재 - 00050 2. 100,500번째 명세서인 경우 다음과 같이 기재 - A0500
항번호	an(2)	16	"진찰료"항부터 "환자납부액"항까지 6개 항에 부여된 번호 기재 01: 진찰료 02: 입원료 03: 투약료 04: 시술 및 처치료 05: 검사료 11: 환자납부액
목번호	an(2)	18	6개 항의 소분류 단위로 부여된 번호 기재 • 목번호 분류 예시 - 진찰료 01: 초진 02: 재진 98: 선택진료비 99: 기타

항 목 명	MODE	POSITION	항 목 설 명
			- 입원료 01: 일반 02: 내과질환자, 정신질환자, 만8세미만의 소아 03: 중환자실 04: 기본식대 11: 가산식대 14: 상급병실료 99: 기타 - 투약료 01: 내복약 02: 조제·복약지도료 99: 기타 - 시술 및 처치료 01: 침술 02: 구술 03: 부항술 04: 처치료 05: 기타 - 검사료 01: 검사료 - 환자납부액 01: 진료행위 02: 의약품 03: 치료재료
줄번호	n(4)	20	진료코드에 일련번호를 4자리 숫자로 부여하되 항, 목 순으로 연이어 부여 기재 • 유형 (3번째 줄번호인 경우 다음과 같이 기재) - 0003
코드구분	an(1)	24	코드를 구분하는 구분자로서, 코드를 기재할 경우는 반드시 해당 구분자를 기재 • 코드구분 A: 수가 B: 준용수가, 신의료기술등 급여 결정신청건(행위 및 치료재료 포함) C: 약제 H: 치료재료
코드	an(9)	25	진료수가, 약제, 치료재료 코드를 기재하며, 코드에 대한 세부내역은 "별표 7. 진료코드" 참조
단가	n(8.2)	34	「상대가치점수표」상의 점수에 점수당 단가를 곱하여 10원 미만은 4사5입한 금액을 기재 단, 다음의 경우는 원 미만은 4사5입하여 기재하되, 단가(비용)가 1원 미만인 경우 1원으로 기재 - 건강보험기준에서의 급여 약제, 치료재료, 원료약 등의 경우는 「약제 및 치료재료의 비용에 대한 결정기준」에 따른 단가 - 비급여치료재료 및 비급여약제는 치료재료 및 비급여약제 구입내역 통보서상의 단가 - 신의료기술등의 급여 결정신청건은 비용산정 통보서상 비용

항 목 명	MODE	POSITION	항 목 설 명
1일투여량, 투여(실시)횟수	n(5.2)	44	1일 투여량(소수 셋째자리에서 4사5입하여 소수 둘째자리까지 기재) 또는 투여(실시)횟수를 기재 개방병원진료 및 시설 등의 공동이용 진료시에는 실시(수탁)한 기관의 종별가산율을 적용하여 기재
총투여일수, 실시횟수	n(3)	51	총 투여일수 또는 실시횟수를 기재
금액	n(10)	54	단가×1일 투여량×총 투여일수(실시횟수)를 계산한 후 원미만은 4사5입하여 기재. 기준처방에 대하여 감미한 경우는 해당 단미제에 '–' 금액으로 기재
가감 등 구분	an(10)	64	기준처방에 단미제를 가·감하는 경우나 임의처방의 경우 처방 및 단미제 코드에 다음의 유형으로 해당 코드 기재 • 유형 – 기준처방 : B######### – 가미제 : A######### – 감미제 : S######### – 임의처방 및 임의처방에 사용한 단미제 : H######### (#########은 한약제제 코드와 동일한 9자리)
변경일	an(8)	74	다음의(당월진료개시일 이후에 신설되거나 단가가 변경된) 경우 변경(신설)된 단가의 최초 투여(실시)일자를 기재 • 당월진료개시일 이후에 단가가 변경된 경우 – 수가 등의 고시가가 변경 고시된 경우 – 실구입가 인정품목(치료재료 등)을 진료개시일 이후에 구입(조제)하여 사용한 경우 – 보건복지부에서 실구입가 인정품목 중 가격을 기준단가 범위 내 실구입가로 인정하도록 별도 고시한 품목의 기준단가 기준이 변경된 경우 – 비용산정 통보서상 해당 진료에 소요되는 실제 비용이 변경된 경우 • 당월진료개시일 이후에 신설된 경우 – 수가 항목이 신설되거나 의약품이 신규 등재된 경우 등 • 유형 : CCYYMMDD

(4) 명세서 특정내역기재란

항 목 명	MODE	POSITION	항 목 설 명
청구번호	an(10)	1	(진료수가청구서의 항목설명 참조)
명세서일련번호	an(5)	11	진료수가명세서의 일련번호로 아래 예시와 같이 5자리 숫자로 순차적으로 기재하되 반드시 00001부터 연이어 기재 단, 100,000번째부터는 A0000부터 연이어 기재 • 유형 1. 50번째 명세서인 경우 다음과 같이 기재 - 00050 2. 100,500번째 명세서인 경우 다음과 같이 기재 - A0500
특정내역기재란			원내투약일수 등을 기재
발생단위구분	an(1)	16	특정내역 발생 단위별로 해당 구분자를 기재 1: 명세서단위 2: 줄번호단위
줄번호	n(4)	17	진료내역의 줄번호단위로 특정내역을 기재할 경우에 해당 줄번호를 4자리 숫자로 기재 단, 명세서단위의 특정내역인 경우에는 기재하지 않음
특정내역구분 특정내역	an(5) an(700)	21 26	해당 내역의 구분코드를 특정내역 구분란에 기재하고 그에 해당되는 기술사항을 특정내역란에 기재하되, 세부구분코드는 "별표 5. 특정내역구분코드"를 참조

3. 치료재료 및 비급여약제 구입내역통보서

1) 치료재료 및 비급여약제 구입내역통보서 1

항 목 명	MODE	POSITION	항 목 설 명
신청번호	an(12)	1	치료재료 및 비급여약제 구입내역을 심사평가원에 통보 시 의료기관에서 부여하는 번호로서 통보 년·월·일과 통보일에 구입내역통보서의 개수를 일련번호로 기재 • 유형 : CCYYMMDD+일련번호 CCYYMMDD : 통보 년·월·일(8자리) 일련번호 : 통보서의 일련번호(4자리)
서식번호	an(4)	13	• 서식번호 C060 : 치료재료 및 비급여약제 구입내역통보서
의료기관기호	an(8)	17	(진료수가청구서와 동일)
담당자	an(20)	25	의료기관의 치료재료 및 비급여약제 구입내역통보서 담당자의 성명을 한글로 기재
총건수	n(4)	45	치료재료, 비급여약제 통보품목의 총 건수(줄번호수)를 기재
참조란	an(1750)	49	추가 기술사항 기재

2) 치료재료 및 비급여약제 구입내역통보서 2

항 목 명	MODE	POSITION	항 목 설 명
신청번호	an(12)	1	치료재료 및 비급여약제 구입내역을 심사평가원에 통보 시 의료기관에서 부여하는 번호로서 통보 년·월·일과 통보일에 발생한 구입내역통보서의 개수를 일련번호로 기재 • 유형 : CCYYMMDD+일련번호 CCYYMMDD : 통보 년·월·일(8자리) 일련번호 : 통보서의 일련번호(4자리)
통보서구분	an(1)	13	통보하는 품목의 구분 기재 • 통보서 구분 A: 치료재료 C: 비급여약제
줄번호	n(3)	14	통보품목별 일련번호를 3자리 숫자로 기재하되 001부터 연이어 기재
코드	an(9)	17	치료재료, 비급여약제 통보품목에 대한 코드 기재
품명/제조회사명/수입업소명	an(140)	26	치료재료, 비급여약제의 품명과 제조회사 또는 수입업소명을 함께 기재
규격	an(140)	166	치료재료, 비급여약제의 규격을 숫자로 기재
단위	an(70)	306	비급여약제의 단위를 문자로 기재
구입기관 사업장등록번호	an(17)	376	치료재료, 비급여약제 구입처의 사업장등록번호를 기재
구입기관 상호명	an(35)	393	치료재료, 비급여약제 구입처의 상호명을 기재
선납품/2년 경과 계속 사용구분	an(1)	428	응급 또는 기타사유로 세금계산서 없이 거래명세서로 물품구입시는 선납품에 대한 코드를 기재하며, 치료재료를 구입일로부터 추가 구입없이 2년경과 계속 사용시는 2년경과 계속 사용을 구분 기재하여 만료 1개월 전에 통보 • 선납품/2년경과 계속 사용구분 B: 선납품 2: 2년경과 계속 사용
구입일자	an(8)	429	치료재료, 비급여약제의 구입 년·월·일을 아래 유형으로 기재 • 유형 : CCYYMMDD
구입량	n(7)	437	치료재료, 비급여약제의 구입량을 기재. 이 경우 SET (PACKAGE, BOX) 품목은 반드시 개별 단가 산출이 가능하도록 SET내의 수량 기재
구입가	n(10)	444	치료재료, 비급여약제의 구입총량에 대한 구입가 기재(부가가치세 포함)
개당 단가	n(10)	454	치료재료, 비급여약제의 규격, 단위당 개별단가(구입가/구입량) 기재

4. 의료기관 자체 조제·제제약 내역통보서

1) 의료기관 자체 조제·제제약 내역통보서1

항 목 명	MODE	POSITION	항 목 설 명
신청번호	an(12)	1	의료기관의 자체 조제·제제약 내역을 심사평가원에 통보시 의료기관에서 부여하는 번호로서 통보 년·월·일과 통보일에 발생한 조제·제제약 내역통보서의 개수를 일련번호로 기재 • 유형 : CCYYMMDD+일련번호 CCYYMMDD : 통보 년·월·일(8자리) 일련번호 : 통보서의 일련번호(4자리)
서식번호	an(4)	13	• 서식번호 C070 : 의료기관 자체 조제·제제약 내역 통보서
의료기관기호	an(8)	17	(진료수가청구서와 동일)
담당자	an(20)	25	의료기관의 조제·제제약 통보서 담당자의 성명을 한글로 기재
총건수	n(4)	45	조제·제제약 통보품목의 총 건수(줄번호수)를 기재
참조란	an(1750)	49	추가 기술사항 기재

2) 의료기관 자체 조제·제제약 내역통보서2

항 목 명	MODE	POSITION	항 목 설 명
신청번호	an(12)	1	의료기관의 자체 조제·제제약 내역을 심사평가원에 통보시 의료기관에서 부여하는 번호로서 통보 년·월·일과 통보일에 발생한 조제·제제약 내역통보서의 개수를 일련번호로 기재 • 유형 : CCYYMMDD+일련번호 CCYYMMDD : 통보 년·월·일(8자리) 일련번호 : 통보서의 일련번호(4자리)
줄번호	n(3)	13	통보 품목별로 일련번호를 3자리숫자로 연이어 기재
조제/제제구분	an(1)	16	조제·제제약의 조제·제제구분을 코드로 기재 • 조제/제제구분 1: 조제 2: 제제
투여형태	an(1)	17	조제·제제약의 투약형태를 코드로 기재 • 투여형태 1: 내복약 2: 주사약 3: 외용약
주요 효능군	an(50)	18	조제·제제약의 주요 효능군 약효 분류번호를 기재
코드	an(8)	68	조제·제제약 코드를 기재. 단, 의료기관 자체 조제·제제약에 대한 신규코드를 의뢰하는 경우에는 기재 생략
품명	an(140)	76	조제·제제약 품명의 명칭을 기재

항 목 명	MODE	POSITION	항 목 설 명
시・도・군・구청 신고일	an(8)	216	제제약의 경우 시・도・군・구청 신고증상의 일자를 아래 유형으로 기재 • 유형 : CCYYMMDD
청구가	n(10)	224	조제・제제약의 청구가 기재(사용약품의 분량당 가격을 모두 합한 금액을 전체 분량으로 나누어 규격 단위당 가격을 원미만 4사5입하여 기재)
규격	an(140)	234	조제・제제약의 규격을 숫자로 기재
단위	an(70)	374	조제・제제약의 단위를 문자로 기재
가격적용일	an(8)	444	조제・제제약의 청구가 적용일자를 아래 유형으로 기재 • 유형 : CCYYMMDD
조제・제제약 효능 및 효과	an(350)	452	조제・제제약의 효능 및 효과를 평문(Free Text)으로 기재
조제・제제약 용법 및 용량	an(350)	802	조제・제제약의 용법 및 용량을 평문(Free Text)으로 기재

3) 의료기관 자체 조제・제제약 내역통보서 3

항 목 명	MODE	POSITION	항 목 설 명
신청번호	an(12)	1	의료기관의 자체 조제·제제약 내역을 심사평가원에 통보시 의료기관에서 부여하는 번호로서 통보 년・월・일과 통보일에 발생한 조제·제제 약 내역통보서의 개수를 일련번호로 기재 • 유형 : CCYYMMDD+일련번호 CCYYMMDD : 통보 년・월・일(8자리) 일련번호 : 통보서의 일련번호(4자리)
줄번호	n(3)	13	통보 품목별로 일련번호를 3자리숫자로 연이어 기재
구입기관 사업장등록번호	an(17)	16	조제・제제시 사용한 의약품의 수입업소 또는 제조회사의 사업장등록번호를 기재
구입기관 상호명	an(35)	33	조제・제제시 사용한 의약품의 수입업소 또는 제조회사의 상호명을 기재
사용약품 코드구분	an(3)	68	조제·제제 시 사용한 약품의 코드구분을 기재 • 코드구분 3: 약제(코드구분 4제외) 4: 원료약, 의료기관 자체 조제·제제약
사용약품코드	an(9)	71	사용 약품의 코드를 기재
사용약품명	an(140)	80	사용 약품명을 기재
사용약품코드	an(9)	71	사용 약품의 코드를 기재

항 목 명	MODE	POSITION	항 목 설 명
사용약품명	an(140)	80	사용 약품명을 기재
사용약품규격	an(140)	220	사용 약품의 규격을 숫자로 기재
사용약품단위	an(70)	360	사용 약품의 단위를 문자로 기재
사용약품 구입일자	an(8)	430	사용약품의 구입일자를 기재. 단, 사용약품이 건강보험기준에서 급여약제일 경우는 조제·제제 당시 가중평균가 적용일자를 기재 • 유형 : CCYYMMDD
사용약품 단위당가격	n(8.2)	438	사용약품의 규격/단위당 가격(건강보험기준에서 급여약제는 분기별 가중평균가격, 비급여약제는 실제구입가격)을 기재. 단, 사용약품이 원료약일 경우는 단위당 가격(원료약구입가/원료약구입량)이 소수인 경우 소수 셋째자리에서 4사5입하여 소수 둘째자리까지 기재
사용약품분량	n(7.2)	448	사용약품의 사용분량을 "분량"과 "분량당 단위"로 구분하여 기재하되 분량은 숫자로 분량당 단위는 문자로 기재
사용약품 분량당단위	an(3)	457	
사용약품 분량당가격	n(7.2)	460	사용약품의 "단위당 가격"에 "분량"을 곱하여 기재

5. 보완자료 제출내역서

1) 보완자료 제출내역서1

항 목 명	MODE	POSITION	항 목 설 명
신청번호	an(12)	1	보완자료를 심사평가원에 제출시 의료기관에서 부여하는 번호로서 제출 년·월·일과 제출일에 발생한 제출내역서의 개수를 일련번호로 기재 • 유형 : CCYYMMDD + 일련번호 CCYYMMDD : 제출 년·월·일(8자리) 일련번호 : 보완자료제출내역서의 일련번호(4자리)
서식번호	an(4)	13	• 서식번호 C061 : 보완자료 제출내역서
의료기관기호	an(8)	17	(진료수가청구서와 동일)
담당자	an(20)	25	의료기관의 구입통보 보완자료 담당자의 성명을 한글로 기재
총건수	n(4)	45	보완자료 제출 총건수를 기재
화상자료총매수	n(4)	49	첨부된 화상자료 총 매수를 기재
참조란	an(1750)	53	추가 기술사항 기재

2) 보완자료 제출내역서 2

항 목 명	MODE	POSITION	항 목 설 명
신청번호	an(12)	1	보완자료를 심사평가원에 제출시 의료기관에서 부여하는 번호로서 제출 년·월·일과 제출일에 발생한 제출내역서의 개수를 일련번호로 기재 • 유형: CCYYMMDD + 일련번호 CCYYMMDD : 제출 년·월·일(8자리) 일련번호 : 보완자료제출내역서의 일련번호(4자리)
보완자료 요청 내역서 통보번호	an(12)	13	"보완자료 요청내역서"에 기재된 통보번호를 기재 • 통보번호 : CCYYMMDD + 일련번호
통보서 구분	an(1)	25	"보완자료 요청내역서"에 기재된 통보서 구분코드를 기재 A: 치료재료 C: 조제·제제약 D: 비급여약제 E: 비급여행위등
통보서신청번호	an(12)	26	"보완자료 요청내역서"에 기재된 통보서 신청번호를 기재 • 신청번호 : CCYYMMDD + 일련번호
줄번호	n(3)	38	"보완자료 요청내역서"에 기재된 줄번호를 기재
통보품목코드	an(9)	41	"보완자료 요청내역서"에 기재된 구입통보품목 코드를 기재
통보품목	an(140)	50	"보완자료 요청내역서"에 기재된 구입통보품목 명칭을 기재
화상자료매수	n(4)	190	줄번호별 화상자료 매수를 기재
보완자료 내역	an(35)	194	보완자료구분이 "기타"에 해당되는 경우 그 내역을 평문으로 기재

3) 보완자료 제출내역서 3

항 목 명	MODE	POSITION	항 목 설 명
신청번호	an(12)	1	보완자료를 심사평가원에 제출시 의료기관에서 부여하는 번호로서 제출 년·월·일과 제출일에 발생한 제출내역서의 개수를 일련번호로 기재 • 유형 : CCYYMMDD + 일련번호 CCYYMMDD : 제출 년·월·일(8자리) 일련번호 : 보완자료제출내역서의 일련번호(4자리)
보완자료 요청 내역서 통보번호	an(12)	13	"보완자료 요청내역서"에 기재된 통보번호를 기재 • 통보번호 : CCYYMMDD + 일련번호
통보서 구분	an(1)	25	"보완자료 요청내역서"에 기재된 통보서 구분코드를 기재 A: 치료재료 C: 조제·제제약 D: 비급여약제 E: 비급여행위등
통보서신청번호	an(12)	26	"보완자료 요청내역서"에 기재된 통보서 신청번호를 기재 • 신청번호 : CCYYMMDD + 일련번호
줄번호	n(3)	38	"보완자료 요청내역서"에 기재된 줄번호를 기재
보완자료 구분	an(3)	41	보완자료의 구분코드를 기재하며, 보완자료를 영상자료(IMAGE DATA)로 첨부하는 경우에는 해당 자료의 파일명을 기재 • 보완자료 구분 7B1: 세금계산서 7B2: 거래명세표 7B3: 수입면장 7B4: 비용산정 근거자료 7BE: 기타
보완자료파일명	an(70)	44	보완자료를 영상자료(IMAGE DATA)로 첨부하는 경우에는 보완자료 구분에서 선택한 자료의 파일명을 기재

6. 검체검사 공급내역 통보서

1) 검체검사 공급내역 통보서1

항 목 명	MODE	POSITION	항 목 설 명
서식버전	an(3)	1	'010'
통보번호	an(12)	4	공급내역통보시 수탁기관에서 부여하는 번호로서 통보 년·월·일과 통보일에 발생한 통보서의 개수를 일련번호로 기재 • 유형 : CCYYMMDD+일련번호(4자리) CCYYMMDD : 년·월·일 일련번호 : 통보서의 일련번호(4자리)
서식번호	an(4)	16	• 서식번호 C200 : 검체검사 공급내역 통보서
수탁기관기호	an(8)	20	수탁기관의 검사기관기호를 기재
위탁기관기호	an(8)	28	검체검사를 위탁한 의료기관기호를 기재
통보인	an(20)	36	수탁기관 대표자의 성명을 한글로 기재
작성자	an(20)	56	검체검사공급내역통보서의 작성자 성명을 한글로 기재
작성자생년월일	an(13)	76	검체검사공급내역통보서 작성자의 생년월일을 기재
총건수	n(5)	89	검체검사공급내역통보 건수 합계를 기재
참조란	an(1750)	94	추가 기술사항 기재

2) 검체검사 공급내역 통보서2

항 목 명	MODE	POSITION	항 목 설 명
통보번호	an(12)	1	공급내역통보시 수탁기관에서 부여하는 번호로서 통보 년·월·일과 통보일에 발생한 통보서의 개수를 일련번호로 기재 • 유형 : CCYYMMDD+일련번호(4자리) CCYYMMDD : 년·월·일 일련번호 : 통보서의 일련번호(4자리)
통보서일련번호	an(5)	13	검체검사공급내역통보서의 환자별 일련번호로 아래 예시와 같이 5자리 숫자로 순차적으로 기재하되 반드시 00001부터 연이어 기재 • 유형(50번째 환자인 경우 다음과 같이 기재) – 00050
환자성명	an(20)	18	환자의 성명을 한글로 기재하되 반드시 성과 이름을 붙여서 기재
환자 주민등록번호	an(13)	38	환자의 주민등록번호를 기재하되 생년월일 다음의 "–"는 기재 생략
상병분류기호	an(6)	51	검사의뢰서상의 주소 또는 임상진단명을 기재하되 통계청 고시에 따라 「한국표준질병·사인분류」의 분류기호를 주된 상병 순으로 기재하며 영문자는 반드시 대문자로 기재하고 '·' 또는 *, † 등 특수기호는 기재 생략
진료과목	an(2)	57	검사의뢰서상의 진료과목을 기재하되 진료과목이 2개 이상에 해당되는 경우 상병별로 모두 기재

3) 검체검사 공급내역 통보서 3

항 목 명	MODE	POSITION	항 목 설 명
통보번호	an(12)	1	공급내역통보시 수탁기관에서 부여하는 번호로서 통보 년·월·일과 통보일에 발생한 통보서의 개수를 일련번호로 기재 • 유형 : CCYYMMDD+일련번호(4자리) CCYYMMDD : 년·월·일 일련번호 : 통보서의 일련번호(4자리)
통보서일련번호	an(5)	13	검체검사공급내역통보서의 환자별 일련번호로 아래 예시와 같이 5자리숫자로 순차적으로 기재하되 반드시 00001부터 연이어 기재 • 유형(50번째 환자인 경우 다음과 같이 기재) – 00050
환자성명	an(20)	18	환자의 성명을 한글로 기재하되 반드시 성과 이름을 붙여서 기재
환자 주민등록번호	an(13)	38	환자의 주민등록번호를 기재하되 생년월일 다음의 "–"는 기재 생략
줄번호	n(3)	51	한 일련번호 내에서 검사코드 기재순서에 따라 연이어 부여 기재
코드구분	an(1)	54	코드를 구분하는 구분자로서, 코드를 기재할 경우는 반드시 해당 구분자를 기재 • 코드구분 1: 수가 2: 준용수가, 신의료기술등 급여 결정신청 건(행위 및 치료재료 포함) 8: 치료재료
코드	an(9)	55	진료수가, 치료재료 코드를 기재하며, 코드에 대한 세부내역은 "별표 7. 진료코드" 참조
준용명	an(140)	64	– 「상대가치점수표」에 분류되지 않은 항목을 「상대가치점수표」상의 비슷한 검사로 준용하여 'JJJJJ'코드로 청구하는 경우 "준용명"란에 실제 검사명과 검사료 산출식을 평문(Free Text)으로 기재 – 다만, 신의료기술등 급여 결정신청 후 건강보험 급여 또는 비급여로 결정·고시되기 전인 검사로서 'SSSSSS'코드로 청구하는 경우 "준용명"란에 신의료기술등 급여 결정신청일과 명칭을 CCYYMMDD /평문(Free Text)로 기재
검체	an(70)	204	검사를 위해 채취한 가검물 종류를 기재
검사의뢰일	an(8)	274	위탁기관에서 검체검사를 의뢰한 검사의뢰서상의 날짜를 아래 유형으로 기재 • 유형 : CCYYMMDD
결과통보일	an(8)	282	수탁기관이 위탁기관에 검사결과를 통보한 검사결과지상의 날짜를 아래 유형으로 기재 • 유형 : CCYYMMDD
1일실시횟수	n(5,4)	290	1일 실시횟수를 기재
총실시횟수	n(3)	299	총 실시일수를 기재
비고	an(350)	302	줄번호별 추가 기술사항이 있는 경우 내역을 평문으로 기재

7. PACS 등 영상자료 제출내역서

1) PACS 등 영상자료 제출내역서 1

항 목 명	MODE	POSITION	항 목 설 명
서식버전	an(3)	1	'010'
제출번호	an(12)	4	영상자료를 심사평가원에 제출시 의료기관에서 부여하는 번호로서 제출 년·월·일과 제출일에 발생한 제출내역서의 개수를 일련번호로 기재 • 유형 : CCYYMMDD+일련번호(4자리)
서식번호	an(4)	16	• 서식번호 C090 : PACS 등 영상자료 제출내역서
자료구분	an(2)	20	• 자료구분 01: 영상자료 02: 이의제기 영상자료
의료기관기호	an(8)	22	(진료수가청구서와 동일)
담당자	an(20)	30	의료기관의 PACS 등 영상자료 제출내역서 담당자의 성명을 한글로 기재
총건수	n(4)	50	제출한 파일(PACS 등 영상자료 제출내역서2) 총건수를 기재

2) PACS 등 영상자료 제출내역서 2

항 목 명	MODE	POSITION	항 목 설 명
제출번호	an(12)	1	영상자료를 심사평가원에 제출시 의료기관에서 부여하는 번호로서 제출 년·월·일과 제출일에 발생한 제출내역서의 개수를 일련번호로 기재 • 유형 : CCYYMMDD+일련번호(4자리)
제출일련번호	n(4)	13	영상자료제출내역서의 개수를 일련번호 4자리 숫자로 기재
접수번호	an(7)	17	영상자료 제출시 당초 청구한 명세서의 접수번호를 기재
청구번호	an(10)	24	영상자료 제출시 당초 청구한 청구서의 청구번호를 기재
명세서일련번호	an(5)	34	영상자료 제출시 당초 청구한 명세서의 일련번호를 기재
환자성명	an(20)	39	영상자료 제출시 당초 청구한 명세서의 환자성명을 기재
환자 주민등록번호	an(13)	59	영상자료 제출시 당초 청구한 명세서의 환자 주민등록번호를 기재
당월진료개시일	an(8)	72	영상자료 제출시 당초 청구한 명세서의 당월진료개시일을 기재
보험자종별구분	an(1)	80	영상자료 제출시 당초 청구한 명세서의 보험자종별구분 기재
진료분야구분	an(2)	81	영상자료 제출시 당초 청구한 명세서의 진료분야구분 기재
심사구분	an(1)	83	1: 1차심사 2: 2차심사 3: 3차심사 …
참조란	an(2000)	84	판독결과 등 추가 기술사항 기재

3) PACS 등 영상자료 제출내역서 3

항 목 명	MODE	POSITION	항 목 설 명
제출번호	an(12)	1	영상자료를 심사평가원에 제출시 의료기관에서 부여하는 번호로서 제출 년·월·일과 제출일에 발생한 제출내역서의 개수를 일련번호로 기재 • 유형 : CCYYMMDD+일련번호(4자리)
제출일련번호	n(4)	13	영상자료제출내역서의 개수를 일련번호 4자리숫자로 기재
파일명	an(100)	17	심사평가원에 제출시 의료기관에서 부여하는 화일명으로서 제출 년·월·일과 제출일에 발생한 제출내역서의 개수와 파일 일련번호를 기재 • 유형 : 의료기관기호 + CCYYMMDD + 제출일련번호 + 파일일련번호 + '.' + 확장자

8. 비용산정 통보서

1) 비용산정 통보서 1

항 목 명	MODE	POSITION	항 목 설 명
서식버전	an(3)	1	'010'
신청번호	an(12)	4	건강보험기준에서 정한 비급여행위, 신의료기술등의 급여 결정신청건에 대한 소요비용을 심사평가원에 통보 시 의료기관에서 부여하는 번호로서 통보 년·월·일과 통보일에 발생한 내역통보서의 개수를 일련번호로 기재 • 유형 : CCYYMMDD+일련번호 CCYYMMDD : 통보 년·월·일(8자리) 일련번호 : 통보서의 일련번호(4자리)
서식번호	an(4)	16	• 서식번호 C100 : 비용산정 통보서
의료기관기호	an(8)	20	(진료수가청구서와 동일)
담당자	an(20)	28	의료기관의 비급여행위등 비용산정 통보서 담당자의 성명을 한글로 기재
총건수	n(4)	48	비급여행위등 비용산정 통보품목의 총 건수(줄번호수)를 기재

2) 비용산정 통보서 2

항 목 명	MODE	POSITION	항 목 설 명
신청번호	an(12)	1	건강보험기준에서 정한 비급여행위, 신의료기술등의 급여 결정신청건에 대한 소요비용을 심사평가원에 통보 시 의료기관에서 부여하는 번호로서 통보 년·월·일과 통보일에 발생한 내역통보서의 개수를 일련번호로 기재 • 유형 : CCYYMMDD+일련번호 CCYYMMDD : 통보 년·월·일(8자리) 일련번호 : 통보서의 일련번호(4자리)
줄번호	n(3)	13	항목별 일련번호를 3자리 숫자로 기재하되 001부터 연이어 기재
코드구분	an(1)	16	통보하는 분류(신청)명의의 코드구분 기재 • 구분코드 A: 수가 B: 신의료기술등 급여 결정신청건(행위) C: 신의료기술등 급여 결정신청건(치료재료)
진료구분	an(1)	17	• 진료구분 1: 의과 2: 치과 9: 한방
코드	an(8)	18	비급여행위의 경우 「상대가치점수표」의 제3부 행위 비급여목록에 따른 코드를 기재하고, 신의료기술등 급여결정신청건의 경우 'SSSSSS' 코드를 기재
분류(신청)명	an(140)	26	비급여행위의 경우 「상대가치점수표」의 제3부 행위 비급여목록에 따른 분류명을 기재하고, 신의료기술등 급여결정신청건의 경우 급여결정신청명을 기재
비용	an(10)	166	비급여행위 및 신의료기술등에 소요되는 실제 비용 기재
적용(신청)일	an(8)	176	비급여행위에 소요되는 비용변경일 및 신의료기술등 급여결정신청일을 아래 유형으로 기재 • 유형 : CCYYMMDD
첨부파일	an(1)	184	가격의 산출근거 및 내역에 관한 자료 유무 기재 Y: 첨부파일 있음 N: 첨부파일 없음
참조란	an(1750)	185	추가 기술사항 기재

9. 환자평가표 파일

항 목 명	MODE	POSITION	항 목 설 명
A. 일반적 사항			
0. 의료기관기호	n(8)	1	(진료수가청구서와 동일)
1. 환자성명	an(12)	9	환자의 성명을 한글로 기재하되, 반드시 성과 이름을 붙여서 기재
2. 주민등록번호	n(13)	21	환자의 주민등록번호를 기재하되 생년월일 다음의 "-"는 기재 생략
3. 입원일	n(8)	34	금번 입원의 최초 입원일자를 기재 • 유형: CCYYMMDD
4. 진료개시일	n(8)	42	해당 진료수가명세서의 당월진료개시일을 기재 • 유형: CCYYMMDD
5. 평가구분	an(1)	50	다음에 해당하는 번호를 기재 1: 입원 평가 2: 계속 입원 중인 환자 평가 3: 이전 환자평가표를 적용하는 경우
6. 작성일	n(8)	51	환자평가표를 작성한 년·월·일을 기재 • 유형: CCYYMMDD
7. 입원 1개월 전에 주로 살던 곳	an(1)	59	입원 1개월 전에 주로 살던 곳에 해당하는 번호를 기재 ('평가구분'이 '1'인 경우에만 기재) 1: 집에 거주 (재가장기요양서비스/가정간호/방문간호를 받으면서) 2: 집에 거주 (재가장기요양서비스/가정간호/방문간호를 받지 않으면서) 3: 요양시설/그룹홈 4: 급성기병원 5: 요양병원 6: 정신병원/정신시설 7: 기타
8. 교육수준	an(1)	60	교육 정도에 해당하는 번호를 기재('평가구분'이 '1'인 경우에만 기재) 1: 무학 2: 초졸(퇴) 3: 중졸(퇴) 4: 고졸(퇴) 5: 대졸(퇴) 이상 6: 확인 불가
9. 혈압			
- 수축기혈압	n(3)	61	지난 1주일 이내에 측정한 가장 최근 혈압을 기재하되 수축기 혈압
- 이완기혈압	n(3)	64	과 이완기 혈압을 각각 기재 혈압측정이 불가능한 경우 999/999로 기재
B. 의식상태			
1. 혼수상태	an(1)	67	혼수상태 여부를 기재 0: 아니오 1: 예 ※ 혼수상태가 '1'인 경우 'D. 신체 기능'으로 넘어감

항 목 명	MODE	POSITION	항 목 설 명
2. 섬망	an(1)	68	섬망에 대해 다음에 해당하는 번호를 기재 0: 섬망의 증상이 전혀 나타나지 않음 1: 섬망의 증상이 있으나, 지난 7일 이전에 발생함 2: 섬망의 증상이 있으나 자난 7일 이내에 발생하였거나 악화되고 있음
C. 인지기능			
1. 단기기억력	an(1)	69	단기기억력에 대해 다음에 해당하는 번호를 기재 0: 정상(세 낱말 모두 기억함) 1: 이상 있음(두 낱말 이하 기억함) 2: 확인 불가
2. 인식기술	an(1)	70	일상 생활사에 관해 의사결정 할 수 있는 인식기술에 대해 다음에 해당하는 번호를 기재 0: 스스로 일관성 있고 합리적인 의사결정을 함 1: 새로운 상황에서만 의사결정의 어려움이 있음 2: 인식기술이 다소 손상됨 3: 인식기술이 심하게 손상됨
3. 이해시키는 능력	an(1)	71	이해시키는 능력에 대해 다음에 해당하는 번호를 기재 0: 이해시킴 1: 대부분 이해시킴 2: 가끔 이해시킴 3: 거의/전혀 이해시키지 못함
4. 의사표현	an(1)	72	말로 의사표현을 할 수 있는지 여부를 기재 0: 아니오 1: 예
5. 행동증상의 빈도			a~n. 각 행동증상의 빈도에 대해 다음에 해당하는 번호를 기재 0: 없음 1: 가끔(1일) 2: 자주(2일 이상) 3: 매우 자주(매일)
a. 망상	an(1)	73	
b. 환각	an(1)	74	
c. 초조/공격성	an(1)	75	
d. 우울/낙담	an(1)	76	
e. 불안	an(1)	77	
f. 들뜬 기분/다행감	an(1)	78	
g. 무감동/무관심	an(1)	79	
h. 탈억제	an(1)	80	
i. 과민/불안정	an(1)	81	
j. 이상 운동증상 또는 반복적 행동	an(1)	82	
k. 수면/야간행동	an(1)	83	
l. 식욕/식습관의 변화	an(1)	84	
m. 케어에 대한 저항	an(1)	85	
n. 배회	an(1)	86	

항 목 명	MODE	POSITION	항 목 설 명
6. K-MMSE (MMSE-K)			
a. 실시여부	an(1)	87	평가표 작성일로부터 지난 6개월 이내 K-MMSE(또는 MMSE-K) 검사 실시 여부를 기재 0: 아니오 1: 예
b-1. 점수 b-2. 검사일	n(2) n(8)	88 90	'a. 실시여부'가 '1'인 경우 점수와 검사일 (CCYYMMDD)을 각각 기재
D. 신체기능			
1. 옷벗고 입기	an(1)	98	옷벗고 입기에 대한 기능자립정도에 해당하는 번호를 기재 0: 완전자립 1: 감독필요 2: 약간의 도움 3: 상당한 도움 4: 전적인 도움 8: 행위 발생안함
2. 세수하기	an(1)	99	세수하기에 대한 기능자립정도에 해당하는 번호를 기재 0: 완전자립 1: 감독필요 2: 약간의 도움 3: 상당한 도움 4: 전적인 도움 8: 행위 발생안함
3. 양치질하기	an(1)	100	양치질하기에 대한 기능자립정도에 해당하는 번호를 기재 0: 완전자립 1: 감독필요 2: 약간의 도움 3: 상당한 도움 4: 전적인 도움 8: 행위 발생안함
4. 목욕하기	an(1)	101	목욕하기에 대한 기능자립정도에 해당하는 번호를 기재 0: 완전자립 1: 감독필요 2: 약간의 도움 3: 상당한 도움 4: 전적인 도움 8: 행위 발생안함
5. 식사하기	an(1)	102	식사하기에 대한 기능자립정도에 해당하는 번호를 기재 0: 완전자립 1: 감독필요 2: 약간의 도움 3: 상당한 도움 4: 전적인 도움 8: 행위 발생안함
6. 체위변경하기	an(1)	103	체위변경하기에 대한 기능자립정도에 해당하는 번호를 기재 0: 완전자립 1: 감독필요 2: 약간의 도움 3: 상당한 도움 4: 전적인 도움 8: 행위 발생안함
7. 일어나 앉기	an(1)	104	일어나 앉기에 대한 기능자립정도에 해당하는 번호를 기재 0: 완전자립 1: 감독필요 2: 약간의 도움 3: 상당한 도움 4: 전적인 도움 8: 행위 발생안함
8. 옮겨앉기	an(1)	105	옮겨앉기에 대한 기능자립정도에 해당하는 번호를 기재 0: 완전자립 1: 감독필요 2: 약간의 도움 3: 상당한 도움 4: 전적인 도움 8: 행위 발생안함
9. 방밖으로 나오기	an(1)	106	방밖으로 나오기에 대한 기능자립정도에 해당하는 번호를 기재 0: 완전자립 1: 감독필요 2: 약간의 도움 3: 상당한 도움 4: 전적인 도움 8: 행위 발생안함
10. 화장실 사용하기	an(1)	107	화장실 사용하기에 대한 기능자립정도에 해당하는 번호를 기재 0: 완전자립 1: 감독필요 2: 약간의 도움 3: 상당한 도움 4: 전적인 도움 8: 행위 발생안함

항 목 명	MODE	POSITION	항 목 설 명
11. 와상상태	an(1)	108	와상상태 여부를 기재 0: 아니오 1: 예
12. ADL의 재활 가능성 여부			사용 유보된 문항이므로 모두 "0: 아니오"로 기재
a. 향상가능	an(1)	109	"0: 아니오"로 기재
b. 수행가능	an(1)	110	"0: 아니오"로 기재
c. 달라짐	an(1)	111	"0: 아니오"로 기재
E. 배설기능			
1. 대변조절	an(1)	112	대변조절 상태에 대해 다음에 해당하는 번호를 기재 0. 조절할 수 있음 1. 가끔 실금함 2. 자주 실금함 3. 조절 못함
2. 소변조절	an(1)	113	소변조절 상태에 대해 다음에 해당하는 번호를 기재 0. 조절할 수 있음 1. 가끔 실금함 2. 자주 실금함 3. 조절 못함
3. 배변조절 기구 및 프로그램			
a. 일정하게 짜여진 배뇨계획	n(1)	114	- a~g 배변조절 기구 및 프로그램을 환자에게 실시하면 '1', 그렇지 않으면 '0'을 기재
b. 방광 재훈련 프로그램	n(1)	115	
c. 규칙적 간헐적 도뇨	n(1)	116	
d. 외부(콘돔형) 카테터	n(1)	117	
e. 패드, 팬티형 기저귀	n(1)	118	
f. 인공루	n(1)	119	
g. 유치도뇨관 삽입	n(1)	120	
h. 해당사항 없음	n(1)	121	- 위 a~g 모두에 해당사항이 없으면 '1', 하나라도 해당하면 '0'을 기재
F. 질병진단			
1. 질병			- a~u 각 질병에 해당하면 '1', 그렇지 않으면 '0'을 기재
a. 당뇨	n(1)	122	
(1) ⓐ 실시여부	an(1)	123	- 'a. 당뇨'가 '1'인 경우 지난 1개월 이내에 '공복시혈당'이나 '식후 2시간 혈당' 검사 실시 여부를 기재 0: 아니오 1: 예
ⓑ-1 공복시혈당	n(3)	124	- '(1)ⓐ 실시여부'가 '1'인 경우 가장 최근의 '공복시 혈당'이나 '식후2시간 혈당' 검사 결과를 기재
ⓑ-2 식후2시간 혈당	n(3)	127	

항 목 명	MODE	POSITION	항 목 설 명
(2) ⓐ 실시여부	an(1)	130	- 'a. 당뇨'가 '1'인 경우 최근 1년 이내 HbA1c 검사 실시 여부를 기재 0: 아니오 1: 예
ⓑ-1 HbA1c	n(2.1)	131	- '(2)ⓐ 실시여부'가 '1'인 경우 HbA1c 검사 결과와 검사일(CCYYMMDD)을 각각 기재
ⓑ-2 검사일	n(8)	134	
b. 고혈압	n(1)	142	- 위 a~u 모두에 해당사항이 없으면 '1', 하나라도 해당하면 '0'을 기재
c. 요로감염	n(1)	143	
d. 말초혈관질환	n(1)	144	
e. 하지마비	n(1)	145	
f. 사지마비	n(1)	146	
g. 편마비	n(1)	147	
h. 뇌성마비	n(1)	148	
i. 뇌혈관질환	n(1)	149	
j. 파킨슨병	n(1)	150	
k. 척수손상	n(1)	151	
l. 중증근무력증 및 기타 근신경성 장애	n(1)	152	
m. 근육의 원발성 장애	n(1)	153	
n. 다발경화증	n(1)	154	
o. 헌팅톤병	n(1)	155	
p. 유전성 운동실조	n(1)	156	
q. 척수성 근육위축 및 관련 증후군	n(1)	157	
r. 달리 분류된 질환에서의 일차적으로 중추신경계통에 영향을 주는 전신위축	n(1)	158	
s. 진행성 핵상성 안근마비	n(1)	159	
t. 중추신경계통의 비정형바이러스 감염	n(1)	160	
u. 아급성 괴사성 뇌병증(리이 증후군)	n(1)	161	
v. 해당사항 없음	n(1)	162	
2. 영양관련 장애			
a. 콰시오르코르(E40)	n(1)	163	- a~g 각 질병에 해당하면 '1' 그렇지 않으면 '0'을 기재
b. 영양성 소모증(E41)	n(1)	164	

항 목 명	MODE	POSITION	항 목 설 명
c. 소모성 콰시오르코르(E42)	n(1)	165	
d. 상세불명의 중증 단백칼로리 영양실조(E43)	n(1)	166	
e. 중등도 및 경도의 단백칼로리 영양실조(E44)	n(1)	167	
f. 단백칼로리 영양실조로 인한 발육지체(E45)	n(1)	168	
g. 상세불명의 단백칼로리 영양실조(E46)	n(1)	169	
h. 해당사항 없음	n(1)	170	- 위 a~g 모두에 해당사항이 없으면 '1', 하나라도 해당하면 '0'을 기재
G. 건강상태			
1. 문제상황			
a. 열	n(1)	171	- a~d 각 문제상황에 해당하면 '1', 그렇지 않으면 '0'을 기재
b. 탈수	n(1)	172	
c. 구토	n(1)	173	
d. 체내출혈	n(1)	174	
e. 해당사항 없음	n(1)	175	- 위 a~d 모두에 해당사항이 없으면 '1', 하나라도 해당하면 '0'을 기재
2. 통증의 강도 및 빈도			
a. 경미한 통증			- a~c 각 통증의 강도 중 다음의 빈도에 해당하는 번호를 기재
b. 중등도의 통증	an(1)	176	0: 통증 없음
c. 격렬하거나 참을	an(1)	177	1: 통증이 있으나 매일은 아님
수 없는 통증	an(1)	178	2: 매일 통증이 있음
3. 낙상여부			
a. 30일 이내 낙상	an(1)	179	a. 지난 30일 이내에 낙상 존재 여부를 기재 0: 아니오 1: 예 2: 확인 불가
b. 31~180일 사이에 낙상	an(1)	180	b. 지난 31일에서 180일 사이에 낙상 존재 여부를 기재 0: 아니오 1: 예 2: 확인 불가
4. 말기질환	an(1)	181	말기질환 여부를 기재 0: 아니오 1: 예
H. 구강 및 영양상태			
1. 삼키기	an(1)	182	물이나 음식을 삼키기가 어려운지 여부를 기재 0: 아니오 1: 예

항목명	MODE	POSITION	항목설명
2-1. 체중			
a. 측정여부	an(1)	183	환자평가표 작성기간 동안 체중측정 실시여부를 기재 0: 아니오 1: 예
b-1. 체중	n(3.1)	184	'a. 측정여부'가 '1'인 경우 체중을 Kg단위로 기재(소수 둘째
b-2. 측정일	n(8)	188	자리에서 4사5입)하고 측정일(CCYYMMDD)을 기재
2-2. 체중감소	an(1)	196	지난 31일 동안 5% 이상 또는 지난 184일 동안 10% 이상의 체중 감소가 있는지 여부를 기재 0: 아니오 1: 예 2: 확인 불가
3. 영양섭취 방법			
a. 정맥내 영양	an(1)	197	a. 정맥내 영양(중심정맥영양 제외) 실시 여부를 기재 0: 아니오 1: 예
b. 경관영양	an(1)	198	b. 경관영양 실시 여부 기재 0: 아니오 1: 예
4. 정맥 또는 경관영양을 통한 섭취량			'3a.정맥내' 또는 '3b.경관영양'을 실시 한 경우에 기재
a. 칼로리	an(1)	199	a. 지난 3일 동안에 정맥 또는 경관으로 섭취한 칼로리의 비율(1일평균) 0: 없음 1: 1~25% 2: 26~50% 3: 51~75% 4: 76~100%
b. 수분량	an(1)	200	b. 지난 3일 동안에 정맥 또는 경관으로 섭취한 수분량(1일 평균) 0: 없음 1: 일일 1~500㎖ 2: 일일 501~1000㎖ 3: 일일 1001~1500㎖ 4: 일일 1501~2000㎖ 5: 일일 2001㎖ 이상
I. 피부상태			
1. 피부궤양의 수			
a-1. 1단계(욕창(압박성 궤양))	n(2)	201	각 단계에 해당하는 '욕창(압박성 궤양)'의 개수를 기재(없는 경우 '00'으로 기재)
b-1. 2단계(욕창(압박성 궤양))	n(2)	203	
c-1. 3단계(욕창(압박성 궤양))	n(2)	205	
d-1. 4단계(욕창(압박성 궤양))	n(2)	207	
a-2. 1단계(울혈성 또는 허혈성 궤양 등)	n(2)	209	각 단계에 해당하는 '울혈성 또는 허혈성 궤양 등'의 개수를 기재(없는 경우 '00'으로 기재)

항 목 명	MODE	POSITION	항 목 설 명
b-2. 2단계(울혈성 또는 허혈성 궤양 등)	n(2)	211	
c-2. 3단계(울혈성 또는 허혈성 궤양 등)	n(2)	213	
d-2. 4단계(울혈성 또는 허혈성 궤양 등)	n(2)	215	
2. 새로 발생한 욕창			
a. 발생유무	an(1)	217	이전 평가 이후 새로 발생한 욕창(압박성 궤양) 유무를 기재 0: 없음 1: 있음
b. 발생일	n(8)	218	'a. 발생유무'가 '1'인 경우 그 발생일(CCYYMMDD)을 기재
3. 욕창(압박성 궤양) 과거력	an(1)	226	지난 1년 사이의 욕창(압박성 궤양) 과거력에 대해 다음에 해당하는 번호를 기재 0: 없음 1: 있음 2: 확인불가
4. 피부의 기타문제			
a. 2도 이상의 화상	n(1)	227	- a~d 각 피부의 기타문제에 해당하면 '1', 그렇지 않으면 '0'을 기재
b. 개방성 피부병변(피부궤양, 자상, 발적 제외)	n(1)	228	
- 피부병변 부위 :			- 'b. 개방성 피부병변'이 있는 경우 피부병변 부위에 해당하면 '1', 그렇지 않으면 '0'을 기재
발	n(1)	229	
발 이외	n(1)	230	
c. 수술 창상	n(1)	231	
d. 발의 감염(봉소염, 화농성 배출물)	n(1)	232	
e. 해당 사항 없음	n(1)	233	- 위 a~d 모두에 해당사항이 없으면 '1', 하나라도 해당하면 '0'을 기재
5. 피부문제에 대한 처치			
a. 압력을 줄여주는 도구 사용	n(1)	234	- a~f 각 피부에 대한 처치를 실시하였으면 '1', 그렇지 않으면 '0'을 기재
b. 체위변경	n(1)	235	
c. 피부문제를 해결하기 위한 영양이나 수분 공급	n(1)	236	
d. 피부궤양(욕창 및 울혈성 궤양 등) 드레싱	n(1)	237	- 'd. 피부궤양(욕창 및 울혈성 궤양 등) 드레싱'과 'e. 피부궤양 이외의 드레싱'을 실시한 경우 각 드레싱 부위에 해당하면 '1', 그렇지 않으면 '0'을 기재

항 목 명	MODE	POSITION	항 목 설 명
- 드레싱 부위 :			
발	n(1)	238	
발 이외	n(1)	239	
e. 피부궤양 이외의 드레싱	n(1)	240	
- 드레싱 부위 :			
발	n(1)	241	
발 이외	n(1)	242	
f. 수술창상 치료	n(1)	243	
g. 해당 사항 없음	n(1)	244	- 위 a~f 모두에 해당사항이 없으면 '1', 하나라도 해당하면 '0'을 기재
J. 투약			
1. 주사제 투여 횟수	an(1)	245	지난 7일 동안 피하주사, 근육주사, 피내주사로 약제가 투여된 날수에 해당하는 번호를 기재 0: 투여되지 않음 1: 투여되었으나 매일은 아님(1~6일) 2: 매일 투여됨(7일)
K. 특수처치 및 전문재활치료			
1. 특수처치			
a. 정맥주사에 의한 투약	n(1)	246	- a~k 각 특수처치를 실시했으면 '1', 그렇지 않으면 '0'을 기재
b. 배뇨관련 루 관리	n(1)	247	
c. 배변관련 루 관리	n(1)	248	
d. 영양관련 루 관리	n(1)	249	
e. 산소요법	n(1)	250	
f. 네블라이저 요법	n(1)	251	
g. 흡인	n(1)	252	
h. 기관절개관 관리	n(1)	253	
i. 수혈	n(1)	254	
j. 인공호흡기	n(1)	255	
k. 중심정맥영양	n(1)	256	
l. 해당사항 없음	n(1)	257	- 위 a~k 모두에 해당사항이 없으면 '1', 하나라도 해당하면 '0'을 기재
2. 전문재활치료 실시일수	n(1)	258	지난 7일간 전문재활치료를 실시한 날 수를 기재 (실시한 날이 없는 경우에는 '0'을 기재)
공란	an(40)	259	Space
CRLF	an(2)	299	CRLF

Ⅱ. 심사평가원이 의료기관에 전송하는 전자문서

1. 진료수가 청구서・명세서등 접수(반송)증

1) 진료수가 청구서・명세서등 접수(반송)증1

항 목 명	MODE	POSITION	항 목 설 명
서식구분	an(3)	1	'010'
보험회사등(코드)	an(2)	4	보험회사등(코드)는 "별표 6"에 의해 기재
신청구분	an(1)	6	의료기관에서 청구한 신청구분 기재 • 신청구분 0: 접수시 변환오류반송 1: 진료수가 청구서
접수일자	an(8)	7	심사평가원에서 접수한 날짜를 기재 • 유형 : CCYYMMDD
서식번호	an(4)	15	• 서식번호 N010 : 진료수가 청구서・명세서등 접수(반송)증
의료기관기호	an(8)	19	진료수가청구서의 의료기관기호 기재
참조란	an(3500)	27	- 추가 기술사항 기재 - 심사평가원에서 부여한 요양병원 환자평가표 접수번호 기재

2) 진료수가 청구서・명세서등 접수(반송)증2

항 목 명	MODE	POSITION	항 목 설 명
신청구분	an(1)	1	의료기관에서 청구한 신청구분 기재 • 신청구분 0: 접수시 변환오류반송 1: 진료수가 청구서
접수일자	an(8)	2	심사평가원에서 접수한 날짜를 기재 • 유형 : CCYYMMDD
구분	an(3)	10	진료수가청구서 등의 접수, 반송여부를 구분 • 구분 7AT: 접수 7ET: 반송
접수번호	an(7)	13	심사평가원에서 부여한 접수번호 기재
보험자종별구분	an(1)	20	진료수가청구서상의 보험자종별구분 기재 8: 자동차보험
청구/신청번호 (통보번호)	an(12)	21	진료수가청구서에 기재된 청구번호 기재. 검체검사공급내역통보서의 통보번호 또는 구입내역통보서의 신청번호 기재
위탁기관기호	an(8)	33	검체검사를 위탁한 의료기관기호 기재

항 목 명	MODE	POSITION	항 목 설 명
접수구분	an(1)	41	심사평가원에 접수된 청구서, 통보서 등을 구분 기재 • 구분 2: 진료수가청구서 3: 검체검사공급내역통보서 4: 치료재료 및 비급여약제 구입내역통보서 5: PACS 7: 의료기관 자체 조제·제제약 내역통보서 A: 비용산정 통보서 8: 요양병원 장기환자 9: 요양병원 환자평가표
건수	n(6)	42	접수 또는 반송되는 진료수가청구서 등의 총 건수 기재
청구액	n(12)	48	접수 또는 반송되는 진료수가청구서의 청구액 기재
진료년월	an(6)	60	진료수가청구서상의 진료년월 기재 • 유형 : CCYYMM
청구구분	an(1)	66	진료수가청구서상의 청구구분을 기재 • 구분 0: 원청구 1: 보완청구 2: 추가청구 8: 약제상한차액 추가청구

3) 진료수가 청구서·명세서등 접수(반송)증 3

항 목 명	MODE	POSITION	항 목 설 명
신청구분	an(1)	1	의료기관에서 청구한 신청구분 기재 • 신청구분 0: 접수시 변환오류반송 1: 진료수가 청구서
접수일자	an(8)	2	심사평가원에서 접수한 날짜를 기재 • 유형 : CCYYMMDD
청구/신청번호 (통보번호)	an(12)	10	진료수가청구서에 기재된 청구번호 기재. 검체검사공급내역통보서의 통보번호 또는 구입내역통보서의 신청번호 기재
반송사유			
명세서일련번호	an(5)	22	반송되는 진료수가청구서 등의 반송사유 해당 명세서 일련번호 기재
사유코드	an(70)	27	심사평가원에서 반송하는 사유코드를 기재
비고	an(35)	97	추가 기술사항 기재

2. 진료수가 심사결과통보서

1) 진료수가 심사결과통보서 1

항 목 명	MODE	POSITION	항 목 설 명
서식버전	an(3)	1	'010'
보험회사등(코드)	an(2)	4	보험회사등(코드)는 "별표 6"에 의해 기재
심사차수	an(8)	6	심사결과 통보 시 일정주기별 부여되는 번호(연-월 번호)
서식번호	an(4)	14	• 서식번호 N020 : 진료수가 심사결과통보서
통보일자	an(8)	18	심사평가원에서 진료수가 심사결과통보서를 통보하는 날짜를 기재 • 유형 : CCYYMMDD
의료기관기호	an(8)	26	진료수가청구서의 의료기관기호 기재
접수번호	an(7)	34	심사평가원에서 진료수가 청구명세서 접수시 부여하는 번호 기재
묶음번호	an(5)	41	청구명세서 전산 처리를 위하여 심사차수 단위의 접수번호별로 부여되는 일련번호
청구서일련번호	an(3)	46	원청구(접수번호) 단위를 기준(원청구 청일련 1)으로 분리, 심사보류 마감에 따라 순차적으로 부여되는 일련번호
청구번호	an(10)	49	진료수가청구서에 기재된 번호를 기재
진료기간	an(16)	59	진료수가청구서의 "진료년월" 시작일자와 종료일자를 아래 유형으로 기재 • 유형 : CCYYMMDDCCYYMMDD
보험자종별구분	an(1)	75	진료수가청구서상의 보험자종별구분 기재 8: 자동차보험
통보자	an(35)	76	심사결과통보자인 심사평가원장 기재
담당부	an(35)	111	심사담당부명 및 심사 담당조 기재
담당자	an(35)	146	심사담당자 성명 기재
전화번호	an(20)	181	심사담당자 전화번호 기재
참조란	an(1750)	201	추가 기술사항 기재

2) 진료수가 심사결과통보서 2

항 목 명	MODE	POSITION	항 목 설 명
심사차수	an(8)	1	심사결과 통보 시 일정주기별 부여되는 번호(연-월 번호)
접수번호	an(7)	9	심사평가원에서 진료수가 청구명세서 접수 시 부여하는 번호 기재
묶음번호	an(5)	16	청구명세서 전산 처리를 위하여 심사차수 단위의 접수번호별로 부여되는 일련번호
청구서일련번호	an(3)	21	원청구(접수번호) 단위를 기준(원청구 청일련 1)으로 분리, 심사보류 마감에 따라 순차적으로 부여되는 일련번호
청구번호	an(10)	24	진료수가청구서에 기재된 번호를 기재
명세서일련번호	an(5)	34	진료수가명세서상의 일련번호 기재
사고접수번호	an(30)	39	자동차사고 접수시 보험회사등에서 부여한 일련번호
환자성명	an(20)	69	진료수가명세서상의 환자 성명 기재
공란	an(11)	89	
진료형태	an(2)	100	진료수가명세서상의 진료형태를 기재
초진료	an(10)	102	외래 진료수가명세서의 초진료. 단, 심사평가원에서 초진료의 변경이 있는 경우 심사결정 초진료 기재
재진료	n(10)	112	외래 진료수가명세서의 재진료. 단, 심사평가원에서 재진료의 변경이 있는 경우 심사결정 재진료 기재
청구사항			
약제상한차액총액	n(10)	122	진료수가명세서에 청구된 약제상한차액총액 기재
진료비총액	n(10)	132	진료수가명세서에 청구된 진료비총액 기재
환자납부총액	n(10)	142	진료수가명세서에 청구된 환자납부총액 기재
청구액	n(10)	152	진료수가명세서에 청구된 청구액 기재
공란	n(50)	162	
심사결정사항			
정액수가·행위별수가 구분	an(1)	212	심사결정 정액수가, 행위별수가 등 구분을 기재 1: 정액수가 적용 2: 행위별수가 적용(특정기간)
수탁기관지급액	n(10)	213	심사결과 위탁검사로 수탁기관에 직접 지급하는 금액 기재
약제상한차액총액	n(10)	223	심사결과 약제상한차액총액 기재
진료비총액	n(10)	233	심사결과 환자납부총액과 청구액을 합한 진료비총액을 기재
환자납부총액	n(10)	243	심사결과 환자납부총액 기재
공란	n(50)	253	

항목명	MODE	POSITION	항목설명
심사결정액	n(10)	303	심사결정 진료비총액에서 환자납부총액을 제외한 금액 중 10원미만을 제외한 금액 기재
초진횟수	n(2)	313	진료수가명세서의 초진진찰 횟수. 단, 심사평가원에서 초진횟수의 변경이 있는 경우 심사결정횟수를 기재
초진가산횟수	n(2)	315	진료수가명세서의 초진횟수 중 야간, 공휴가산횟수. 단, 심사평가원에서 초진진찰료의 야간, 공휴가산횟수의 변경이 있는 경우 심사결정횟수 기재
재진횟수	n(2)	317	진료수가명세서의 재진횟수. 단, 심사평가원에서 재진횟수의 변경이 있는 경우 심사결정횟수 기재
재진가산횟수	n(2)	319	진료수가명세서의 재진횟수 중 야간, 공휴가산횟수. 단, 심사평가원에서 재진진찰료의 야간, 공휴가산횟수의 변경이 있는 경우 심사결정횟수 기재
입원일수 (내원일수)	n(3)	321	진료수가명세서의 입원 또는 내원일수. 단, 심사평가원에서 입원 또는 내원일수의 변경이 있는 경우 심사결정일수 기재
진료일수	n(3)	324	진료수가명세서의 진료일수. 단, 심사평가원에서 진료일수의 변경이 있는 경우 심사결정 진료일수 기재
처방횟수	n(3)	327	진료수가명세서의 원외처방전 발행 횟수. 단, 심사평가원에서 원외처방전 발행횟수의 변경이 있는 경우 심사결정횟수 기재
진료개시일	an(8)	330	진료수가명세서의 당월진료개시일 또는 내원일자 기재
심사담당조	an(2)	338	명세서일련번호별 심사담당조를 기재 ※ 심사담당부서별 세부 심사담당조, 심사담당자, 전화번호는 홈페이지(biz.hira.or.kr)확인
상병분류기호	an(6)	340	진료수가명세서의 주상병 분류기호. 단, 심사평가원에서 주상병 분류기호의 변경이 있는 경우 심사결정 분류기호 기재
명일련 비고사항	an(1750)	346	추가 기술사항 기재

3) 진료수가 심사결과통보서 3

항 목 명	MODE	POSITION	항 목 설 명
심사차수	an(8)	1	심사결과 통보 시 일정주기별 부여되는 번호(연-월 번호)
접수번호	an(7)	9	심사평가원에서 진료수가 청구명세서 접수 시 부여하는 번호 기재
묶음번호	an(5)	16	청구명세서 전산 처리를 위하여 심사차수 단위의 접수번호별로 부여되는 일련번호
청구서일련번호	an(3)	21	원청구(접수번호) 단위를 기준(원청구 청일련 1)으로 분리, 심사보류 마감에 따라 순차적으로 부여되는 일련번호
청구번호	an(10)	24	진료수가청구서에 기재된 번호를 기재
명세서일련번호	an(5)	34	진료수가명세서상의 일련번호 기재
줄번호	n(4)	39	진료수가명세서의 줄번호 기재
코드	an(9)	43	줄번호에 해당되는 수가, 약제 등의 코드를 기재
단가	n(8.2)	52	줄번호에 해당되는 수가, 약제 등의 단가를 기재
일투(1일 투여량, 투여(실시)횟수), 인정횟수	n(5.2)	62	줄번호 심사결과에 따른 인정된 일투 횟수
총투(총 투여량, 투여(실시)횟수), 인정횟수	n(3)	69	줄번호 심사결과에 따른 인정된 총투 횟수
1회 투약 인정량	n(5.4)	72	줄번호 심사결과에 따른 인정된 1회 투약량을 기재
상한가	n(10)	81	줄번호에 해당되는 약제의 상한가를 기재
약제상한차액 조정금액	n(10)	91	줄번호에 해당되는 약제상한차액 조정금액 기재
조정사유	an(2)	101	줄번호에 해당되는 조정사유코드 또는 명세서건에 해당되는 심사불능사유코드 기재
조정상세사유	an(2)	103	줄번호에 해당되는 조정사유 중 약제 전산점검(DUR 등) 세부 조정사유코드를 기재
심사불능 세부 사유코드	an(2)	105	명세서 심사불능 세부사유코드 기재
조정금액	n(8)	107	줄번호에 해당되는 심사조정금액 기재
비고(조정내역)	an(1750)	115	줄번호 또는 해당명세서에 대한 심사조정(심사불능)내역 설명 기재

4) 진료수가 심사결과통보서 4

항 목 명	MODE	POSITION	항 목 설 명
심사차수	an(8)	1	심사결과 통보 시 일정주기별 부여되는 번호(연-월 번호)
접수번호	an(7)	9	심사평가원에서 진료수가 청구명세서 접수시 부여하는 번호 기재
묶음번호	an(5)	16	청구명세서 전산 처리를 위하여 심사차수 단위의 접수번호별로 부여되는 일련번호
청구서일련번호	an(3)	21	원청구(접수번호) 단위를 기준(원청구 청일련 1)으로 분리, 심사보류 마감에 따라 순차적으로 부여되는 일련번호
청구번호	an(10)	24	진료수가청구서에 기재된 번호를 기재
청구사항			
내역구분	an(1)	34	1: 청구사항
건수합계	n(6)	35	진료수가명세서 청구건수 합계를 기재
약제상한차액총액 합계	n(12)	41	진료수가명세서에 청구된 약제상한차액총액 합계를 기재
진료비총액 합계	n(12)	53	진료수가명세서에 청구된 진료비총액 합계를 기재
환자납부총액 합계	n(12)	65	진료수가명세서에 청구된 환자납부총액 합계를 기재
청구액 합계	n(12)	77	진료수가명세서에 청구된 청구액 합계를 기재
공란	n(60)	89	
심사결정사항			
내역구분	an(1)	149	2: 심사결정사항
건수합계	n(6)	150	청구에서 심사불능건을 제외한 심사결정사항의 건수 합계를 기재
수탁기관지급액 합계	n(12)	156	위탁검사로 수탁기관에 직접 지급한 금액 합계를 기재
약제상한차액총액 합계	n(12)	168	청구에서 심사불능건을 제외한 심사결정사항의 약제상한차액총액 합계를 기재
진료비총액 합계	n(12)	180	청구에서 심사불능건을 제외한 심사결정사항의 진료비총액 합계를 기재
환자납부총액 합계	n(12)	192	청구에서 심사불능건을 제외한 심사결정사항의 환자납부총액 합계를 기재
심사결정액 합계	n(12)	204	청구에서 심사불능건을 제외한 심사결정사항의 청구액 합계를 기재
약제상한차액 조정금액 합계	n(12)	216	심사결과 조정건수에 대한 약제상한차액 조정금액 합계를 기재
공란	n(60)	228	

항 목 명	MODE	POSI TION	항 목 설 명
심사불능사항			
내역구분	an(1)	288	1: 심사불능사항
심사불능 건수 합계	n(6)	289	심사결과 심사불능 처리된 건수 합계를 기재
심사불능 진료비총액 합계	n(12)	295	심사결과 심사불능 처리된 건에 대한 진료비총액 합계를 기재
심사불능 환자납부총액 합계	n(12)	307	심사결과 심사불능 처리된 건에 대한 환자납부총액 합계를 기재
심사불능 청구액 합계	n(12)	319	심사결과 심사불능 처리된 건에 대한 청구액 합계를 기재
심사조정 사항			
내역구분	an(1)	331	2: 심사조정사항
조정건수 합계	n(6)	332	심사결과 조정건수 합계를 기재
공란	n(12)	338	
심사조정 진료비총액 합계	n(12)	350	심사결과 조정건수에 대한 조정된 진료비총액 합계를 기재
심사조정 환자납부총액 합계	n(12)	362	심사결과 조정건수에 대한 조정된 환자납부액 합계를 기재
심사조정액 합계	n(12)	374	심사결과 조정건수에 대한 조정된 청구액 합계를 기재

5) 진료수가 심사결과통보서 5

항 목 명	MODE	POSI TION	항 목 설 명
심사차수	an(8)	1	심사결과 통보 시 일정주기별 부여되는 번호(연-월 번호)
접수번호	an(7)	9	심사평가원에서 진료수가 청구명세서 접수 시 부여하는 번호 기재
묶음번호	an(5)	16	청구명세서 전산처리를 위하여 심사차수 단위의 접수번호별로 부여되는 일련번호
청구서일련번호	an(3)	21	원청구(접수번호) 단위를 기준(원청구 청일련 1)으로 분리, 심사보류 마감에 따라 순차적으로 부여되는 일련번호
청구번호	an(10)	24	진료수가청구서에 기재된 번호를 기재
위탁관련사항			
명일련번호	an(5)	34	위탁검사가 청구된 진료수가명세서 일련번호 기재
줄번호	n(4)	39	진료수가명세서상의 위탁검사 줄번호 기재
수탁기관기호	an(8)	43	진료수가명세서상의 위탁검사를 실시한 수탁기관기호 기재
수탁기관지급액	n(12)	51	심사결과 위탁검사로 수탁기관에 직접 지급한 금액 기재
비고	an(350)	63	위탁검사 줄번호에 대한 추가기술사항 기재

6) 진료수가 심사결과통보서 6

항 목 명	MODE	POSITION	항 목 설 명
심사차수	an(8)	1	심사결과 통보 시 일정주기별 부여되는 번호(연-월 번호)
접수번호	an(7)	9	심사평가원에서 진료수가 청구명세서 접수 시 부여하는 번호 기재
묶음번호	an(5)	16	청구명세서 전산처리를 위하여 심사차수 단위의 접수번호별로 부여되는 일련번호
청구서일련번호	an(3)	21	원청구(접수번호) 단위를 기준(원청구 청일련 1)으로 분리, 심사보류 마감에 따라 순차적으로 부여되는 일련번호
청구번호	an(10)	24	진료수가 청구서에 기재된 번호를 기재
처방관련사항			
명일련번호	an(5)	34	처방내역이 청구된 진료수가명세서 일련번호
처방전발급번호	an(13)	39	진료수가명세서 처방내역상의 처방전발급번호 기재
줄번호	n(4)	52	처방내역상의 약품 줄번호 기재
조정횟수	n(5.4)	56	처방내역상의 약품 줄번호에 심사조정되는 횟수 기재
사유	an(2)	65	처방내역상의 약품 줄번호에 해당되는 조정사유 기재
비고(조정내역)	an(1750)	67	처방내역상의 약품 줄번호에 대한 심사조정내역 설명 기재

3. 보완자료 요청내역서

1) 보완자료 요청내역서 1

항 목 명	MODE	POSITION	항 목 설 명
서식버전	an(1)	1	'010'
통보번호	an(12)	2	구입내역(비용산정)통보서에 대한 안내사항을 통보하는 번호를 기재
서식번호	an(4)	14	• 서식번호 N110 : 보완자료 요청내역서
의료기관기호	an(8)	18	진료수가청구서의 의료기관기호 기재
담당부	an(4)	26	심사평가원의 구입통보 관련 사항을 안내하는 담당부 코드를 기재
참조란	an(1750)	30	추가 기술사항 기재

2) 보완자료 요청내역서 2

항 목 명	MODE	POSITION	항 목 설 명
통보번호	an(12)	1	구입내역통보서(비용산정)에 대한 안내사항을 통보하는 번호를 기재
통보서신청번호	an(12)	13	의료기관에서 기 제출한 구입내역 통보서, 의료기관 자체 조제・제제약 내역 통보서, 비용산정 통보서상의 신청번호를 기재
통보서구분	an(1)	25	의료기관에서 제출한 구입내역(비용산정) 통보서의 종류를 구분하기 위한 코드 기재 • 통보서구분 A: 치료재료 C: 조제・제제약 D: 비급여약제 E: 비급여행위등
줄번호	n(3)	26	의료기관에서 제출한 구입내역(비용산정)통보서의 줄번호를 기재
조제/제제구분	an(1)	29	의료기관자체 조제・제제약 내역통보서의 조제・제제구분을 기재 • 조제/제제구분 1: 조제 2: 제제
안내사항구분	an(1)	30	구입내역(비용산정) 분석결과를 의료기관에 구분코드로 통보 • 구분 1: 신규코드통보(조제・제제약의 경우) 2: 코드확인불가 3: 품목별 규격별 개당단가 산출 불가 4: 구입량착오 5: 「약사법」 제33조 및 같은 법 시행규칙의 제제범위 품목이 아님 6: 기타
통보서코드	an(9)	31	조제・제제약에 대한 신규코드를 통보하거나, 의료기관에서 제출한 구입내역통보서의 코드 또는 구입내역(비용산정)이 불명확하여 해당 내역을 의료기관에 통보시 구입내역(비용산정) 통보서상의 통보품목 코드를 기재
통보서품명	an(140)	40	의료기관에서 제출한 구입내역(비용산정)통보서의 코드 또는 구입내역이 불명확하여 해당 내역을 의료기관에 통보시 구입내역(비용산정) 통보서상의 통보품명을 기재
안내사항 내역	an(350)	180	안내사항구분이 "기타"인 경우 통보내용을 평문으로 기재
자료요청 내역	an(350)	530	보완자료 요청구분 중 "기타"의 경우 요청내용을 평문으로 기재
통보서구입량	n(7)	880	의료기관에서 제출한 구입내역통보서의 고드 또는 구입내역이 불명확하여 해당 내역을 의료기관에 통보시 구입내역통보서상의 통보품목의 구입량을 기재 ※ 통보서구분 E: 비급여행위등의 경우 생략

3) 보완자료 요청내역서 3

항 목 명	MODE	POSITION	항 목 설 명
통보번호	an(12)	1	구입내역(비용산정) 통보서에 대한 안내사항을 통보하는 번호를 기재
통보서신청번호	an(12)	13	의료기관에서 기 제출한 구입내역(비용산정) 통보서, 의료기관 자체 조제·제제약 내역 통보서상의 신청번호를 기재
통보서구분	an(1)	25	의료기관에서 제출한 구입내역(비용산정) 통보서의 종류를 구분하기 위한 코드 기재 • 통보서구분 A: 치료재료 C: 조제·제제약 D: 비급여약제 E: 비급여행위등
줄번호	n(3)	26	의료기관에서 제출한 구입내역(비용산정) 통보서의 줄번호를 기재
자료요청 구분	an(3)	29	의료기관에 보완자료를 요청하는 경우 보완자료의 종류를 구분코드로 통보 • 보완자료구분 7B1: 세금계산서 7B2: 거래명세표 7B3: 수입면장 7B4: 비용산정 근거자료 7BE: 기타

4. 수탁기관 통보확인 결과통보서

1) 수탁기관 통보확인 결과통보서 1

항 목 명	MODE	POSITION	항 목 설 명
서식버전	an(3)	1	'010'
통보차수	an(8)	4	심사평가원에서 수탁기관 통보확인결과통보서 통보시 부여하는 번호로 통보년월과 통보서 개수를 일련번호로 아래와 같은 유형으로 기재 • 유형 : CCYYMM+일련번호(2자리)
서식번호	an(4)	12	• 서식번호 N120 : 수탁기관 통보확인 결과통보서
수탁기관기호	an(8)	16	수탁기관의 검사기관기호를 기재
통보일자	an(8)	24	심사평가원에서 수탁기관 통보확인결과통보서를 통보하는 날짜를 아래와 같은 유형으로 기재 • 유형 : CCYYMMDD
참조란	an(1750)	32	추가 기술사항 기재

2) 수탁기관 통보확인 결과통보서 2

항 목 명	MODE	POSITION	항 목 설 명
통보차수	an(8)	1	심사평가원에서 수탁기관 통보확인결과통보서 통보시 부여하는 번호로 통보년월과 통보서 개수를 일련번호로 아래와 같은 유형으로 기재 • 유형 : CCYYMM+일련번호(2자리)
보험자 종별구분	an(1)	9	진료수가 청구서의 보험자 종별구분 기재 8: 자동차보험
지급금액 소계	n(12)	10	수탁기관의 공급내역통보서중 심사평가원에서 확인하여 수탁기관에 직접 지급한 지급금액 합계를 기재
확인건수 소계	n(5)	22	수탁기관의 공급내역통보서중 심사평가원에서 확인하여 처리한 통보건수 합계를 기재
지급건수 소계	n(5)	27	수탁기관의 검체검사 공급내역통보서중 심사평가원에서 확인하여 수탁기관에 직접 지급한 통보건수 합계를 기재

3) 수탁기관 통보확인 결과통보서 3

항 목 명	MODE	POSITION	항 목 설 명
통보차수	an(8)	1	심사평가원에서 수탁기관 통보확인결과통보서 통보시 부여하는 번호로 통보년월과 통보서 개수를 일련번호로 아래와 같은 유형으로 기재 • 유형 : CCYYMM+일련번호(2자리)
보험자 종별구분	an(1)	9	진료수가 청구서의 보험자 종별구분 기재 8: 자동차보험
통보서 일련번호	an(5)	10	검체검사공급내역통보서의 일련번호 기재
줄번호	n(3)	15	검체검사공급내역통보서의 검사코드 줄번호 기재
통보자	an(35)	18	수탁기관 통보확인결과 통보자인 심사평가원장 기재
담당부	an(35)	53	위탁기관의 심사담당부명 및 심사담당조 기재
담당자	an(20)	88	위탁기관의 심사담당자 기재
줄번호	n(3)	108	수탁기관에 검사료를 직접 지급하는 위탁기관 진료수가명세서의 검사코드 줄번호 기재
위탁기관기호	an(8)	111	검체검사를 위탁한 의료기관기호 기재
환자성명	an(20)	119	검체검사공급내역통보서 환자의 성명 기재
접수번호	an(7)	139	검체검사공급내역통보서의 접수번호 기재
위탁기관 접수번호	an(7)	146	수탁기관에 검사료를 직접 지급하는 위탁기관의 진료수가청구서 접수번호 기재
명일련	an(5)	153	수탁기관에 검사료를 직접 지급하는 위탁기관의 진료수가명세서 환자 일련번호 기재
묶음번호	an(5)	158	위탁기관의 진료수가청구서에 대한 청구명세서 전산 처리를 위하여 심사차수 단위의 접수번호별로 부여되는 일련번호
전화번호	an(20)	163	위탁기관의 심사담당자 전화번호 기재

항 목 명	MODE	POSITION	항 목 설 명
환자주민등록번호	an(13)	183	환자의 주민등록번호를 기재하되 생년월일 다음의 "-"는 기재 생략
심사차수	an(8)	196	위탁기관의 진료수가청구서에 대한 심사결과 통보시 일정주기별 부여되는 번호(연-월 번호)
통보 1일횟수	n(5.4)	204	검체검사공급내역통보서에 통보된 검사 1일 실시횟수를 기재
통보 총횟수	n(3)	213	검체검사공급내역통보서에 통보된 검사 총 실시횟수를 기재
결과 1일횟수	n(5.4)	216	수탁기관에서 통보한 1일 횟수에서 위탁기관의 청구내역과 확인되어 직접 지급하는 1일 횟수 기재
결과 총횟수	n(3)	225	수탁기관에서 통보한 총 횟수에서 위탁기관의 청구내역과 확인되어 직접 지급하는 총 횟수 기재
코드	an(9)	228	검사코드 기재
처리코드	an(2)	237	검체검사공급내역통보서에 통보된 검사를 심사평가원에서 확인하여 처리한 결과를 기재
지급급액	n(12)	239	수탁기관에 직접 지급하는 금액 기재
비고	an(350)	251	줄번호별 추가 기술사항이 있는 경우 내역을 평문으로 기재

5. 이의제기(정산심사) 결과통보서

1) 이의제기(정산심사) 결과통보서 1

항 목 명	MODE	POSITION	항 목 설 명
서식버전	an(3)	1	'010'
보험회사등(코드)	an(30)	4	보험회사등 (코드)는 "별표 6"에 의한다
정산심사차수	an(8)	34	정산 시 일정주기별 부여되는 번호(연-월 번호) • 유형 : CCYYMM
통보일자	an(8)	42	심사평가원에서 이의제기(정산심사) 결과를 통보하는 날짜를 기재 • 유형 : CCYYMMDD
서식번호	an(4)	50	N130 : 이의제기 결과통보서 N150 : 정산심사 결과통보서
접수번호	an(7)	54	기 통보된 심사결과통보서 해당 명세서의 접수번호를 기재
청구서일련번호	an(3)	61	기 통보된 심사결과통보서 해당 명세서의 청구서 일련번호를 기재
의료기관기호	an(8)	64	이의제기서의 의료기관기호 또는 정산심사를 실시한 의료기관기호를 기재
의료기관명칭	an(50)	72	의료기관 명칭 또는 대표자(개설자)의 성명을 기재
심사차수	an(8)	122	기 통보된 심사결과통보서 해당 명세서의 심사차수를 기재
청구번호	an(10)	130	기 통보된 심사결과통보서 해당 명세서의 청구번호를 기재
보험자종별구분	an(1)	140	기 통보된 심사결과통보서 해당 명세서의 보험자종별구분을 기재 8: 자동차보험
통보자	an(35)	141	이의제기(정산심사) 결정내용 통보자인 심사평가원장을 기재
안내사항	an(350)	176	보험자 종별구분에 따른 안내사항을 기재

2) 이의제기(정산심사) 결과통보서 2

항 목 명	MODE	POSITION	항 목 설 명
정산심사차수	an(8)	1	정산 시 일정주기별 부여되는 번호(연-월 번호) • 유형 : CCYYMM
통보일자	an(8)	9	심사평가원에서 이의제기(정산심사) 결과를 통보하는 날짜를 기재 • 유형 : CCYYMMDD
서식번호	an(4)	17	N130 : 이의제기결과통보서 N150 : 정산심사결과통보서
접수번호	an(7)	21	기 통보된 심사결과통보서 해당 명세서의 접수번호를 기재
청구서일련번호	an(3)	28	기 통보된 심사결과통보서 해당 명세서의 청구서 일련번호를 기재
정산연번	an(10)	31	심사평가원에서 정산명세서 색인 시 부여하는 번호를 기재
문서번호	an(60)	41	심사평가원의 이의제기(정산심사)결정 완료 문서번호를 기재
문서완료일자	an(8)	101	심사평가원의 이의제기(정산심사)결정 문서 완료일자를 기재
담당부	an(35)	109	심사평가원의 이의제기(정산심사)결정 완료문서 담당부명을 기재
담당자	an(35)	144	심사평가원의 이의제기(정산심사)결정 완료문서 담당자 성명을 기재
담당자 전화번호	an(20)	179	심사평가원의 이의제기(정산심사)결정 완료문서 담당자의 전화번호를 기재
정산심사 진료비총액 결정차액 합계	n(12)	199	이번 심사결정 진료비총액과 이전 심사결정 진료비총액의 차액 합계를 기재
정산심사 환자납부총액 결정 차액 합계	n(12)	211	이번 심사결정 환자납부총액과 이전 심사결정 환자납부총액의 차액 합계를 기재
정산심사 결정 차액 합계	n(12)	223	이번 심사결정 금액과 이전 심사결정 금액의 차액 합계를 기재
관련근거	an(350)	235	의료기관에서 이의제기서에 기재한 해당 문서번호 또는 정산심사의 경우 전산심사 관련근거를 기재
참조란	an(1750)	585	추가 기술사항을 기재

3) 이의제기(정산심사) 결과통보서 3

항 목 명	MODE	POSITION	항 목 설 명
정산심사차수	an(8)	1	정산 시 일정주기별 부여되는 번호(연-월 번호) • 유형 : CCYYMM
통보일자	an(8)	9	심사평가원에서 이의제기(정산심사) 결과를 통보하는 날짜를 기재 • 유형 : CCYYMMDD
서식번호	an(4)	17	N130 : 이의제기결과통보서 N150 : 정산심사결과통보서
접수번호(연번)	an(7)	21	기 통보된 심사결과통보서 해당 명세서의 접수번호를 기재
청구서일련번호	an(3)	28	기 통보된 심사결과통보서 해당 명세서의 청구서 일련번호를 기재
정산연번	an(10)	31	심사평가원에서 정산명세서 색인시 부여하는 번호를 기재
명세서일련번호	an(5)	41	기 통보된 심사결과통보서 해당 명세서의 명세서 일련번호를 기재
사고접수번호	an(30)	46	자동차사고 접수시 보험회사등에서 부여한 일련번호
환자성명	an(20)	76	기 통보된 심사결과통보서 해당 명세서의 환자 성명을 기재
정산심사 진료비 총액 결정차액	n(10)	96	이번 심사결정 진료비총액과 이전 심사결정 진료비총액의 차액을 기재
정산심사 환자 납부총액 결정 차액	n(10)	106	이번 심사결정 환자납부총액과 이전 심사결정 환자납부총액의 차액을 기재
정산심사결정차액	n(10)	116	이번 심사결정금액과 이전심사결정 금액의 차액을 기재
정산심사결정액 Ⅰ항	n(10)	126	(Ⅰ)란의 정산심사결정 금액을 기재 ※ '+'금액은 환급금액, '-'금액은 환수금액을 의미함
정산심사결정액 Ⅱ항	n(10)	136	(Ⅱ)란의 정산심사결정 금액을 기재 ※ '+'금액은 환급금액, '-'금액은 환수금액을 의미함
결정내용	an(1750)	146	명일련에 대한 이의제기(정산심사) 결정내용을 기재

(별표 1)

자동차보험 진료수가 청구체계(제13조제5항 관련)

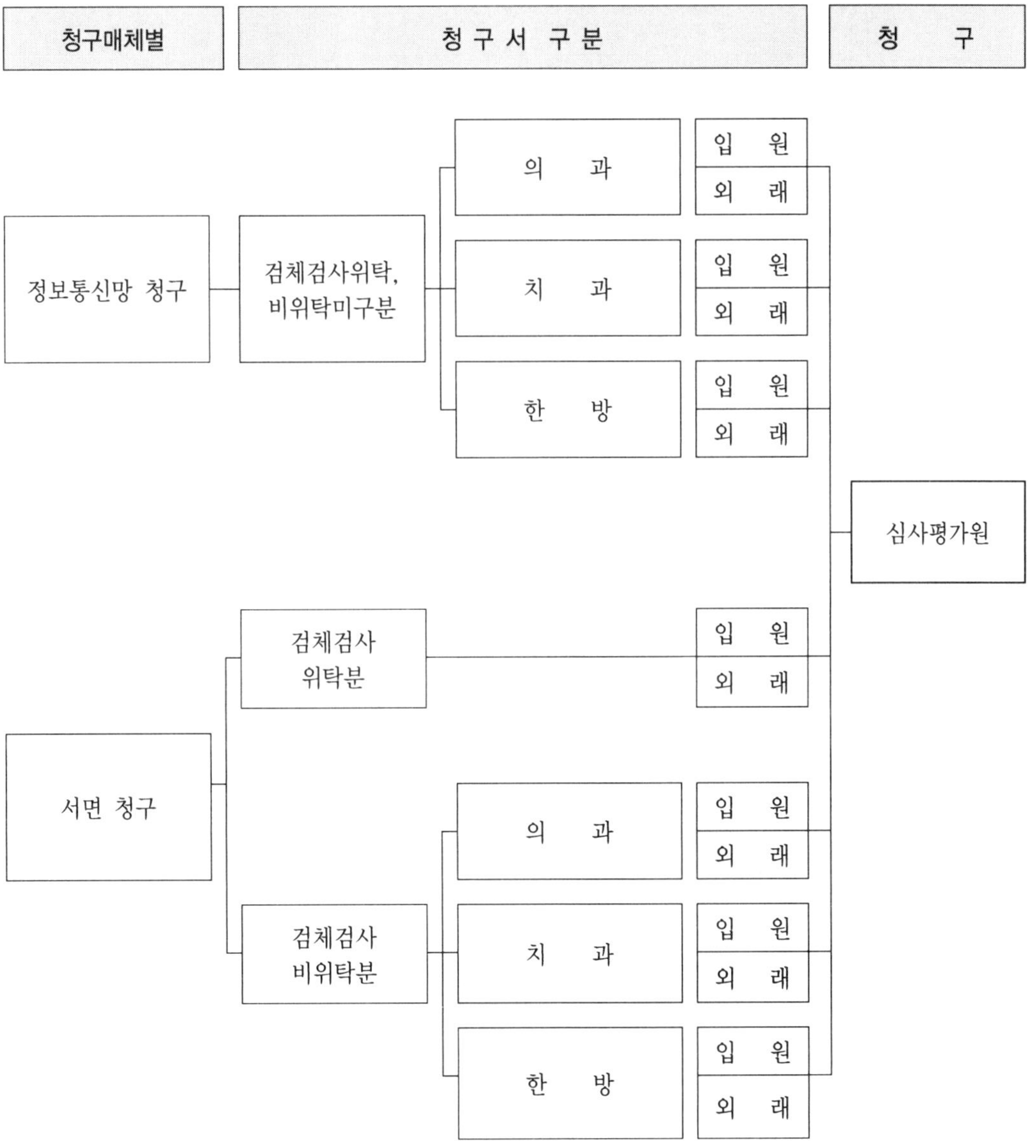

주) 1. 보험회사등별로 구분하여 청구함

2. 요양병원의 의과 입원은 장기환자와 제외환자의 진료수가로 구분하여 청구함

(별표 2)

전자문서 서식번호(제11조제2항 관련)

의료기관과 건강보험심사평가원이 진료수가 청구등과 관련하여 사용할 수 있는 전자문서는 다음과 같다.

○ 의료기관이 건강보험심사평가원에 전송하는 전자문서

구분	전자문서명	서식번호	비 고
1	자동차보험진료수가청구서	C010	자동차보험진료수가청구서
2	의·치과용 진료수가명세서	C020	자동차보험 의과입원
		C120	자동차보험 의과입원 (요양병원 장기환자)
		C021	자동차보험 의과외래
		C022	자동차보험 치과입원
		C023	자동차보험 치과외래
3	한방용 진료수가명세서	C110	자동차보험 한방입원
		C111	자동차보험 한방외래
4	치료재료 및 비급여약제 구입내역통보서	C060	
5	의료기관 자체 조제·제제약 내역통보서	C070	
6	보완자료 제출내역서	C061	
7	검체검사 공급내역 통보서	C200	
8	PACS 등 영상자료 제출내역서	C090	
9	환자평가표 파일		
10	비용산정 통보서	C100	

○ 건강보험심사평가원이 의료기관에 전송하는 전자문서

구분	전자문서명	서식번호	비 고
11	자동차보험청구·명세서 등 접수(반송)증	N010	
12	진료수가 심사결과통보서	N020	
13	보완자료 요청내역서	N110	
14	수탁기관 통보확인 결과통보서	N120	
15	이의제기(정산심사) 결과통보서	N130	이의제기결과통보서
		N150	정산심사결과통보서

(별표 3)

진료과목별 코드(제20조제3항 관련)

※ "진료과목"은 실제 진료를 받은 진료과목(병원 이상) 또는 상병명에 해당되는 진료과목(의원)을 아래 코드로 기재하되, 진료과목이 2개 이상에 해당되는 경우에는 이를 모두 기재하여야 한다.

(의 과)

진료과목	코드번호	진료과목	코드번호
내 과	01	피 부 과	14
신 경 과	02	비 뇨 기 과	15
정신건강의학과	03	영 상 의 학 과	16
외 과	04	방사선종양학과	17
정 형 외 과	05	병 리 과	18
신 경 외 과	06	진단검사의학과	19
흉 부 외 과	07	결 핵 과	20
성 형 외 과	08	재 활 의 학 과	21
마취통증의학과	09	핵 의 학 과	22
산 부 인 과	10	가 정 의 학 과	23
소아청소년과	11	응 급 의 학 과	24
안 과	12	직업환경의학과	25
이 비 인 후 과	13	예 방 의 학 과	26

※ 내과 세부전문과목

진료과목	코드번호	진료과목	코드번호
내과 통합	00	신장내과	05
소화기내과	01	혈액종양내과	06
순환기내과	02	감염내과	07
호흡기내과	03	알레르기내과	08
내분비·대사내과	04	류마티스내과	09

※ 내과 세부전문과목 운영기관 중 일부 분리하지 않고 통합 운영하는 분야는 '00'으로 기재

(치 과)

진료과목	코드번호	진료과목	코드번호
치 과	49	치과보존과	55
구강악안면외과	50	구강내과	56
치과보철과	51	구강악안면방사선과	57
치과교정과	52	구강병리과	58
소아치과	53	예방치과	59
치주과	54		

(한 방)

진료과목	코드번호	진료과목	코드번호
한방내과	80	침구과	85
한방부인과	81	한방재활의학과	86
한방소아과	82	사상체질과	87
한방안·이비인후·피부과	83	한방응급	88
한방신경정신과	84		

(별표 4)

의약분업 예외 구분코드(제20조제4항 관련)

구분	코드	예 외 사 유
지역	01	약국이 없는 지역, 재해발생지역, 보건기관 중 예외기관
환자	11	응급환자
	13	「정신보건법」에 따른 정신요양시설에 수용중인 정신질환자 및 조현병·조울증 등 자신 또는 타인을 해할 우려가 있는 정신질환자
	15	「감염병의 예방 및 관리에 관한 법률」에 따른 제1군 감염병환자
	17	국가유공자 등 예우 및 지원에 관한 법령에 따른 상이등급 1급부터 3급 해당자까지에 해당하는 자, 「5·18민주유공자예우에 관한 법률」에 따른 5·18민주화운동부상자 중 장해등급 1급부터 4급까지에 해당하는 자
	19	장애인복지 관련 법령에 따른 1급·2급 장애인 및 이에 준하는 장애인 「장애인복지법」에 따른 1급·2급 장애인 및 중증 장애인 보호자와 동반한 소아환자, 고엽제후유의증환자 지원 등에 관한 법령에 따른 고도장애인
	21	파킨슨병 환자, 한센병 환자
	23	장기이식을 받은 자에 대하여 이에 관련된 치료를 하거나 후천성면역결핍증 환자에 대하여 해당 질병을 치료하기 위하여 조제하는 경우
	25	「사회복지사업법」에 따른 사회복지시설 입소자
	27	가정간호대상자, 방문 보건 의료사업 대상자
	29	협진(한양방, 양한방, 양양방)환자
	31	「형의 집행 및 수용자의 처우에 관한 법률」 및 「군에서의 형의 집행 및 군수용자의 처우에 관한 법률」에 따른 교정시설, 「보호소년 등의 처우에 관한 법률」에 따른 보호소년 수용시설, 「치료감호법」에 따른 치료감호시설 수용자
약품	41	감염병 예방접종약, 진단용 의약품
	43	보건소, 보건지소, 결핵협회부속의원에서 「결핵예방법」에 따라 결핵치료제를 투여하는 경우
	45	의료기관 조제실 제제·임상시험용 의약품·마약·방사성의약품·신장투석액 및 이식정 등 투약을 위하여 기계·장치를 이용하거나 시술이 필요한 의약품·식품의약품안전청장이 정하는 희귀의약품
	47	6세 이하의 소아에게 투약하는 항암제(경구)
	52	주사제를 원내 투약하는 경우
	55	검사를 위하여 필요하거나 수술 및 처치에 사용하는 의약품
	57	예외약제와 동시 투여하는 약제
기타	61	국군의료시설, 경찰병원 또는 중앙소방전문치료센터에서 그 업무수행으로서 군인환자, 경찰환자·소방공무원인 환자에 대하여 조제하는 경우 등

(별표 5)

특정내역 구분코드(제20조제5항 관련)

※ 특정의 진료(조제)내역 및 청구내역에 대한 추가적 기술사항 등을 기재

○ 항목의 특정내역 기재형식 중 숫자형은 9로, 문자형은 X로, 소숫점은 V로, 연월일은 CCYYMMDD로, 시간의 시·분은 HHMM으로 표기하며 괄호( )는 크기를 나타냄

1. 명일련 단위

구분 코드	특정내역	특정내역 기재형식	설 명
MS001	원내투약일수 (경구·외용)	9(3)	의약분업예외사항이 발생하여 경구 또는 외용약제를 원내에서 조제·투약시 해당 명세서의 실 투약일수를 기재(입원인 경우 퇴원약 조제·투약일수까지 포함, 의·치과, 한방명세서 해당)
MS002	원내투약일수 (주사제)	9(3)	주사제를 원내 투여한 경우 해당 명세서의 주사제 실 투여일수(인슐린 등 분할투여 주사제 포함)를 기재(입원인 경우 퇴원약 조제일수까지 포함, 의·치과명세서 해당)
MS004	신생아체중	9(4)	모든 분만 명세서와 신생아 명세서의 경우 신생아 체중을 기재분만 명세서에는 출생 당시의 신생아 체중으로 기재하고, 신생아 명세서에는 입원(또는 출생) 당시 신생아 체중을 그램(gram)단위로 기재
MS005	낮병동재원시간	ccyymmddhhmm/ccyymmddhhmm	낮병동 입원시 해당 날짜와 재원기간 From/To를 기재
MT001	별도명세서 작성구분	X(1)	• 의과, 치과, 한의과가 개설된 병원급이상 의료기관 및 보건의료원에서 의과(치과, 한의과) 입원기간 중 한의과(의과, 치과) 협의 진료로 별도의 명세서 작성시 'C'를 기재 • 타법령(산재보험, 건강보험 등)으로 입원진료 중 교통사고로 인한 상병에 대한 진료로 별도의 명세서 작성시 'K'를 기재
MT003	개방병원진료시 의뢰기관기호	9(8)/9(1)	「의료법」 제39조(시설 등의 공동이용)에 따라 참여의가 개방병원에서 입원 및 외래수술 등 진료를 행하고 동 소요비용을 개방병원에서 청구할 경우 진료를 의뢰한 의료기관(참여병·의원)기호 및 의뢰 당시 환자의 참여병·의원에서의 진료형태(입원: 1, 외래: 2)를 기재
MT004	소명자료 구분	X(1)	전산청구시 우편 또는 전송망 등으로 명세서와 관련된 소명자료를 첨부하는 경우 'Y'로 기재

<table>
<tr><th>구분
코드</th><th>특정내역</th><th>특정내역
기재형식</th><th>설 명</th></tr>
<tr><td>MT010</td><td>폐렴 정보</td><td>X(1)/X(1)
/X(1)/X(1)
/X(1)/X(1)
/ccyymmdd</td><td>요양병원의 장기환자에게 폐렴이 발생되어 행위별수가를 적용하는 경우 '폐렴 환자에 대한 점검표' 항목별 해당유무(해당하면 "Y", 그렇지 않으면 "N")와 진단일을 순서대로 기재</td></tr>
<tr><td>MT011</td><td>패혈증 정보</td><td>X(1)/X(1)/X
(1)/X(1)/X(1)
/ccyymmdd</td><td>요양병원의 장기환자에게 패혈증이 발생되어 행위별수가를 적용하는 경우 '패혈증 환자에 대한 점검표' 항목별 해당유무(해당하면 "Y", 그렇지 않으면 "N")와 진단일을 순서대로 기재</td></tr>
<tr><td>MT015</td><td>제출자료 목록표</td><td>X(2)</td><td>진료수가청구시 심사참고자료 등을 제출하는 경우 기재하되, 아래의 제출자료별 코드를 참조하여 '제출자료코드/제출자료코드/........'형태로 기재

〈제출자료별 세부코드〉
<table>
<tr><th>구분</th><th>제출자료명</th><th>코드</th><th>제출자료명</th><th>코드</th></tr>
<tr><td rowspan="6">진료기록부</td><td>입퇴원기록지</td><td>01</td><td>의사지시기록지</td><td>02</td></tr>
<tr><td>수술기록지</td><td>03</td><td>마취기록지</td><td>04</td></tr>
<tr><td>경과기록지</td><td>05</td><td>간호기록지</td><td>06</td></tr>
<tr><td>중환자실기록지</td><td>07</td><td>투약기록지</td><td>08</td></tr>
<tr><td>신경차단술시술기록지</td><td>09</td><td>혈액투여기록지</td><td>10</td></tr>
<tr><td>재활·물리치료기록지</td><td>11</td><td>방사선치료기록지</td><td>12</td></tr>
<tr><td rowspan="4">검사결과지</td><td>검체검사결과지</td><td>21</td><td>병리검사결과지</td><td>22</td></tr>
<tr><td>기능검사결과지</td><td>23</td><td>내시경, 천자 및 생검료결과지</td><td>24</td></tr>
<tr><td>골밀도검사결과지</td><td>25</td><td>핵의학영상진단결과지</td><td>26</td></tr>
<tr><td>판독결과지</td><td>27</td><td>-</td><td>-</td></tr>
<tr><td rowspan="4">영상자료</td><td>X-RAY 필름</td><td>41</td><td>CD</td><td>42</td></tr>
<tr><td>디스켓</td><td>43</td><td>Full PACS</td><td>44</td></tr>
<tr><td>비디오테이프</td><td>45</td><td>Roll film</td><td>46</td></tr>
<tr><td>Cine 필름</td><td>47</td><td>file (mail)</td><td>48</td></tr>
<tr><td rowspan="3">기타자료</td><td>의사소견서</td><td>61</td><td>장기입원사유서</td><td>62</td></tr>
<tr><td>중환자실
장기입원사유서</td><td>63</td><td>교과서적 자료 등 근거자료</td><td>64</td></tr>
<tr><td>선택진료신청서</td><td>65</td><td>상급병실료 지불보증 근거자료</td><td>66</td></tr>
</table></td></tr>
<tr><td>MT016</td><td>제출자료 목록표
(기타)</td><td>X(200)</td><td>진료수가청구시 심사참고자료 등을 제출하는 경우 기재하되, 'MT015'에서 정한 제출자료 이외의 자료를 제출하는 경우 기재
- 평문(FreeText) ※영문(200자), 한글(100자)</td></tr>
</table>

구분 코드	특정내역	특정내역 기재형식	설　　명
MT024	임부정보 및 임부금기 의약품 처방(조제)사유 (의료기관)	X(1)/X(9) /X(200)	의료기관(의・치과)에서 환자에게 의약품을 처방・조제시 임부 여부를 확인하여 임부인 경우 'Y'를 기재하고 임부금기 의약품코드와 구체적 처방 사유를 기재 Y(임부)/임부금기 의약품코드/구체적 사유 ※ 구체적 사유는 평문(Free Text)으로 기재(영문 200자, 한글 100자) ※ 임부금기 의약품이 2개 이상인 경우 각각 기재
MT025	물리치료사 공휴일 근무현황	ccyymmdd /9(1).V9(1)	1개월 또는 1주일동안 물리치료사가 공휴일 근무한 경우 공휴일 근무일자와 근무자수를 기재 (접수번호별 첫 번째 명일련에만 기재) ※ 공휴일 근무일수가 2일 이상인 경우 각각 기재 ※ 단, 시간제, 격일제 근무자는 주3일 이상이면서 주20시간 이상인 경우 0.5인으로 산정
MT026	인공호흡시간	9(5)	만1세 미만의 영아가 입원하여 인공호흡을 실시한 경우 실제 실시한 인공호흡 시간을 기재 동일 입원기간 중 총 발생시간을 합산하여 시간(hours)단위로 기재 ※ 총 발생한 인공호흡시간을 합산하여 30분 기준으로 4사 5입 함
MT027	영아체중	9(4)	생후 29일 이상 만1세 미만 영아 명세서의 경우 입원당시의 체중이 2,500그램(gram) 미만인 경우 해당 체중을 그램(gram) 단위로 기재
MJ001	가정간호 구분자	X(1)	• 가정간호기관으로 등록된 의료기관에서 가정간호를 받은 경우 'Z'를 기재
MJ002	환자납부액 발생사유	X(200)	환자납부액이 발생한 경우 구체적 사유를 기재 ※ 구체적 사유는 평문(Free Text)으로 기재(영문 200자, 한글 100자)
MX999	기타내역	X(700)	기타 명세서 추기내역 기재 – 평문(FreeText) ※ 영문(700자), 한글(350자)

2. 진료내역 줄번호(확장번호) 단위 및 처방내역 줄번호(확장번호) 단위

구분 코드	특정내역	특정내역 기재형식	설 명
JS001	마취과전문의	9(13)/9(6)/X(20)	마취의사를 초빙하여 마취(바2) 실시한 경우 해당 마취의사의 내역 기재 (주민번호 기재시 "-"는 기재생략) 주민번호/자격번호/성명
JS002	의약분업 예외구분코드	9(2)	의약분업 예외사항 발생으로 의료기관에서 원내 조제・투약이 이루어진 경우 해당 예외구분코드(별표 4. 의약분업예외구분코드 참조)를 기재하고, 원외처방발행기관에서 퇴장방지의약품 원외처방시 해당의약품의 사용장려비를 청구할 경우 구분코드 '99'를 기재
JS003	입원시각	ccyymmddhhmm	0-6시 사이에 입원한 경우 해당 입원시간을 기재
JS004	퇴원시각	ccyymmddhhmm	18-24시 사이에 퇴원한 경우 해당 퇴원시간을 기재
JS005	검체검사 위탁	9(8)/ccyymmdd	수탁기관에 검체검사를 의뢰한 경우 수탁기관기호와 검사의뢰일을 기재
JS006	시설 등의 공동이용 진료	9(8)/ccyymmdd	의료자원을 공동 이용하는 계약에 따라 의료기관의 시설, 인력 및 장비 등을 공동이용하는 경우 실시기관의 의료기관기호와 진료의뢰일을 기재
JS007	개방병원 의뢰진료	9(8)/ccyymmdd	참여병・의원이 개방병원으로 검체검사 외 검사 등을 의뢰한 경우 개방병원의 의료기관기호와 의뢰일을 기재
JS008	위탁진료	9(8)/ccyymmdd	의료자원을 공동 이용하는 계약에 따른 경우가 아닌 시설・장비 및 인력 등을 보유한 다른 의료기관에 진료를 의뢰한 경우 실시한 의료기관기호와 의뢰일을 기재
JS009	준용명	X(700)	「상대가치점수표」에 분류되지 않은 항목을 「상대가치점수표」상의 비슷한 진료행위로 준용하여 'JJJJJJ'코드로 청구시 진료행위명과 산출식을 기재하고, 한의사의 임의처방 또는 첩약 청구시에는 임의처방명(첩약명)을 기재 - 평문(FreeText) ※ 영문(700자), 한글(350자)
JS010	야간가산	ccyymmddhhmm	진찰료 또는 수술・처치, 마취료 등 야간가산시 실시시간 기재
JS011	혈명코드	X(5)	한방 침술시 혈명코드 기재하되, 혈명고드가 두개 이상일 경우 "/"로 구분
JT001	확인코드	X(5)	진료행위에 대한 추가기술 사항을 구분하는 코드로서 확인코드가 여러개 발생할 경우"/"로 구분하여 기재
JT002	진찰료	9(2)/ccyymmdd	진찰료를 1일 2회 이상 산정시 기재 진료과목/진찰일/진료과목/진찰일...형태로 기재 (진료과목은 별표 3.진료과목별 코드 참조)

구분 코드	특정내역	특정내역 기재형식	설명
JT003	중환자실 (신생아 중환자실 포함)	ccyymmdd/ ccyymmdd	중환자실에 입원한 경우 중환자실 입원기간 From/To를 기재
JT004	신생아 중환자실	9(2)/9(4)	신생아중환자실에 입원한 경우 제태기간/출생시몸무게 체중을 그램(gram)단위로 기재 ※ 제태기간은 주수를 만으로 기재하되, 제태기간 산정시 1주 미만의 끝수는 절사(切捨)함
JT005	분만	9(2)	모든 분만명세서의 경우 임신주수를 기재 ※ 임신주수 산정시 1주미만의 끝수는 절사(切捨)함 ※ 동 특정내역이 발생한 명세서의 경우 신생아체중(MS004)도 동시에 기재하여야 함
JT007	치매 검사결과	9(2)/ccyymmdd/9(1).V9(1)/ccyymmdd/9(1)/ccyymmdd	치매치료제 중 Acetylcholinesterase inhibitor 약제(예: 아리셉트정, 레미닐정, 엑셀론정 등)나 Memantine 제제(예: 에빅사정 등)를 투여한 경우 MMSE 검사결과/검사실시일/CDR 검사결과/검사실시일/GDS 검사결과/검사실시일을 순서대로 기재
JT010	저함량 의약품 배수 처방(조제) 사유(의료기관)	X(1)/X(200)	제조업자(수입자)・성분・제형이 동일한 의약품 중 여러 함량으로 등재되어 있는 경우 고함량 의약품으로 처방(또는 원내조제)하지 않고 저함량 의약품으로 배수 처방하거나 원내조제하는 경우 해당 처방(원내조제)사유를 기재 (처방(조제)사유코드가 'E'인 경우는 구체적인 사유를 함께 기재) 처방(조제)사유코드/구체적 사유 ※ 구체적 사유는 평문(Free Text)으로 기재 (영문 200자, 한글 100자) 〈배수 처방(조제)사유별 코드〉 사유 / 코드 용량 조절(titration) 중인 의약품 / A 환자의 자가 조절이 필요한 의약품 / B 투여시기 마다 1회 투약량을 달리하는 경우 / C 기타 환자상태 등 고려 배수 처방이 불가피한 경우 / E
JT011	병용・연령 금기 등 약제 처방(조제)사유 (의료기관)	X(400)	의료기관(의・치과)이 병용・연령금기 등 약제를 병용・연령금기 등 약제를 원외처방하거나 원내조제하는 경우 구체적 사유를 기재 ※ 구체적 사유는 평문(Free Text)으로 기재(영문 400자, 한글 200자)

<table>
<tr><th>구분
코드</th><th>특정내역</th><th>특정내역
기재형식</th><th>설 명</th></tr>
<tr><td>JT012</td><td>동일성분 의약품 중복 처방사유 (의료기관)</td><td>X(1)/X(200)</td><td>의료기관(의·치과) 외래 진료분 원외처방전의 일부 의약품을 동일성분 의약품으로 중복처방 시 해당 사유코드를 기재
중복처방 사유코드/구체적 사유
※ 구체적 사유는 평문(Free Text)으로 기재(영문 200자, 한글 100자)

〈중복처방 사유별 코드〉
<table>
<tr><th>사 유</th><th>코드</th></tr>
<tr><td>환자가 장기 출장이나 여행으로 인하여 의약품이 소진되기 전 처방을 받아야 하는 경우</td><td>A</td></tr>
<tr><td>의약품 부작용, 용량 조절 등으로 약제 변경이 불가피하거나, powder 형태의 조제 등으로 인하여 기존 처방의약품 중 특정 성분만을 구분하여 별도 처방할 수 없는 경우</td><td>B</td></tr>
<tr><td>항암제 투여 중인 환자나 소아환자로서 구토로 인해 약 복용 중 약제가 소실된 경우 등 환자의 귀책사유 없이 약제가 소실·변질된 경우</td><td>C</td></tr>
</table></td></tr>
<tr><td>JT013</td><td>수술일자</td><td>ccyymmdd</td><td>수술일자를 기재하는 수술을 시행한 경우 해당 수술일자를 기재
※ 동 수술 중 양측으로 구분되는 수술인 경우에는 확인코드(JT001)에 좌·우측 여부를 동시에 기재함</td></tr>
<tr><td>JT014</td><td>향정신성 약물 장기처방(조제) 사유(의료기관)</td><td>X(1)/X(200)</td><td>의료기관(의·치과) 외래 진료시 아래와 같은 대상성분의 향정신성 약물을 1회에 30일을 초과하여 원외처방하거나 원내조제하는 경우 'Y/구체적 사유'를 기재
(구체적 사유는 평문(Free Text)으로 기재 (영문 200자, 한글 100자))
※ 대상성분 :
Alprazolam, Bromazepam, Brotizolam, Chlordiazepoxide, Clobazam, Clorazepate dipotassium, Clotiazepam, Diazepam, Ethyl loflazepate, Etizolam, Flurazepam, Lorazepam, Mexazolam, Pinazepam, Zolpidem.</td></tr>
<tr><td>JT017</td><td>내용액제 처방(조제)사유 (의료기관)</td><td>X(1)/X(200)</td><td>의료기관(의·치과)이 동일성분의 정제 또는 캡슐제가 있는 내용액제(시럽 및 현탁액 등)를 처방하거나 원내조제하는 경우 해당 처방(원내조제)사유를 기재
(처방(조제)사유코드가 'E'인 경우는 구체적인 사유를 함께 기재)
※ 구체적 사유는 평문(Free Text)으로 기재 (영문 200자, 한글 100자)</td></tr>
</table>

<table>
<tr><th>구분
코드</th><th>특정내역</th><th>특정내역
기재형식</th><th>설 명</th></tr>
<tr><td></td><td></td><td></td><td>〈내용액제 처방(조제)사유별 코드〉
<table>
<tr><th>사 유</th><th>코드</th></tr>
<tr><td>고령으로 인한 연하곤란이 있어 정제 또는 캡슐제를 삼킬 수 없는 경우</td><td>A</td></tr>
<tr><td>치매로 인한 연하곤란이 있어 정제 또는 캡슐제를 삼킬 수 없는 경우</td><td>B</td></tr>
<tr><td>경관영양(tube feeding) 상태로 정제 또는 캡슐제를 삼킬 수 없는 경우</td><td>C</td></tr>
<tr><td>A부터 C까지에 해당하지 않는 사유로 정제 또는 캡슐제를 투약 할 수 없는 경우</td><td>E</td></tr>
</table></td></tr>
<tr><td>JT019</td><td>필요시 투약하는 약제(PRN) 처방(조제)(의료기관)</td><td>X(1)</td><td>필요시 투약하는 약제(PRN)를 의료기관에서 원외처방하거나 원내조제하는 경우 ‘P’를 기재</td></tr>
<tr><td>JJ001</td><td>선택진료의사</td><td>9(13)/9(6)
/X(20)</td><td>선택진료를 실시한 경우 당해 선택진료의사의 내역기재(주민번호 기재시 “-”는 기재생략)
주민번호/자격번호/성명</td></tr>
<tr><td>JJ004</td><td>신의료기술등 명칭</td><td>ccyymmdd
/X(600)</td><td>급여 결정신청 후 건강보험 급여 또는 비급여로 결정ㆍ고시되기 전인 신의료기술등은 ‘SSSSSS’ 코드로 청구하고, 신의료기술등 급여 결정신청일과 명칭을 기재
- ccyymmdd/신의료기술등 명칭
- 신의료기술 등 명칭은 평문(Free Text)로 영문(600자), 한글(300자)</td></tr>
<tr><td>JX999</td><td>기타내역</td><td>X(700)</td><td>특정내역의 구분코드가 없는 경우에는 기타 줄번호(확장번호)단위의 기타내역에 기재
- 평문(FreeText) ※ 영문(700자), 한글(350자)</td></tr>
</table>

※ 명세서 단위 및 줄번호 단위별로 특정내역이 발생시 해당 단위별로 작성하고, 동일 명세서 및 줄번호에 여러 특정내역이 발생시에도 각각으로 생성하여 기재하며, 약제, 검사, 처치 등 별도의 인정기준에 의한 경우에는 검사일자, 검사결과 등을 세부작성요령 〈별첨. 특정내역 구분코드 작성요령〉에 의거 기재

3. 처방내역단위

<table>
<tr><th>구분
코드</th><th>특정내역</th><th>특정내역
기재형식</th><th>설 명</th></tr>
<tr><td>CT001</td><td>동일 성분
의약품 중복
처방사유
(의료기관)</td><td>X(1)/X(200)</td><td>의료기관 외래 진료분 원외처방전의 모든 의약품을 동일 성분 의약품으로 중복처방시 해당 중복처방 사유코드를 기재

중복처방 사유코드/구체적 사유
※ 구체적 사유는 평문(Free Text)으로 기재
(영문 200자, 한글 100자)

〈중복처방 사유별 코드〉
<table>
<tr><th>사 유</th><th>코드</th></tr>
<tr><td>환자가 장기 출장이나 여행으로 인하여 의약품이 소진되기 전 처방을 받아야 하는 경우</td><td>A</td></tr>
<tr><td>의약품 부작용, 용량 조절 등으로 약제 변경이 불가피하거나, powder 형태의 조제 등으로 인하여 기존 처방의약품 중 특정 성분만을 구분하여 별도 처방할 수 없는 경우</td><td>B</td></tr>
<tr><td>항암제 투여 중인 환자나 소아환자로서 구토로 인해 약 복용 중 약제가 소실된 경우 등 환자의 귀책사유 없이 약제가 소실·변질된 경우</td><td>C</td></tr>
</table></td></tr>
</table>

(별표 6)

보험회사등 코드(제20조제6항 관련)

보험회사 등	코드	보험회사 등	코드
메리츠화재해상보험	01	전국택시공제조합	21
한화손해보험	02	전국버스공제조합	22
롯데손해보험	03	전국화물자동차공제조합	23
GFMI손해보험	04	전국개인택시공제조합	24
흥국화재해상보험	05	전국전세버스공제조합	25
삼성화재해상보험	08	전국렌터카공제조합	30
현대해상화재보험	09	AXA손해보험	41
LIG손해보험	10	The-K 손해보험	42
동부화재해상보험	13	ERGO다음다이렉트손해보험	43
AIG손해보험	17	현대하이카다이렉트자동차보험	45

(별표 7)

진 료 코 드(제20조제7항 관련)

1. 코드개요

코드는 수가, 준용, 약제 및 동 의약품의 일반(성분)명, 원료, 조제(제제)약, 치료재료로 분류되며, 각각의 코드는 다음과 같은 코드 구분자를 갖는다.

(의·치과)

수 가 : 1

준 용, 신의료기술등 급여 결정신청건(행위, 치료재료) : 2

약 제 : 3　　　　원료, 조제(제제)약 : 4

약제의 일반(성분)명 : 5　　　　치료재료 : 8

(한 방)

수 가 : A

준 용, 신의료기술등 급여 결정신청건(행위, 치료재료) : B

약 가 : C　　　　치료재료 : H

※ 코드의 자리수는 약제(9자리), 한약제제(9자리), 산업재해보상보험에서 정한 수가(5자리 또는 7자리), 준용코드(6자리)외에는 모두 8자리이며, 수가코드는 산정지침과 관련이 없는 경우 5자리만 사용하고 산정지침이 적용되는 경우는 8자리 코드를 사용한다.

2. 진료내역코드

1) 건강보험기준에서 정한 수가(건강보험 행위 급여·비급여 목록고시 항목)

(1) 코드사용

기본코드는 각 장별 분류행위에 부여된 코드(주항목 포함)를 사용하고, 각 장의 산정지침이나 절의 "주"에 따라 가산 또는 감산하면서 산정코드로 표현하도록 한 경우는 의료기관이 조합하여 8자리 코드를 사용한다.

(예시) 비골촬영 2매 : G1002,

비골촬영 2매, 만8세미만 : G1002300

※ 기본코드를 8자리로 사용하는 경우

항글로불린검사(B2041106-B2048406), 약물, 독물, 유기용제 및 중금속 검사(C4501010-C4527990), 감염증·혈청검사(C4661010-C4690596, C4721610-C4723796, C4741810-C4752996)등에 대하여 산정코드 자리를 활용하여 8자리 코드로 사용.
(이때 산정코드 세번째 자리는 '0' 또는 '6'으로 기재하되 산정지침에 의거 핵의학적 방법으로 검사한 경우에는 해당 산정코드를 반영하여 '5'로 기재)

(2) 기본구조

	기본코드(5자리)			산정코드(3자리)		
	대분류	분류번호	일련번호	의미 I	의미 II	의미 III
의·치과 :	X (A-Z)	X(3) (001-999) (A01-Z99)	9	9	9	9
한방 :	9(2)	9(2)	9(1)			

(3) 진료행위 항목별 코드구조

① 기본코드

〔의·치과〕

진료행위명		대분류	분류번호	일련번호
기본 진료료	진찰료	AA	1:초진 2:재진	4:의원 5:병원 6:종합병원 7:상급종합병원 9:치과병원 0:치과의원
	입원료	AB	1:상급종합병원 2:종합병원 3:병원 4:의원 5,6:요양병원	

진료행위명		대분류	분류번호	일련번호
기본 진료료	응급의료관리료	AC	101-105	
	무균치료실입원료	AD	100-101	
	회송료	AE	100	
	낮병동입원료	AF	100-999	
	신생아입원료	AG	111-413	
	협의진찰료, 만성질환관리료 감염전문관리료, 신종플루감염전문관리료	AH	100, 200 300 400	
	중환자실입원료	AJ	001-999	
	격리실입원료	AK	100-400	
	의약품관리료	AL	100-999	
	보육기	AM	100	
	가정간호방문료	AN	100	
	가정간호교통비	AX	100	
	이송처치료	AY	100-201	
	교육상담료	AZ	001-007	
검사료	검체검사료	B,C	000-999	
		BX,BY,BZ	001-999	
		CA	241-246	
		CX,CY	001-999	
		CZ	001-500	
	병리검사료	C	550-600	
		CX,CY	001-999	
		CZ	501-975, 961	
	기능검사료	E,F,FA	001-999	
		EX,EY	001-999	
		EZ	751-935	
		FX,FY,FZ	001-999	
	내시경,천자 및 생검	C	800-999	
		CZ	976-999	
		E	750-999	
		EX	001-999	
		EZ	936-995	

진료행위명		대분류	분류번호	일련번호
영상 진단 및 방사선 치료료	단순영상진단	G,GB	001-999	
		GZ	001-020	
	특수영상진단	HA,HB	001-999	
		HE,HF	001-999	
		HZ	021-220	
	핵의학영상진단및골밀도검사료	HC,HG	001-999	
		HX,HY	001-999	
		HZ	221-270, 331-336	
	치료	HD	001-999	
		HX,HY	001-999	
		HZ	271-320	
투약 및 조제료		J	001-999	
주사료	주사	KK	001-999	
		KX	001-999	
		KZ	001-050	
	채혈 및 수혈료	X	001-999	
		XZ	051-080	
마취료	마취료 및 치과마취	L	001-099	
		LX	001-999	
	신경차단술	LA	001-999	
		LY	001-999	
	신경파괴술	LB	001-999	
		LX	001-999	
이학요법료		MM	001-999	
		MX,MY	001-999	
		MZ	001-100	
정신요법료		NN	001-999	
		NZ	001-999	
처치 및 수술료	기본 및 응급처치,중재적방사선시술	M	001-999	
		MX,MY		
		OZ		
	피부,유방,근골격계	N		
		S,SA,SB,SC		
		SZ		
		NX,NY		
	코,후두,기관,기관지,폐,흉곽,순환기	O		
		OX,OY		
		OZ		
	비장,림프절,내분비기	P		
		PX		
		PZ		

진료행위명		대분류	분류번호	일련번호
처치 및 수술료	입, 이하선, 인두, 편도, 식도, 복막, 위, 장, 장간막, 허니아, 직장, 항문, 간, 담낭, 담도, 췌장, 소화기내시경하시술, 장기이식	Q	001-999	
		QX, QY		
		QZ	001-960	
	비뇨기, 남성생식기, 여성생식기, 임신, 분만, 장기이식	R	001-999	
		RY		
		RZ		
	기본처치, 신경, 감각기(시기, 청기)	S		
		SY		
		SZ		
	캐스트	T		
	기타	QZ	961-999	
치과		U	001-999	
		UH		
		UX, UY		
		UZ		
전혈 및 혈액성분제제료		X	001-999	
식대		T, Y, Z	000-900	0-1
치과의 보철료		UA	001-999	
기타		ZZ	001-002	
요양병원 정액수가		A	0001-9999	

〔한방〕

진료행위명		대분류	분류번호	일련번호
기본 진료료	진찰료	10	1:초진 2:재진	
	협의진찰료	11	100	
	가정간호기본방문료	13	100	
	입원료	15	3:한방병원 4:한의원 5:요양병원	
	회송료	16	010	
	낮병동입원료	18	100-999	
	중환자실입원료	19	001-999	
	가정간호교통비	19	100	

진료행위명		대분류	분류번호	일련번호
검사료		20	001-999	
		29		
투약 및 조제료		30	001-999	
시술 및 처치료	시술료	40	001-999	
		49		
	처치료	45	001-999	
한방 요법료		59	001-999	
식대		5,6,7	0000-9999	

② 산정코드

〔의 · 치과〕

대분류		산정코드		
코드	대분류명칭	의미 I	의미 II	의미 III
AA	진찰료	1:만1세미만 6:만6세미만 7:만1세이상 만3세미만 9:뇌병변 · 지적 · 정신 · 자폐성장애인(치과)	1:야간 2:심야 5:공휴일 8:시설내 처방 9:보호자내원 약제 또는 처방전만 수령	1: 차등수가 제외 2: 영유아 건강검진 당일 진찰 3: 일반건강검진 당일 진찰 4. 생애전환기 건강검진 당일 진찰 5. 암검진 당일 진찰
AB	입원료	1:0-6시 입원 2:18-24시 퇴원 6:입원181~360일까지 7:입원361일부터 8:입원 51일째부터 150일까지 9:입원 151일째부터	03:강내치료 04:내과질환자, 정신질환자, 만8세미만의 소아 11:납차폐특수치료실	
AD	무균치료실입원료	1:0-6시 입원 2:18-24시 퇴원		
AG	신생아입원료			
AJ	중환자실입원료	1:0-6시 입원 2:18-24시 퇴원 8:입원 51일째부터 150일까지 9:입원 151일째부터		
AK	격리실입원료			
AN	가정간호방문료		1:야간 5:공휴	

대분류		산정코드		
코드	대분류명칭	의미 I	의미 II	의미 III
B,C BX,BY CX,CY	검체검사료	항글로블린, 약물, 독물, 유기용제 및 중금속, 세균, 진균, 바이러스, 기생충 기타감염증		5:핵의학적 방법 6:진단검사의학과전문의 등 판독 9:병리과전문의 외부슬라이드판독
C,CX CY,CZ	병리검사료			6:진단검사의학과전문의 등 판독 9:병리과전문의 외부슬라이드판독
C	천자 및 생검료	1:외과 전문의 2:흉부외과 전문의 3:만8세미만	1:치료목적	
E EX	내시경	2:흉부외과 전문의 3:만8세미만	1:내시경하 생검	
F FA	기능검사	6:만6세미만	1:Digital 뇌파분석	
G	방사선단순영상	3:만8세미만		6:영상의학과전문의 판독 7:촬영료 등
HA HE HF	방사선특수영상	3:만8세미만	1:양측혈관촬영 2:두번째혈관촬영부터 3:두번째혈관의양측촬영	1:외부병원필름판독료 6:영상의학과전문의 판독 7:촬영료 등
HC HX HY HZ	핵의학영상진단	3:만8세미만	1:정량분석 2:동적영상 3:혈류영상 4:정량+동적 5:동적+혈류 6:혈류+정량 7:정량+동적+혈류	1:외부병원필름판독료 6:핵의학과전문의 판독
HD HX HY	방사선치료료	3:만8세미만		
J	투약 및 조제료	6:만6세미만		1:제제료
KK KX	주사료	3:만8세미만		
X	채혈 및 수혈료	6:만6세미만		

대분류		산정코드		
코드	대분류명칭	의미 I	의미 II	의미 III
L	마취료	1:신생아 3:만8세미만 4:만70세이상 5:심폐체외순환법 6:일측폐환기법 7:고빈도제트환기법 8:심장수술 9:개두술	1:야간 5:공휴일	
LX		1:신생아 3:만8세미만 4:만70세이상		
LA LY	신경차단술	1:신생아 3:만8세미만 4:만70세이상		
LB LX	신경파괴술			
M-S MX-SY	처치 및 수술 중재적방사선시술	1:외과 전문의 2:흉부외과 전문의 3:자연분만 8:건강검진 당일 소화기 내시경하 시술 9:화상치료	1:야간 2:응급 5:공휴일	1:제2의 수술 2:재수술(주된 수술) 3:재수술(제2의수술)
T	캐스트	3:만8세미만	1:야간 5:공휴일	
U UX UY	치과	3:만8세미만	1:야간 5:공휴일	1:제2의 수술 2:재수술(주된 수술) 3:재수술(제2의수술)
A	요양병원정액수가	1:0-6시 입원 2:18-24시 퇴원 6:입원 181-360일까지 7:입원 361일부터		

〔한방〕

<table>
<tr><th colspan="3">대분류</th><th colspan="3">산정코드</th></tr>
<tr><th>코드</th><th colspan="2">대분류명칭</th><th>의미 I</th><th>의미 II</th><th>의미 III</th></tr>
<tr><td>10</td><td colspan="2">진찰료</td><td>6:만6세미만</td><td>1:야간
5:공휴일</td><td>1: 차등수가 제외</td></tr>
<tr><td>13</td><td colspan="2">가정간호
기본방문료</td><td></td><td>1:야간
5:공휴일</td><td></td></tr>
<tr><td>15</td><td colspan="2">입원료</td><td>1:0-6시 입원
2:18-24시 퇴원
6:입원 181일~360일까지
7:입원 361일부터
8:입원 51일째부터 150일까지
9:입원 151일째부터</td><td colspan="2">04:내과질환자, 정신질환자, 만8세미만의 소아</td></tr>
<tr><td>19</td><td colspan="2">중환자실입원료</td><td>1:0-6시 입원
2:18-24시 퇴원
8:입원 51일째부터 150일까지
9:입원 151일째부터</td><td colspan="2"></td></tr>
<tr><td>30</td><td colspan="2">투약료</td><td>6:만6세미만</td><td colspan="2"></td></tr>
<tr><td rowspan="3">40
49</td><td rowspan="3">시술료</td><td>경혈침술</td><td rowspan="3">1:신생아
8:만8세미만</td><td rowspan="3">1:야간
5:공휴</td><td>2:자락술,도침술,산침술
4:사암침법,오행침법 체질침법
6:화침,온침</td></tr>
<tr><td>침술</td><td>7:제2의침술</td></tr>
<tr><td>기타</td><td></td></tr>
<tr><td>45</td><td colspan="2">처치료</td><td></td><td>1:야간
5:공휴</td><td></td></tr>
</table>

2) 의약품코드

(1) 코드사용

① 약제(한약제제 포함)는 「의약품 바코드 표시 및 관리요령(보건복지부 고시)」에 따른 의약품 표준코드 중 일부를 사용한다.

• 건강보험 급여 약제의 제품코드와 일반(성분)명 코드는 「약제 급여 목록 및 급여 상한금액표」에 등재된 코드를 사용하고, 한약제제는 「한약제제 급여목록 및 상한금액표」에 등재된 코드를 사용한다.

• 건강보험 비급여약제의 제품코드와 일반(성분)명 코드는 건강보험심사평가원 요양기관 업무포털서비스(http://biz.hira.or.kr)/DUR정보/DUR 대상 의약품/비급여의약품에 기재된 "점검코드"와 "주성분코드"를 사용한다.

② 원료약, 조제(제제)약은 건강보험심사평가원에서 부여한 코드를 사용한다.

③ 한약제제의 고유처방은 코드부여 방법에 따라 요양기관이 부여한 코드(9자리)를 사용한다.

(2) 건강보험 급여 · 비급여 약제의 제품코드

① 기본구조

의약품 표준코드(13자리) 중 업체식별코드 및 품목코드(9자리)를 사용

자릿수(13)	3	4	5		1
내 용	국가식별 코드	업체식별 코드	품목코드		검증번호
			함량포함한 품목코드	포장단위	
부여 예	880	6400-6999 6200-6299 0500-0999	0001-9999	0: 대표코드 1-9: 포장단위	0-9
		① ② ③ ④	⑤ ⑥ ⑦ ⑧	⑨	

② 코드설명

구 분	내 용		부 여
①~④	업체식별코드		6400-6999 6200-6299 0500-0999
⑤~⑨	품목코드	⑤~⑧ : 함량 포함한 품목코드	0001-9999
		⑨ : 포장단위 대표코드 ※단, 대표코드로 품목구분이 불가능할 경우 숫자를 달리 부여	0

(3) 건강보험 급여 · 비급여 약제의 일반(성분)명 코드

① 기본구조

1	2	3	4	5	6	7	8	9

② 코드설명

①~④ : 일련번호

⑤~⑥ : 함량구분

⑦ : 투여경로(A: 내복제, B: 주사제, C: 외용제)

⑧~⑨ : 제형구분(일반정제, 서방정제, 시럽제, 액제, 산제...등)

(4) 한약제제 코드

① 기본구조

㉠ 단미엑스산제 및 기준처방

의약품 표준코드(13자리) 중 업체식별코드 및 품목코드(9자리)를 사용

자릿수(13)	3	4	5		1
내 용	국가식별 코드	업체식별 코드	품목코드		검증번호
			함량포함한 품목코드	포장단위	
부여 예	880	6400-6999 6200-6299 0500-0999	0001-9999	0: 대표코드 1-9: 포장단위	0-9
		① ② ③ ④	⑤ ⑥ ⑦ ⑧	⑨	

㉡ 고유처방

①	②	③	④	⑤	⑥	⑦	⑧	⑨

② 코드설명

㉠ 단미엑스산제 및 기준처방

구 분	내 용		부 여
①~④	업체식별코드		6400-6999 6200-6299 0500-0999
⑤~⑨	품목코드	⑤~⑧ : 함량 포함한 품목코드	0001-9999
		⑨ : 포장단위 대표코드 ※단, 대표코드로 품목구분이 불가능할 경우 숫자를 달리 부여	0

㉡ 고유처방

구 분	내 용
①	대분류 : "C"
②~⑤	해당 명세서 고유처방 발생번호
⑥~⑨	"0000"

(5) 원료약, 조제(제제)약

① 기본구조

대분류	중 분 류	소 분 류
X(1)	9(3)	9(4)

② 코드설명

㉠ 대분류

G : 원료약

H : 조제내복약

I : 조제주사약

J : 조제외용약

K : 제제내복약

L : 제제주사약

M : 제제외용약

㉡ 중분류

• 원료약

0	0	※

※ 약품명의 알파벳 첫글자

• 조제(제제)약

9	9	9

㉢ 소분류

종류, 투여방법 및 의약품 분류번호가 동일한 의약품별 일련번호

3) 치료재료 코드

(1) 코드사용

치료재료는 보건복지부장관이 인정·고시하여 「치료재료급여·비급여목록및급여상한금액표」에 등재된 품목별 코드를 사용한다.

(2) 기본구조

대 분 류	중 분 류	소 분 류
X(2)	9(3)	9(3)

(3) 코드설명

① 대분류 : 유사치료용 재료군으로 알파벳과 혼합 사용

② 중분류 : 동일용도(규격)군으로 각 상품명 표기

③ 소분류 : 업체(제조사)표기

4) 산업재해보상보험에서 정한 수가

(1) 코드사용

"산업재해보상보험 요양급여 산정기준(고용노동부 고시)"의 [별표] "산재보험에서 추가로 인정하는 요양급여의 범위 및 비용산정기준"에서 정하는 수가는 근로복지공단에서 부여한 코드 사용

(2) 기본구조

대 분 류	중 분 류	소 분 류
9(2)	9(2)	9

① 대분류 : 각 '절'별로 숫자 2자리를 부여

코드	분류
10	치과보철
12	치료보조기구
20	재활보조기구
30	의지 및 보조기 장착 후 통합재활훈련
60	초음파
70	보험급여청구서 확인 및 진단서발급 수수료
80	화상환자에게 인정하는 약제 및 치료재료
90	재활보조기구 처방 및 검수료
13	한방 첩약 및 탕전료
14	전신 해부에 따른 비용
51	재활치료료_전문재활치료료
52	재활치료료_검사료

② 중분류 : 분류번호 2자리를 따옴

③ 소분류 : 분류번호별 일련번호

5) 자동차보험에서 정한 수가

(1) 코드사용

"자동차보험 진료수가기준(국토해양부 고시)" 중 [별표 1] "건강보험기준과 달리 적용하는 사항", [별표 2] "건강보험기준에서 요양급여로 정하지 않았거나 달리 정한 사항", [별표 3] "심의회가 별도의 진료기준 및 수가를 정한 사항"은 각 분류 항목의 코드 사용

(2) 기본구조

	기본코드(5자리)			산정코드(3자리)		
	대분류	분 류 번 호	일련번호	의미 I	의미 II	의미 III
의·치과 :	X (A-Z)	X(3) (001-999) (A01-Z99)	9	9	9	9
한방 :	9(2)	9(2)	9(1)			

(3) 진료행위 항목별 코드구조

① 기본코드

〔의·치과〕

진료행위명	대분류	분류번호	일련번호
기본진료료	VA	001-999	
검사료	VB	001-999	
영상진단 및 방사선치료료	VC	001-999	
투약 및 조제료	VD	001-999	
주사료	VE	001-999	
마취료	VF	001-999	
이학요법료	VG	001-999	
정신요법료	VH	001-999	
처치 및 수술료 등	VI	001-999	
치과 처치·수술료	VJ	001-999	
전혈 및 혈액성분제제료	VK	001-999	
입원환자 식대	VL	001-999	
기타	VM	001-999	
요양병원	VN	001-999	

〔한방〕

진료행위명	대분류	분류번호	일련번호
기본진료료	90	001-999	
검사료	91	001-999	
투약 및 조제료	92	001-999	
시술 및 처치료	93	001-999	
한방 요법료	94	001-999	
입원환자 식대	95	001-999	
식대	96	001-999	
기타	97	001-999	

② 산정코드

〔의 · 치과〕

<table>
<tr><th colspan="2">대분류</th><th colspan="3">산정코드</th></tr>
<tr><th>코드</th><th>대분류명칭</th><th>의미 I</th><th>의미 II</th><th>의미 III</th></tr>
<tr><td>AA</td><td>진찰료</td><td></td><td></td><td>9:선택진료비(진찰료)</td></tr>
<tr><td>AB</td><td>입원료</td><td rowspan="3"></td><td rowspan="3">9:상급종합병원
병원관리료 가산</td><td rowspan="3"></td></tr>
<tr><td>AJ</td><td>중환자실입원료</td></tr>
<tr><td>AK</td><td>격리실입원료</td></tr>
<tr><td>EZ
FZ</td><td>기능검사료</td><td>일련번호</td><td></td><td>1:상급종합병원
2:종합병원
3:병원
4:의원</td></tr>
<tr><td>HA</td><td>방사선특수영상</td><td></td><td></td><td>9:선택진료료(특수영상진단료)
8:선택진료료(방사선혈관촬영료)</td></tr>
<tr><td>L-LY</td><td>마취료</td><td></td><td></td><td>9:선택진료료(마취)</td></tr>
<tr><td>M-S
MX-SY</td><td>처치 및 수술
중재적방사선시술</td><td></td><td></td><td>9:선택진료료(주된수술)
8:선택진료료(제2의수술)
7:선택진료료(재수술, 주된수술)
6:선택진료료(재수술, 제2의수술)</td></tr>
<tr><td>U
UX
UY</td><td>치과</td><td></td><td></td><td>9:선택진료료(주된수술)
8:선택진료료(제2의수술)
7:선택진료료(재수술, 주된수술)
6:선택진료료(재수술, 제2의수술)</td></tr>
</table>

〔한방〕

<table>
<tr><th colspan="2">대분류</th><th colspan="3">산정코드</th></tr>
<tr><th>코드</th><th>대분류명칭</th><th>의미 I</th><th>의미 II</th><th>의미 III</th></tr>
<tr><td>10</td><td>진찰료</td><td></td><td></td><td>9: 선택진료비(진찰료)</td></tr>
<tr><td>15</td><td>입원료</td><td rowspan="2"></td><td rowspan="2">9:상급종합병원
병원관리료 가산</td><td rowspan="2"></td></tr>
<tr><td>19</td><td>중환자실입원료</td></tr>
</table>

(별표 8)

치식구분 기재 요령(제18조제2항 관련)

1. 정보통신망청구

치식번호를 우상, 좌상, 우하, 좌하순으로 일렬로 위치한 뒤 상병과 관련된 치식번호 위치에 영구치의 경우는 "*"를, 유치의 경우는 "#"를 기재하며 관련이 없는 치식번호에는 "0"으로 채운다.

○ 영구치와 유치의 치식번호 위치

	우상	좌상	우하	좌하
영구치 :	8 7 6 5 4 3 2 1	1 2 3 4 5 6 7 8	8 7 6 5 4 3 2 1	1 2 3 4 5 6 7 8
유 치 :	E D C B A	A B C D E	E D C B A	A B C D E

예시 1) 좌상 4,5,6번 치아(영구치)의 치아우식증 진단시 치식구분 기재방법

	우상	좌상	우하	좌하
치식번호 :	8 7 6 5 4 3 2 1	1 2 3 4 5 6 7 8	8 7 6 5 4 3 2 1	1 2 3 4 5 6 7 8
기재방법 :	0 0 0 0 0 0 0 0	0 0 0 * * * 0 0	0 0 0 0 0 0 0 0	0 0 0 0 0 0 0 0

예시 2) 우하 D번, 좌하 A번 치아(유치)의 치아우식증 진단시 치식구분 기재방법

	우상	좌상	우하	좌하
치식번호 :	E D C B A	A B C D E	E D C B A	A B C D E
기재방법 :	0 0 0 0 0 0 0 0	0 0 0 0 0 0 0 0	0 0 0 0 # 0 0 0 0	# 0 0 0 0 0 0 0

2. 서면 청구

(예시)

○ 유치인 경우

부위 및 상병명 :

	D

가역적 치수염(상병분류기호 K0400)

○ 영구치인 경우(복합상병시)

부위 및 상병명 :

	4 5 6

만성 단순치주염(상병분류기호 K0530)

3	

근단 및 외측의 치근낭(상병분류기호 K0480)

제 3 장
보험사에서 의료 전문인력의 업무 영역

1. 의무실

고객의 보험가입 사정을 위한 진사 및 검진 업무를 지원하는 의료서비스 업무이다.

2. 언더라이팅 부서

고객의 보험금 가입 심사를 주 업무로 고객의 정보를 기준으로 가입 가능 여부를 승인해주는 일을 한다. 보험계약을 체결함에 있어 보험대상자인 피보험자의 위험을 선택하고 적절한 위험집단으로 분류하여 공정한 보험 가입이 될 수 있도록 가입조건을 결정하는 계약 심사를 통해 건실한 보험가입자가 피해를 입지 않도록 보험 가입 전 과정에 참여하게 된다.

※ 국내 자격제도는 생명보험협회에서 주관하는 언더라이팅 홈페이지를 참조(www.underwiter.or.kr)

① CKLU : 자격제한 없음, 1년에 2회
각 과목별(4과목) 100점 기준으로 50점 이상, 평균 70점 이상

② AKLU : 전년도까지 CKLU 자격시험에 합격한 자, 1년에 1회
각 과목별(4과목) 100점 기준으로 60점 이상

③ FKLU : 전년도까지 AKLU 자격시험에 합격한 자, 1년에 1회
각 과목별(4과목) 100점 기준으로 60점 이상
언더라이팅 실무경력 3년 이상

KLU(Korea Life Underwriter : 생명보험언더라이터 과정)

	CKLU과정 Certificate 자격취득	AKLU과정 Associate 자격취득	FKLU과정 Fellow 자격취득
목표	기본지식함양	전문지식 + 기본 의학지식 함양	전문지식 + 의사결정력 함양
지식 요건	필기시험합격	필기시험합격	필기시험합격 + 면접 + 실무경력
시험	4과목/객관식	4과목/객관식 (과목별 응시가능)	2과목/주관식 (과목별 응시가능)
응시 요건	제한없음	CKLU과정 자격취득	AKLU과정 자격취득
응시 과목	1. 보험기초이론 2. 언더라이팅개론 3. 계약법규 4. 클레임실무	1. 의학이론 2. 보험리스크평가 3. 보험계리 및 재보험기초 4. 보험세제 및 재무이론	1. 생명보험의학 각론 2. 언더라이팅 관리 *주관식 서술형 과목별 20문항

3. 클레임(심사) 부서

고객의 보험금 청구 접수에서 보험금 지급 및 조사 종결에 이르는 모든 과정에서의 업무와 절차를 보험금 심사업무라고 말할 수 있다. 보통 보험금 청구서가 접수되면 간단한 부분은 일반심사가 있고 의적 판단이 필요한 부분의 전문심사로 나누어지며 이 경우는 보험사고 조사를 통해 보다 정확한 심사를 하게 된다.

보험사의 보험금 심사업무는 고객이 청구한 보험금 접수가 보험계약의 약관상 지급사유에 해당되지 않는 경우 고객에 대한 안내와 그로 인한 민원 대응 그리고 법원의 소송 업무 지원까지 광범위하다고 할 수 있다.

최근에는 정액건강보험에서 실제 의료기관에서 발생한 의료비를 기준으로 지급해 주는 실손 보험이 발달함에 따라 우리나라 건강보험제도를 숙지해서 공사보험의 기능을 잘 이해하기 때문에 보험금 지급여부를 결정하는 업무는 더욱 발달하고 있다.

※ 국내 자격제도는 금융감독원에서 시행하는 손해사정사 제도 참고(www.fss.or.kr) : 자동차 보상의 경우는 제3종, 질병 보상의 경우는 제4종.
학력, 성별, 연령, 경력, 국적 등에 관한 자격제한 없으며,
1년에 1회(1차 객관식, 2차 논술식으로 모두 합격해야 함)
① 제3종 손해사정사 : 대인/ 대물로 구분
② 제4종 손해사정사 : 상해, 질병, 간병보험 사정

손해사정사(3종, 4종)

	제3종 손해사정사 (대물)자격취득	제3종 손해사정사 (대인)자격취득	제4종 손해사정사 (상해, 질병, 간병) 자격취득
목표	기본지식함양	전문지식 + 기본 의학지식 함양	전문지식 + 기본 의학지식 함양
지식요건	1,2차 필기시험합격	1,2차 필기시험합격	1,2차 필기시험합격
시험	1차 -4과목/객관식 2차 – 손해사정이론 손해액 사정실무	1차 -4과목/객관식 2차 – 손해사정이론 손해액 사정실무	1차 -4과목/객관식 2차 – 손해사정이론 손해액 사정실무
응시요건	1차:제한 없음 2차:1차 합격자	1차:제한 없음 2차:1차 합격자	1차:제한 없음 2차:1차 합격자
응시과목	1. 보험업법 2. 보험계약법 3. 자동차보험이론 4. 자동차구조 및 정비이론	1. 보험업법 2. 보험계약법 3. 자동차보험이론 4. 의학이론(자동차 보험관련)	1. 보험업법 2. 보험계약법 3. 자동차보험이론 4. 의학이론(상해, 질병, 간병관련)

---

4. SIU(Special Investigation Unit: 사기조사) 부서

고객의 보험금 청구가 보험사기로 의심되는 지급건에 대해 제보와 자체 조사를 바탕으로 추적하고 감시하는 부서로 갈수록 지능적이고 도덕 불감증으로 인해 발생하는 보험사기와 보험범죄에 대응하는 업무를 하고 있다.

보험사기 조사는 기본적으로 의료기관의 챠트 및 진료 정보를 면밀히 분석하고 필요시는 현장 조사를 통해 보험사기 조사를 강화한다. 따라서 병원에서의 진료기록부를 분식하는 의료 전문인력을 필요로 하게 되었다.

5. 법무/송무 부서

보험사는 고객과 보험금 지급과 관련하여 분쟁이 발생하게 되면 소송을 통해 이를 해결하는 경우가 발생할 경우 소송과 관련된 의료적 정보 지원을 위한 업무를 하게 된다. 관련 소송에서 승소하기 위해 의료법 등의 관련법을 검토해 주고 차트 분석 등의 지원이 필요하다.

6. 상품개발부서

보험사는 고객에게 판매할 보험상품 개발을 하는데 그 업무를 담당하는 인력을 보험계리사라고 한다. 최근 보험사들에서 건강보험과 관련된 상품이 많이 출시되면서 질병통계에 대한 유병률, 사망률 등의 분석이 매우 중요하게 되었다. 과거 통계학이나 수학을 전공자들이 대부분 이업무를 담당하였으나 최근 의료전문 인력이 질병데이터를 분석하여 건강·질병 보험상품 개발을 하게 되면서 의료 전문인력의 필요성이 증가되었다.

※ 국내 자격제도는 금융감독원에서 시행하는 보험계리사 자격 제도 참고(www.fss.or.kr) : 학력, 성별, 연령, 경력, 국적 등에 관한 자격제한 없으며, 1년에 1회(1차 객관식, 2차 논술식으로 모두 합격해야 함)

보험계리사

보험계리사

목표	전문지식 + 기본 상품개발 함양
지식요건	1,2차 필기시험합격
시험	1차 -4과목/객관식 2차 – 보험이론 및 실무 회계학, 보험수리
응시요건	1차:제한 없음 2차:1차 합격자
응시과목	1. 보험업법 및 보험계약법(상법중 보험편) 2. 경영학 원론 또는 경영학중 택일 3. 외국어(영어, 일어중 택일) 4. 보험수학

참 고 문 헌

1. 박동언, "제3보험이론" 로이즈 , 2006.
2. 생명보험협회, "보험기초이론", 2010.
3. 생명보험협회, "계약법규", 2010.
4. LOMA Jane Lightcap Brown Kristen L. Falk, FLMI 280, 301
5. 대한병원협회, "건강보험요양급여비용(2013년 1월판)", 2013.
6. 이미준, "보험심사관리사 제1급 자격과정 제3판", 2013.
7. 국민건강보험과 민간보험의 협력을 통한 의료보장체계의 개선방향, 보건복지부, 2001. (민간의료보험 활성화 task force 2001.12)
8. 국민건강보험-민간의료보험간 역할 설정 방안, 보건복지부, 2007. (의료제도개선전문위원회 세부내용 2007.07)
9. http://www.fss.or.kr
   (실손 의료보험 표준화 방안)
10. http://www.law.go.kr 국가법령정보센터
    (보험업법, 보험계약법, 자동차손해배상 보장법)
11. www.hira.or.kr 건강보험심사평가원
    (자동차보험 심사기준 및 청구방법)
12. http://www.mltm.go.kr 국토건설부
    (심사업무처리에 관한 규정 주요내용, 자동차보험진료수가 심사업무처리에 관한 규정)
13. www.kca.go.kr 한국소비자원
    (보험관련 소비자피해연구)
14. 생명보험사 및 손해보험사 표준약관

▧ 공 저 자

이 미 준 간호학 박사(수료)
한양대학교 임상간호정보대학원 보험심사관리전공 겸임교수(현)
한양대학교 대학원 박사과정 수료(간호학)
한양대학교 여성건강연구소 연구원(현)
(주) 메리츠화재 손해사정부 및 자동차보상지원부(전)
미즈메디병원 보험심사실장(전)
성애병원 보험심사과 과장(전)
보험심사간호사회 서울지회 홍보이사(전)
한국의료비지원재단 자문위원(현)

민 인 순 보건학 박사
순천향대학교 의료과학대학 학장(현)
순천향대학교 보건행정경영학과 교수(현)
순천향대학교 진로개발지원센터 처장(전)
건강보험심사평가원 업무상임이사(전)
건강보험심사평가원(구 의료보험연합회) 혁신기획실장 등(전)
한국병원경영학회 부회장(현)
한국의료QA학회 이사(전)
보건복지부 민원제도개선위원회 위원(전)
대한에이즈예방협회 이사(현)

민간건강보험제도 값 19,000원

2013년 12월 26일 1판 1쇄 인쇄
2013년 12월 30일 1판 1쇄 발행

공 저 자 : 이 미 준 · 민 인 순 공저
발 행 인 : 주 영 일
발 행 처 : **계 축 문 화 사**

서울특별시 종로구 행촌동 209-41
우편번호 110-091
TEL : 735-2257 · 738-9746
FAX : 723-9025
E-mail : gyechuk@hanmail.net
홈페이지 : http://gyechuk.co.kr
1973. 10. 31 등록번호 제300-1973-8호
ISBN 978-89-5629-316-5 93510